妇幼保健机构专业人员
"三基"培训教材

主　编　罗　荣　金　曦

副主编　潘晓平　闫承生　吴颖岚
　　　　吴婕翎　吴江平　田　宏

北京大学医学出版社

FUYOU BAOJIAN JIGOU ZHUANYE RENYUAN "SANJI" PEIXUN JIAOCAI

图书在版编目（CIP）数据

妇幼保健机构专业人员"三基"培训教材/罗荣，金曦
主编. —北京：北京大学医学出版社，2019.5（2019.10 重印）
ISBN 978-7-5659-1967-1

Ⅰ. ①妇…　Ⅱ. ①罗…②金…　Ⅲ. ①妇幼保健—岗
位培训—教材　Ⅳ. ①R17

中国版本图书馆 CIP 数据核字（2019）第 045187 号

妇幼保健机构专业人员"三基"培训教材

主　　编：罗 荣 金 曦
出版发行：北京大学医学出版社
地　　址：（100191）北京市海淀区学院路 38 号 北京大学医学部院内
电　　话：发行部 010-82802230；图书邮购 010-82802495
网　　址：http://www.pumpress.com.cn
E - mail：booksale@bjmu.edu.cn
印　　刷：北京瑞达方舟印务有限公司
经　　销：新华书店
责任编辑：董采萱　　责任校对：靳新强　　责任印制：李 啸
开　　本：787 mm×1092 mm　1/16　印张：19.25　字数：486 千字
版　　次：2019 年 5 月第 1 版　2019 年 10 月第 2 次印刷
书　　号：ISBN 978-7-5659-1967-1
定　　价：60.00 元

编者名单

主　　编　罗　荣　金　曦

副主编　潘晓平　闫承生　吴颖岚　吴婕翎　吴江平　田　宏

编　　者　（按姓氏笔画排序）

王　芳	中国疾病预防控制中心妇幼保健中心
王惠珊	中国疾病预防控制中心妇幼保健中心
田　宏	辽宁省妇幼保健院
白　晶	中国疾病预防控制中心妇幼保健中心
闫承生	河北省妇幼保健中心
麦　飞	广东省妇幼保健院
苏穗青	中国疾病预防控制中心妇幼保健中心
杜其云	湖南省妇幼保健院
李　芬	西安交通大学医学院
李丽红	昆明市妇幼保健院
李丽娟	中国疾病预防控制中心妇幼保健中心
杨　琦	中国疾病预防控制中心妇幼保健中心
连臻强	广东省妇幼保健院
吴江平	南京市妇幼保健院
吴尚纯	国家卫生计生委科学技术研究所
吴婕翎	广东省妇幼保健院
吴颖岚	湖南省妇幼保健院
何守森	山东省妇幼保健院
狄江丽	中国疾病预防控制中心妇幼保健中心
邹　燕	国家卫生计生委科学技术研究所
汪李虎	广东省妇幼保健院
沈　洁	北京妇产医院
张　悦	中国疾病预防控制中心妇幼保健中心
张　静	华中科技大学同济医学院公共卫生学院
张迎春	湖北省妇幼保健院
张倩平	江西省妇幼保健院

张海燕　　重庆市妇幼保健院
邵　洁　　浙江大学附属儿童医院
范　玲　　北京妇产医院
欧　萍　　福建省妇幼保健院
罗　荣　　中国疾病预防控制中心妇幼保健中心
金　曦　　中国疾病预防控制中心妇幼保健中心
周坚红　　浙江大学附属妇产科医院
周晓军　　重庆市妇幼保健院
赵庆国　　广东省妇幼保健院
宫丽敏　　中国疾病预防控制中心妇幼保健中心
夏建红　　广东省妇幼保健院
徐海青　　湖北省妇幼保健院
陶芳标　　安徽医科大学
黄广文　　湖南省妇幼保健院
潘　迎　　北京妇幼保健院
潘明沃　　广东省妇幼保健院
潘晓平　　中国疾病预防控制中心妇幼保健中心

前　言

2015 年，原国家卫生计生委下发了《国家卫生计生委关于妇幼健康服务机构标准化建设与规范化管理的指导意见》（国卫妇幼发〔2015〕54 号），重申妇幼保健机构应当坚持妇幼卫生工作方针，按照全生命周期和三级预防的理念，为妇女儿童提供从出生到老年、内容涵盖生理和心理的主动、连续的服务，并承担辖区妇幼卫生和计划生育技术服务业务管理和技术支持工作；按照服务人群整合服务内容，内部设置"四大业务部"，包括孕产保健部、儿童保健部、妇女保健部和计划生育技术服务部。实施新的内部设置和管理模式旨在促进妇幼保健机构保健与临床的有机融合，更好地履行职能任务。但是，新的管理模式也对专业人员的业务素质提出了更高的要求，"四大业务部"内每一个岗位的业务人员既要有扎实系统的临床知识技能，又要掌握公共卫生的理论和工作方法。为此，指导意见提出要建立人才培养制度，完善岗位培训和继续教育制度。

目前尚缺乏针对妇幼保健机构职能任务和工作特点，满足业务人员保健、临床相融合培养需求的岗位培训教材，对于妇幼保健机构业务人员上岗前需要掌握哪些最基本的知识和技能，没有可以直接参考的范本。为加强妇幼保健机构人员培养，落实业务人员岗位培训和继续教育，适应新形势、新挑战，中国疾病预防控制中心妇幼保健中心（以下简称妇幼中心）组织了来自全国省市级妇幼保健院、高等医学院校、计划生育科研所，涵盖妇幼卫生管理、妇幼卫生信息管理、流行病与卫生统计、妇女保健、儿童保健、计划生育等专业领域的 43 位专家，通过反复研讨，制定了"妇幼保健机构专业人员在职教育培训大纲"。根据大纲要求，专家们分工合作，共同撰写了本教材。

本教材定位"三基"，即妇幼保健机构业务人员提供妇幼保健服务和开展辖区管理工作需要掌握的基本理论、基本知识和基本技能。在内容设计上，分为职业综合素质培训和岗位专业培训两部分。第一部分职业综合素质培训，包括妇幼卫生总论、妇幼卫生管理、妇幼卫生信息管理、妇幼健康教育和科研设计共五章的内容，适用于妇幼保健机构全体业务人员。第二部分岗位专业培训，根据"四大业务部"服务内容撰写，包括孕产期保健、儿童保健、妇女保健和计划生育技术服务共四章的内容，希望"四大业务部"内不同科室的业务人员能掌握本部各方面的基本知识和技能，以保证按照新形势、新要求完成职能任务。比如，孕产保健部的业务人员应掌握第六章"孕产期保健"中孕产期群体保健、婚前保健、孕前保健、孕期保健、医学遗传与产前筛查、分娩期保健、产后保健共七节的内容。

本书作者以妇幼保健机构一线的专家和业务骨干为主，教材基于妇幼保健机构新的内部设置和服务流程，系统梳理妇幼保健机构职能任务，覆盖了妇幼保健服务和管理的全部内容，注重理论与实践相结合，具有较好的实用性，可以作为各级妇幼保健机构业务人员"三基"培训教材。希望通过系统培训，提高业务人员基本职业素质，使其掌握专业领域的基本知识和技能，为业务人员尽快适应妇幼保健工作岗位打下基础。

本书编写大纲的制订过程得到了妇幼中心吴久玲、王爱玲、郑睿敏、宋波等专家的支持，在此表示感谢。

编　者

目　录

第一部分　职业综合素质培训

第二部分 岗位专业培训

第一部分

职业综合素质培训

第一章　妇幼卫生总论

妇女是人类的母亲，儿童是国家的未来，妇女儿童身心健康状况直接关系到民族的兴衰乃至人类的发展。我国妇女儿童占人口总数的 2/3 以上，是数量最为庞大的社会群体。同时，她们又是脆弱的人群，需要受到保护并获得有效的医疗保健服务。妇幼保健工作被各国政府列为卫生工作的重要内容。"儿童优先，母亲安全"已成为国际社会公认的准则。发展妇幼卫生事业成为社会文明进步的标志。

本章主要介绍了我国妇幼卫生工作的成就与挑战、妇幼卫生服务体系、妇幼卫生政策与法律法规，为妇幼保健机构专业技术人员概述性地了解妇幼卫生提供参考。

第一节　妇幼卫生概述

学习目标：

1. 熟悉妇幼卫生工作方针、妇幼卫生的公共卫生性质。
2. 了解妇幼卫生工作的重要性及社会意义。
3. 了解妇幼卫生工作的成就及挑战。

凡有人群活动的地方就有婚姻，就有生儿育女，就需要妇幼卫生工作。妇幼卫生工作必须为社会和经济服务，同时又受制于社会和经济发展。随着社会的进步及全球经济的发展，妇幼卫生事业已步入一个新的历史阶段，我国婴儿死亡率、孕产妇死亡率和人均期望寿命等衡量国民健康水平的重要指标均取得明显进步，但仍面临众多挑战。

一、妇幼卫生工作的重要性

（一）妇女儿童健康是人类发展的前提和基础

人类生长发育的每一阶段都以前一阶段为基础，同时又影响着下一阶段。近 20 年来，"健康与疾病的发育起源"（developmental origins of health and diseases）假说即"DOHaD"理论提出，孕期母亲营养缺乏或宫内环境不良对子代心血管疾病、高血压、糖尿病、肥胖和血脂异常等慢性非传染性疾病的发生有着重要影响，并且出生后子代的早期营养和生长方式均与成人期某些疾病有着密切联系。该理论的提出使妇幼保健工作的意义上升到一个新高度。

（二）维护妇女儿童健康是基本的民生

妇女儿童是社会中的弱势群体，母亲的健康不仅关系到自身，还是保护儿童健康的基础和保证。儿童易受疾病侵害，尤其是婴幼儿，环境暴露相对危害大。他们的生存、医疗和保健方面的保障需要得到政府的支持。政府为不同时期妇女和处在生长发育阶段的儿童提供系统的卫生保健服务，才能保证妇女儿童健康。因此，发展妇幼卫生事业，为妇女儿童提供医疗保健服务是基本的民生。《中共中央、国务院关于卫生改革与发展的决定》中明确指出，要"依法保护重点人群健康。加强妇幼保健工作，提高出生人口素质，降低婴幼儿死亡率、孕产妇死亡率……"。国务院办公厅转发的《关于城镇医药卫生体制改革的指导意见》和国家有关部委制订的各项配套文件中，均将妇幼保健与疾病预防控制放在了同等重要的公共卫生事业的位置上。

（三）"儿童优先、母亲安全"已成为国际社会的共识

1990 年世界儿童首脑会议通过了《儿童生存、保护和发展世界宣言》及《九十年代行动计划》。1991 年 3 月，时任国务院总理李鹏代表中国政府签署了上述两个文件。1992 年我国制定了《九十年代中国儿童发展规划纲要》，随后又颁布实施《中国妇女发展纲要（1995—2000）》。1989—1991 年每年的世界卫生大会都有关于妇女儿童健康和保健的决议，1998 年的世界卫生日以"母亲安全"为主题；世界卫生组织（WHO）提出 21 世纪卫生工作的主题是生命的准备、生命的保护和晚年生活质量；联合国实施的千年发展目标（Millennium Development Goals，MDGs）将降低儿童死亡率、改善孕产妇保健列入 8 项目标中。可以看出，"儿童优先，母亲安全"已形成国际社会的共识。

（四）妇幼卫生工作是我国卫生工作对外的重要窗口

20 世纪 80 年代初期，我国与联合国儿童基金会（UNICEF）、联合国人口基金会（UNFPA）和 WHO 在妇幼卫生领域进行了多项合作。国家"八五""九五"期间，妇幼卫生合作项目是我国卫生领域接受国际援助最大的项目。通过诸多国际项目的实施，大大促进了我国妇女儿童健康的改善。1992 年我国加入联合国《儿童权利公约》，并于 2011 年把"儿童优先"列入《中国儿童发展纲要（2011—2020）》。2000 年 9 月，联合国千年首脑会议通过《千年宣言》，为各国在发展领域里的努力提出了最基本的目标以及实现目标的具体时限和衡量标准，即"千年发展目标"（MDGs）。中国政府履行承诺努力实现"MDGs"，降低儿童死亡率和孕产妇死亡率。2015 年 9 月联合国公布了全球可持续发展目标（2015—2030），将保障妇幼健康作为重要内容。中国作为主要倡导国之一，向国际社会做出庄严承诺，履行"2030 可持续发展议程"。这些都成为国际社会了解我国妇幼卫生事业乃至社会发展的窗口。

二、我国妇幼卫生工作成就及挑战

新中国成立以来，党中央、国务院和各级党委、政府采取了一系列的政策措施，保护妇女儿童健康权益，提高妇女儿童健康水平，取得了显著成效。

（一）妇幼卫生工作的成就

1. 妇女儿童健康水平显著提高

2016 年，全国孕产妇死亡率为 19.9/10 万，比 2000 年和 2010 年分别下降了 62.5%

和 33.6%；婴儿死亡率为 7.5‰，比 2010 年下降了 42.7%。2016 年 5 岁以下儿童死亡率为 10.2‰，比 2000 年下降了 74.3%。5 岁以下儿童死亡率、孕产妇死亡率均提前实现了联合国千年发展目标。妇女儿童常见病、多发病得到有效防治，预防艾滋病母婴传播取得明显成效，孕产妇中重度贫血患病率、低出生体重发生率、儿童营养不良患病率等指标持续改善，顺利实现了《中国妇女发展纲要（2001—2010）》和《中国妇女发展纲要（2011—2020）》的目标。2012 年 10 月 30 日，世界卫生组织宣布，中国已消除了孕产妇和新生儿破伤风。世界卫生组织在 2014 年公布的《妇幼健康成功因素报告》中，将中国列为妇幼健康高绩效的 10 个国家之一。

2. 妇幼卫生法律法规逐步完善

1994 年 10 月全国人大常委会审议通过了《中华人民共和国母婴保健法》（以下简称《母婴保健法》），标志着我国妇幼卫生工作进入了法制化管理的新阶段。2001 年 8 月国务院颁布《中华人民共和国母婴保健法实施办法》（以下简称《母婴保健法实施办法》），对贯彻落实《母婴保健法》做出具体规定。为履行对国际社会的庄严承诺，中国政府先后制定和实施了《中国妇女发展纲要（1995—2000 年）》《九十年代中国儿童发展规划纲要》《中国妇女儿童发展纲要（2001—2010 年）》《中国妇女儿童发展纲要（2011—2020 年）》，把妇女和儿童健康作为优先发展的领域之一，纳入国民经济和社会发展规划。

卫生部以《母婴保健法》《中国妇女发展纲要》和《中国儿童发展纲要》（简称"一法两纲"）为核心，先后制定了一系列配套规章和文件，使妇幼卫生工作逐步实现了有法可依，依法管理。

3. 妇女儿童健康保障制度逐步建立

将孕产妇保健、儿童保健和预防接种等服务作为公共产品，由基层医疗卫生机构免费向城乡居民提供，提高了妇幼卫生服务可及性和公平性。实施扩大免疫规划，在原有"6 苗预防 7 病"的基础上，扩大到"14 苗预防 15 病"，对儿童实行免费常规预防接种。妇女儿童医疗保障制度不断完善，在医疗体制改革的大背景下，通过城镇职工基本医疗保险、城镇居民基本医疗保险和新型农村合作医疗，实现妇女儿童医疗保险全覆盖。新型农村合作医疗重大疾病保障、医疗救助和城乡居民大病保险制度为妇女儿童重大疾病的诊疗提供了基本保障。

4. 妇女儿童的重大健康问题不断得到解决

实施降低孕产妇死亡率和消除破伤风，农村孕产妇住院分娩补助，农村妇女两癌筛查，增补叶酸预防神经管缺陷，贫困地区儿童营养改善，贫困地区新生儿疾病筛查，预防艾滋病、梅毒和乙肝母婴传播，孕前免费优生检查，地中海贫血防控试点等妇幼重大公共卫生项目，针对造成妇女儿童疾病和死亡的主要因素，解决重点地区和弱势群体的妇幼健康问题。至 2016 年，全国住院分娩率已达到 99.8%，有力地保障了母婴安全。出生缺陷综合防治工作稳步推进，全国婚检率由 2005 年的 2.9% 逐步提高至 2016 年的 59.7%；实施增补叶酸预防神经管缺陷项目，为 2356 万农村生育妇女增补叶酸；产前筛查和产前诊断网络不断健全，服务能力不断加强；新生儿疾病筛查快速推进，2016 年，苯丙酮尿症筛查率和甲状腺功能减低症筛查率均为 95%，新生儿听力筛查率为 88.6%，促进了患儿的及时干预和治疗。

5. 妇幼卫生服务体系不断健全

妇幼保健专业机构是妇女卫生服务体系的核心。2016 年，全国共有妇幼保健机构

3063 个，计划生育技术服务机构 13 053 个，妇产医院 757 个，儿童医院 117 个，社区卫生服务中心（站）3.4 万个；全国妇产科和儿科执业（助理）医师数达 42.4 万人（据 2017 年《中国卫生和计划生育统计年鉴》推算）。2005—2016 年妇幼保健机构工作人员由 18.8 万人增长至 38.8 万人。社区卫生服务机构、乡镇卫生院和村卫生室均有专（兼）职妇幼保健工作人员。妇女儿童医疗保障覆盖面逐步扩大，保障水平有所提高。

6. 妇幼卫生信息化建设得到加强

我国 1986 年建立起全国出生缺陷监测网，1989 年和 1991 年分别建立了全国孕产妇死亡和 5 岁以下儿童死亡监测网。从 1996 年开始，出生缺陷监测网、孕产妇死亡监测网和 5 岁以下儿童死亡监测网实现"三网合一"，目前监测系统覆盖全国 31 个省（自治区、直辖市）的 334 个区县，监测区县数、医院数、覆盖人口数等均居于世界首位。2005 年开展全国妇幼保健机构监测，已覆盖全国所有妇幼保健机构。目前以上监测均建立信息系统，通过互联网进行数据直报，大大提高了信息上报质量和效率，为各级政府制定妇幼卫生政策提供了科学依据。

（二）妇幼卫生工作面临的挑战

1. 妇幼卫生工作发展不平衡

我国孕产妇死亡率及 5 岁以下儿童死亡率存在明显的城乡和东西部差异，成为制约我国在未来提高妇女和儿童健康水平的关键因素。例如，孕产妇死亡率总趋势依然是西部地区高于中、东部地区，中部地区居中。2016 年东、中、西部地区的孕产妇死亡率分别为 13.5/10 万、21.2/10 万和 26.9/10 万，西部地区仍是东部地区的近 2 倍。2016 年东、中、西部地区 5 岁以下儿童死亡率分别为 4.5‰、7.9‰和 15.4‰，西部地区仍是东部地区的 3.4 倍。

2. "全面两孩" 政策的实施给妇幼卫生工作带来挑战

党的十八届五中全会决定，启动实施一对夫妇可生育两个孩子的政策（简称"全面两孩"政策）。"全面两孩"政策实施后，累积生育需求集中释放，出生人口数量增加，高龄孕产妇比例升高，发生孕产期合并症、并发症的风险增加，进一步降低孕产妇死亡率和儿童死亡率、保障母婴安全面临新的挑战。

3. 妇幼卫生服务能力有待提高

我国对妇幼卫生事业的经费投入仍显不足，表现为妇幼卫生事业的发展滞后于经济发展。现有的专业队伍数量严重不足，素质不高，专业机构的设施和服务能力也不能满足妇女和儿童健康日益增长的服务需求。

4. 妇幼卫生工作宣传力度不够

妇幼卫生对我国卫生事业和经济发展、提高国际形象等方面做出了巨大的贡献，但缺乏对妇幼保健事业本身的宣传，使社会缺乏对妇幼保健系统的整体了解。妇幼保健作为一项事业，缺乏强有力的社会舆论支持，没有形成鲜明的整体形象。

5. 其他社会因素影响

随着社会进程的加速及城镇化的发展，城市面临失业人员和流动人口不断增多的双重压力，给妇女和儿童健康带来更多新问题。例如女职工劳动卫生保健和职业卫生保健方面的问题日益突出，失业女职工的卫生保健不能落实；流动人口妇幼保健服务利用低。另外，性传播疾病呈快速增长的趋势，也带来一系列新问题，使妇幼卫生工作面临新的、更艰巨的任务。

第二节　我国妇幼卫生服务体系

学习目标：

1. 掌握我国妇幼卫生服务体系的构成。
2. 熟悉妇幼健康服务机构的功能定位和职能任务。
3. 了解妇幼健康服务业务部门的设置和要求。

妇幼卫生服务体系是以专业妇幼保健机构为核心，以基层医疗卫生机构为基础，以大中型医疗机构和相关科研教学机构为技术支持，具有中国特色的妇幼保健服务网络。

妇幼卫生服务体系包括妇幼保健专业机构（分国家级、省级、市级和县级）、妇产医院和儿童医院、综合医院妇产科和儿科、相关科研教学机构、城市社区卫生服务机构、农村乡镇卫生院和村卫生室。

国家级妇幼保健机构接受国家卫生健康委员会妇幼健康司的领导，地方各级妇幼保健机构接受同级卫生健康主管部门的领导和上级妇幼保健机构的业务指导。妇幼保健机构对本辖区妇幼卫生服务体系中其他专业机构开展的妇幼保健服务进行业务指导和质量控制（图1-2-1）。

2013年我国妇幼保健与计划生育技术服务两个系统进行资源整合。按照国家"省选设、市县合、乡增强、村共享"的原则，全国部分省级和全部市县级妇幼保健机构与同级计划生育技术服务机构合并，部分省份保留了原省级妇幼保健机构和计划生育科研机构。

一、妇幼卫生行政管理机构及其职能

在国务院领导下的国家卫生健康委员会设有妇幼健康司，在省、自治区和直辖市级卫生健康委员会内设妇幼健康服务处；市（地、州、盟）卫生健康委员会内设妇幼健康科，县（旗、区）卫生健康委员会内设卫生科（股）。

各级妇幼卫生行政机构的职责范围是在各级政府卫生健康主管部门的统一领导下，负责本地区妇幼卫生工作的组织领导。具体包括：①制定并落实本地区妇幼卫生事业发展规划，包括机构设置、队伍建设以及业务工作开展目标；②根据国家卫生政策，结合本地区妇幼卫生工作现状，制定并落实妇幼卫生工作计划；③与有关部门共同组织本地区内各级妇幼保健专业机构与综合医院妇产科、儿科开展有关妇幼医疗保健服务、教学及科学研究工作，并督促检查其质量。④制定并落实本地区妇幼卫生人才培养规划。

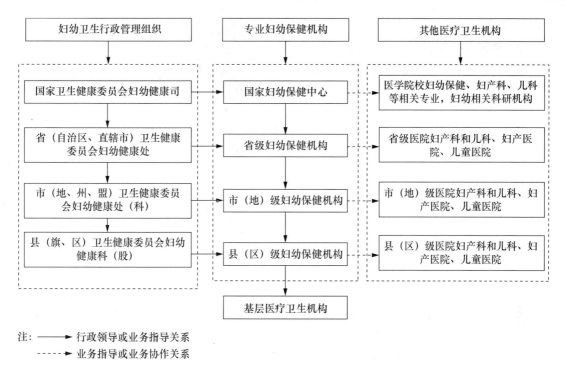

注：——→ 行政领导或业务指导关系
　　-----→ 业务指导或业务协作关系

图 1-2-1　妇幼卫生服务体系组成

二、妇幼保健专业机构及其职能

各级妇幼保健机构均为具有公共卫生性质、不以营利为目的的公益性事业单位，是为妇女儿童提供妇幼保健服务的专业机构，包括各级妇幼保健机构和妇幼保健计划生育服务机构。妇幼保健机构按照行政区域设置，省、市、县三级原则上均应设置 1 所政府举办、标准化的妇幼保健服务机构。

（一）妇幼保健机构功能定位

妇幼保健机构按照全生命周期和三级预防的理念，以一级和二级预防为重点，为妇女儿童提供从出生到老年、内容涵盖生理和心理的主动、连续的服务与管理。各级妇幼保健机构加强内部业务规划，规范科室设置，强化公共卫生责任，突出群体保健功能。

（二）妇幼保健机构职能任务

妇幼健康服务机构职能包括两方面：一方面为妇女儿童提供妇幼保健服务，同时，受卫生健康主管部门委托承担辖区妇幼保健服务业务管理。

1. 妇幼保健服务

妇幼保健服务包括孕产保健、儿童保健、妇女保健和计划生育技术服务。

孕产保健主要包括婚前、孕前、孕期、分娩期和产褥期保健服务等。儿童保健主要包括新生儿保健、儿童生长发育、营养、心理卫生、五官保健、儿童康复、儿童常见病诊治和中医儿童保健等。妇女保健主要包括青春期保健、更年期保健、老年期保健、心理卫生、营养、乳腺保健、妇女常见病诊治、生殖保健和中医妇女保健等。计划生育技术服务主要包括宣传教育、技术服务、优生指导、药具发放、信息咨询、随访服务、生殖保健和人员培训等。

2. 辖区业务管理

辖区妇幼保健业务管理主要是掌握本辖区妇女儿童健康状况及影响因素，组织对辖区内提供妇幼保健和计划生育技术服务的各级各类医疗卫生机构进行技术指导、业务培训、质量控制和监督评价，重点加强对基层医疗卫生机构的指导和考核。组织开展辖区妇幼卫生健康教育、适宜保健技术开发和推广，负责辖区托幼机构卫生保健工作业务指导。

（三）妇幼保健机构业务部门设置

各级妇幼健康服务机构是本辖区妇幼保健和计划生育技术服务业务指导中心，合理设置业务部门是保证其落实工作职责、提高工作效率的前提。

1. 业务部门设置原则

业务部门设置应充分体现以保健为中心、保健与临床有机结合的特色，创新服务模式，打通临床部和保健部分别设置的格局，按照服务人群，优化服务流程，整合服务内容。在整体发展的基础上，加强保健专科建设，突出保健优势，与机构职能、任务、规模相适应。科室设置符合国家文件《各级妇幼健康服务机构业务部门设置指南》（国卫办妇幼发〔2015〕59号）的要求。

2. 业务部门设置

业务部门主要包括孕产保健部、儿童保健部、妇女保健部和计划生育技术服务部。各部依据所承担的职能设置相应的业务科室，各相关科室间应当加强功能衔接与合作。

（1）孕产保健部：基本科室主要包括孕产群体保健科、婚前保健科、孕前保健科、孕期保健科、医学遗传与产前筛查科、产科、产后保健科。根据功能定位、群众需求和机构业务发展需要，可增设产前诊断等科室。

（2）儿童保健部：基本科室主要包括儿童群体保健科、新生儿疾病筛查科、儿童生长发育科、儿童营养与喂养科、儿童心理卫生科、儿童眼保健科、儿童口腔保健科、儿童耳鼻喉保健科、高危儿管理科、儿童康复科、儿科、新生儿科、中医儿科。根据功能定位、群众需求和机构业务发展需要，可增设相关儿童保健科室。

（3）妇女保健部：基本科室主要包括妇女群体保健科、青春期保健科、更老年期保健科、乳腺保健科、妇科、中医妇科。根据功能定位、群众需求和机构业务发展需要，可增设妇女营养科、妇女心理卫生科、不孕不育科等科室。

（4）计划生育技术服务部：基本科室主要包括计划生育服务指导科、计划生育咨询指导科、计划生育手术科、男性生殖健康科、避孕药具管理科（单独设立计划生育药具管理机构的，相关职能由药具管理机构承担）。

各级妇幼健康服务机构加强对4个业务部门开展的信息管理和健康教育等工作的统筹协调，并设立与4个业务部门相配套的急诊、手术、医学影像、药剂、检验和病理等相关部门。省级机构设立妇幼保健科学研究中心、妇幼卫生计划生育适宜技术培训推广中心，承担科学研究和适宜技术培训推广等工作。

第三节　我国妇幼卫生政策与法律法规

学习目标：

1. 掌握"一法两纲"的基本内容和监督评价要求。
2. 熟悉我国妇幼卫生相关法律法规的结构体系。

新中国成立以来，随着我国妇幼卫生事业的不断进步，妇幼卫生相关法律法规不断完善，目前已经形成以"一法两纲"为核心、涵盖国家宏观卫生政策和妇女儿童健康保护专项法律法规的较为完善的政策法律体系，为依法提供妇幼保健服务打下很好的基础，从法律上保障了妇幼卫生事业的健康发展。

一、我国妇幼卫生相关法律体系

我国妇幼卫生法律体系包括妇幼卫生相关的法律法规、部门规章、工作规范和技术规范等。

（一）妇幼卫生法律法规

新中国成立后，为了保护妇女儿童的合法权益，保障妇女儿童的身体健康，国家制定了一系列的法律法规。党的十一届三中全会以来，我国妇幼卫生立法工作进入了一个新的历史时期。20世纪90年代《母婴保健法》颁布，标志着我国妇幼保健工作走向法治管理、依法行政和依法服务的轨道。2001年《母婴保健法实施办法》颁布，进一步明确了妇幼保健工作方针、服务内容、公民权利和国家责任、主管部门及其职责以及相关各部门在母婴保健工作中的职责。

（二）妇幼卫生相关规章

为改善儿童营养和健康状况，原卫生部先后印发了一系列部门规章。例如发布《中国婴幼儿喂养策略》和《母乳代用品销售管理办法》，保护和促进母乳喂养。原卫生部和教育部联合印发《托儿所幼儿园卫生保健管理办法》，要求托幼机构加强饮食卫生管理，为儿童提供安全、科学、合理的营养膳食，保证膳食平衡。原卫生部2011年颁布实施的《孕产期保健工作管理办法》，对孕产期的各个阶段提出了不同的保健要求。

（三）妇幼卫生工作规范和技术规范

为向公民提供优质保健服务，提高生活质量和出生人口素质，根据《母婴保健法》《母婴保健法实施办法》及相关法律法规，原卫生部2002年制定《婚前保健工作规范（修订）》。随后，为了贯彻落实《母婴保健法》及实施办法，适应新形势下孕产期保健管理要求与工作需要，进一步规范孕产期保健工作，2011年原卫生部组织制定了《孕产期保健工作规范》。为了对儿童生长发育进行监测和评价，早期发现异常和疾病，及时进行干预，指导家长做好科学育儿及疾病预防，促进儿童健康成长，原卫生部于 2012 年制定了《儿童健康检查服务技术规范》。2012 年，原卫生部和教育部联合印发《托儿所幼儿园卫生保健工作规范》（卫妇社发〔2012〕35 号），要求托幼机构加强饮食卫生管理，为儿童提供安全、科学、合理的营养膳食，保证膳食平衡。

其他的专项工作规范和技术规范逐渐出台，如《新生儿访视技术规范》《儿童喂养与营养指导技术规范》《儿童营养性疾病管理技术规范》《儿童缺铁和缺铁性贫血防治建议》《佝偻病早期综合防治方案》等系列技术规范；制定《辅食营养补充品通用标准》，规范营养补充品的生产；委托中国营养学会发布《中国居民膳食指南》，指导婴幼儿营养和膳食。

二、我国重要的妇幼卫生法律法规

多年来，中国妇幼卫生工作以贯彻实施"一法两纲"为核心，依法为广大妇女和儿童提供覆盖全生命周期的主动、连续的妇幼保健服务，努力提高我国妇女和儿童的健康水平。

（一）《母婴保健法》及实施办法

《母婴保健法》是中国第一部保护妇女儿童健康权益的法律，其宗旨是保护母亲和婴儿健康，提高出生人口素质。

《母婴保健法》明确提出国家发展母婴保健事业，提供必要条件和物质帮助；要求将母婴保健事业纳入国民经济和社会发展计划；强调了国务院卫生行政部门主管全国母婴保健工作，其他部门在各自的职责范围内配合卫生行政部门做好母婴保健工作；对婚前保健、孕产期保健和婴儿保健的内容做出了明确的规定。

《母婴保健法实施办法》提出"母婴保健工作以保健为中心，以保障生殖健康为目的，实行保健与临床相结合，面向群体、面向基层和预防为主的方针"。妇幼卫生工作方针的提出，明确了妇幼卫生工作的目标、方法和内容，确定了妇幼卫生的公共卫生性质。

《母婴保健法实施办法》规定了有关母婴保健的科普宣传教育和咨询，婚前医学检查，产前诊断和遗传病诊断，助产技术，实施医学上需要的节育手术，新生儿疾病筛查，有关生育、节育、不育的其他生殖保健服务等 7 项母婴保健专项技术服务内容，提供母婴保健专项技术服务的机构需要取得卫生健康主管部门的审批许可，从事母婴保健专项技术服务的人员需要经过卫生健康主管部门组织的培训、考核，并取得执业许可证。

随着《母婴保健法》及实施办法的颁布实施，原卫生部相继制定了《母婴保健专项技术许可及人员资格管理办法》《妇幼保健机构管理办法》《新生儿疾病筛查管理办法》《产前诊断技术管理办法》等一系列配套规章和文件，使妇幼卫生工作在行政管理、监督检查、规范服务等方面逐步实现了有法可依、依法管理。

（二）中国妇女发展纲要（2011—2020 年）

妇女约占中国人口的一半，是国家经济社会发展的重要力量。通过国家制定和实施妇女发展规划来推动妇女事业与经济和社会同步发展，是我国发展妇女事业的成功经验。自20 世纪 90 年代开始，每 10 年发布实施新周期的《中国妇女发展纲要》，已实施了 3 个周期。妇女发展纲要从贯彻妇女权益保障法和男女平等基本国策出发，制定了本周期妇女在健康、教育、参与决策和管理、经济与社会保障、法律、环境等领域的发展目标和策略措施。

2011 年 7 月 31 日国务院正式发布《中国妇女发展纲要（2011—2020 年）》，以提高妇女整体素质为重点，以保障妇女权益为根本，确定了未来 10 年我国妇女发展的指导思想和基本原则。妇女与健康被列为首要内容，包括 8 个主要目标：

1. 妇女在整个生命周期享有良好的基本医疗卫生服务，妇女的人均预期寿命延长。

2. 孕产妇死亡率控制在 20/10 万以下。逐步缩小城乡区域差距，降低流动人口孕产妇死亡率。

3. 妇女常见病定期筛查率达到 80％以上。提高宫颈癌和乳腺癌的早诊早治率，降低死亡率。

4. 妇女艾滋病感染率和性病感染率得到控制。

5. 降低孕产妇中重度贫血患病率。

6. 提高妇女心理健康知识和精神疾病预防知识知晓率。

7. 保障妇女享有避孕节育知情选择权，减少非意愿妊娠，降低人工流产率。

8. 提高妇女经常参加体育锻炼的人数比例。

（三）中国儿童发展纲要（2011—2020 年）

儿童是国家的希望、人类的未来，是实现经济社会可持续发展的重要人力资源。儿童发展状况是衡量国家经济社会发展和社会文明进步的重要指标。通过国家制定和实施儿童发展规划来推动儿童事业与经济社会的同步发展，是我国发展儿童事业的成功经验。自 20 世纪 90 年代开始，国务院先后颁布实施了《九十年代中国儿童发展规划纲要》和两轮《中国儿童发展纲要》，从贯彻落实儿童优先的原则出发，制定了本周期儿童在健康、教育、法律保护和环境保护等领域的发展目标和策略，为实现儿童权利、促进儿童发展提供了切实保障。

2011 年 7 月 31 日国务院正式发布《中国儿童发展纲要（2011—2020 年）》，确定了未来 10 年我国儿童发展的指导思想和基本原则，明确了优先保护儿童权利，缩小儿童发展城乡区域差距，提升儿童福利水平，促进儿童健康、全面发展的工作思路。儿童与健康被列为首要内容，对儿童健康的关注自其出生前直至其成长的每个阶段。包括 14 个主要目标：

1. 严重多发致残的出生缺陷发生率逐步下降，减少出生缺陷所致残疾。

2. 婴儿和 5 岁以下儿童死亡率分别控制在 10‰和 13‰以下。降低流动人口中婴儿和 5 岁以下儿童死亡率。

3. 减少儿童伤害所致死亡和残疾。18 岁以下儿童伤害死亡率以 2010 年为基数下降 1/6。

4. 控制儿童常见疾病和艾滋病、梅毒、结核病、乙肝等重大传染性疾病。

5. 纳入国家免疫规划的疫苗接种率以乡（镇）为单位达到 95％以上。

6. 新生儿破伤风发病率以县为单位降低到 1‰以下。

7. 低出生体重发生率控制在 4％以下。

8. 0～6 个月婴儿纯母乳喂养率达到 50％以上。

9. 5 岁以下儿童贫血患病率控制在 12％以下，中小学生贫血患病率以 2010 年为基数下降 1/3。

10. 5 岁以下儿童生长迟缓率控制在 7% 以下，低体重率降低到 5% 以下。

11. 提高中小学生《国家学生体质健康标准》达标率。控制中小学生视力不良、龋齿、超重/肥胖、营养不良发生率。

12. 降低儿童心理行为问题发生率和儿童精神疾病患病率。

13. 提高适龄儿童性与生殖健康知识普及率。

14. 减少环境污染对儿童的伤害。

参考文献

[1] 中华人民共和国卫生部. 2005 中国卫生统计年鉴. 北京：中国协和医科大学出版社，2005.

[2] 中华人民共和国卫生部. 2006 中国卫生统计年鉴. 北京：中国协和医科大学出版社，2006.

[3] 中华人民共和国卫生部. 2007 中国卫生统计年鉴. 北京：中国协和医科大学出版社，2007.

[4] 中华人民共和国卫生部. 2008 中国卫生统计年鉴. 北京：中国协和医科大学出版社，2008.

[5] 中华人民共和国卫生部. 2009 中国卫生统计年鉴. 北京：中国协和医科大学出版社，2009.

[6] 中华人民共和国卫生部. 2010 中国卫生统计年鉴. 北京：中国协和医科大学出版社，2010.

[7] 中华人民共和国卫生部. 2011 中国卫生统计年鉴. 北京：中国协和医科大学出版社，2011.

[8] 中华人民共和国卫生部. 2012 中国卫生统计年鉴. 北京：中国协和医科大学出版社，2012.

[9] 国家卫生和计划生育委员会. 2013 中国卫生和计划生育统计年鉴. 北京：中国协和医科大学出版社，2013.

[10] 国家卫生和计划生育委员会. 2014 中国卫生和计划生育统计年鉴. 北京：中国协和医科大学出版社，2014.

[11] 国家卫生和计划生育委员会. 2015 中国卫生和计划生育统计年鉴. 北京：中国协和医科大学出版社，2015.

[12] 国家卫生和计划生育委员会. 2016 中国卫生和计划生育统计年鉴. 北京：中国协和医科大学出版社，2016.

[13] 国家卫生和计划生育委员会. 2017 中国卫生和计划生育统计年鉴. 北京：中国协和医科大学出版社，2017.

[14] 国家卫生和计划生育委员会. 国家卫生计生委关于妇幼健康服务机构标准化建设与规范化管理的指导意见（国卫妇幼发 [2015] 54 号）. 2015.

[15] 国家卫生和计划生育委员会. 国家卫生计生委办公厅关于印发各级妇幼健康服务机构业务部门设置指南的通知（国卫办妇幼发 [2015] 59 号）. 2015.

[16] 国务院妇女儿童工作委员会. 中国妇女发展纲要（2001—2010 年）. 北京：中国出版社，2001.

[17] 国务院妇女儿童工作委员会. 中国儿童发展纲要（2001—2010 年）. 北京：中国出版社，2001.

[18] 国务院妇女儿童工作委员会. 中国妇女发展纲要（2011—2020 年）. 北京：中国妇女出版社，2013.

[19] 国务院妇女儿童工作委员会. 中国儿童发展纲要（2011—2020 年）. 北京：中国妇女出版社，2013.

[20] 中国妇幼卫生事业发展报告（2011）. 中国妇幼卫生杂志，2012，3 (02)：49-58.

[21] 我国孕产妇死亡率提前一年实现联合国千年发展目标. (2015-03-20)[2016-03-15]http://www.nhfpc.gov.cn/fys/s7901/201503/ce86faa05e7e4d6f86bb0cc8451afac3.shtml.

[22] 罗荣，汪金鹏，金曦. 我国现阶段妇幼卫生政策需求分析. 中国妇幼卫生杂志，2010，1 (01)：48-50.

[23] 国家卫生计生委妇幼健康服务司. 2017 全国妇幼卫生信息分析报告. 北京：国家卫生计生委，2017.

[24] 2015 年 6 月 10 日国家卫生计生委例行新闻发布会文字实录. (2015-06-10)[2015-06-25]. http://www.nhfpc.gov.cn/xcs/s3574/201506/aa391c09b0824e9e8f9a4100832b3860.shtml.

第二章　妇幼卫生管理

　　妇幼卫生管理是指妇幼卫生管理部门及管理者为保护妇女儿童的身心健康，对妇幼卫生服务网络组成部门及有关社会组织在完成职能任务过程中进行的组织实施、协调控制、监督指导、评价考核等活动。主要手段是制定妇幼卫生行业法律法规、部门规章、规范、标准、计划等并组织实施，对实施过程进行检查，发现问题，提出并落实改进意见。妇幼卫生管理形式为我国所独有，是新中国成立后历史经验的总结与发展，管理方法多采用社会性、公共性及专业性等综合性管理手段，管理形式和内容具有鲜明的中国特色与专业性，且伴随着我国社会、政治、经济、文化的发展及妇幼保健技术的进步与推广而不断进步。

第一节　妇幼卫生管理概述

学习目标：

1. 熟悉妇幼卫生管理的目的与特点。
2. 熟悉妇幼卫生服务机构的公共卫生职责要求。
3. 了解妇幼卫生管理的组织形式。

　　妇幼卫生管理是卫生管理的主要组成部分，管理目标明确。我国拥有 8.8 亿妇女儿童，各地区社会、经济、文化等发展不平衡，民族构成及生活习惯各不相同。根据妇女儿童生命周期的不同阶段，妇幼卫生管理形式和内容各有特点。

一、妇幼卫生管理的目的与特点

（一）妇幼卫生管理的目的

　　以《母婴保健法》《母婴保健法实施办法》为法律基础，以实现中国妇女儿童发展纲要、国家国民经济和社会发展规划纲要等提出的妇幼卫生工作任务为目标，不断降低孕产妇、婴儿和 5 岁以下儿童死亡率，提高出生人口素质，预防和减少出生缺陷。通过建立妇幼卫生服务体系、构建适合我国不同地区人口需求的妇幼卫生服务模式，提供妇女儿童医疗保健服务，解决威胁妇女儿童健康的突出问题，满足妇女、儿童生殖健康服务的需求，以实现妇幼卫生管理目的。

（二）妇幼卫生管理的特点

妇幼卫生管理的特点表现为公共性、社会性、综合性和专业性。妇幼卫生属于公共卫生领域，妇幼卫生工作任务的很大一部分是面对妇女儿童群体提供的公共卫生服务，这决定了妇幼卫生管理的公共性。保护妇女儿童身心健康任务的完成，需要建立在系统论方法基础之上，运用社会学的理论与方法，协调医疗卫生部门之间、医疗卫生部门与其他社会职能部门之间的关系，建立一种有序、高效的组织形式与制度体系，这决定了妇幼卫生管理的社会性。妇幼卫生服务需要运用医学、工程学和社会科学等学科的各种成就，用以改善和保障妇女儿童群体的健康，这决定了妇幼卫生管理的综合性。妇幼卫生服务是为妇女儿童提供全生命周期的以预防为主、以保障生殖健康为目的的服务，这决定了妇幼卫生管理的专业性。

二、妇幼卫生管理的组织形式

妇幼卫生管理的组织形式主要包括妇幼卫生工作行政管理、妇幼卫生服务业务管理、妇幼卫生行业协会管理三种形式。

（一）妇幼卫生工作行政管理体系

由国家卫生健康委妇幼健康司、省（自治区、直辖市）卫生健康委妇幼健康处、设区市卫生健康委妇幼健康科、县（市、区）卫生健康局妇幼健康股（业务股）组成，依据法律、法规、部门规章等行使职能。

（二）妇幼卫生服务业务管理体系

由中国疾病预防控制中心妇幼保健中心和省（自治区、直辖市）、市（州）、县（区）级妇幼保健机构组成，依据国家、省（自治区、直辖市）有关法律、法规、部门规章、工作与技术规范、标准等行使业务管理职能。上级妇幼保健机构对下级妇幼保健机构有技术指导、培训和检查的职能，并协助下级妇幼保健机构开展技术服务。城市妇幼卫生服务"三级保健网"是指以设区市为单位，由市级妇幼保健机构、区级妇幼保健机构、社区卫生服务中心形成的妇幼卫生服务网络；伴随社会、经济的不断发展，在我国的大、中城市已经形成了市级妇幼保健机构、区级妇幼保健机构、社区卫生服务中心及社区卫生服务站构成的四级服务网络。农村妇幼卫生服务"三级保健网"是指以县为单位，由县级妇幼保健机构、乡（镇）卫生院、村卫生室形成的妇幼卫生服务网络。

（三）妇幼卫生行业协会管理体系

主要由妇幼保健协会、妇幼卫生协会、优生优育协会、预防医学会及各医学专业学会中的妇幼保健管理、孕产（围产）保健、妇女保健、儿童保健、新生儿保健等专业委员会组成，提供行业标准与保健技术指南的制定、学术交流、科研指导、适宜技术推广等服务。

第二节　妇幼卫生管理方法

学习目标：

1. 掌握妇幼卫生工作督导与技术指导的基本方法。
2. 熟悉妇幼卫生工作考核与评估的基本要求。
3. 熟悉孕产妇死亡评审、新生儿死亡评审的范围、原则、频次及程序。
4. 了解妇幼卫生技术推广与技术培训的基本要求。
5. 了解妇幼卫生管理工作记录的基本要求。

妇幼卫生管理是社会事业管理的内容之一，具有公共性、社会性、综合性、专业性的特点，其管理方法包括行政管理手段、经济管理手段、制度管理手段及教育管理手段等。每项妇幼卫生活动的管理又有其特殊性，因管理活动的目的、覆盖人群、专业特点、技术路线等不同而异。

一、妇幼卫生工作督导与技术指导

工作督导顾名思义就是监督与指导，对正在执行的妇幼卫生工作的重要内容、重点环节、重要措施、主要结果进行察看、监管，对工作中取得的经验指导其进行总结，对存在的问题引导其进行纠正。技术指导指在技术层面和业务层面对妇幼卫生工作进行指示、教导或指点引导。督导者或指导者处于承上启下的地位，代表着上级组织，对组织尽义务，对下级尽责任。主要方法是：

1. 督导前有计划，做方案，制标准

计划是对督导工作的总体把握，是组织者取得上级支持的文件性要求，主要内容包括督导内容的总体安排，督导时间段安排，所需人力、物力及经费预算等。方案是保证督导与指导工作顺利进行的文件，要注重细节，其主要内容应包括督导与指导的目的、组织管理、具体内容、对象与方法、样本量、时间进度安排和总结分析报告。制订标准是为了保证督导与指导结果的准确可靠，便于对不同项目执行单位之间进行比较。标准是根据具体项目的主要任务目标、时间进度、过程与阶段指标等确定的，督导中依此进行量化打分，形成量化的比较性结论。

2. 督导中讲方法，有重点，做记录

督导与指导中方法很重要，要在有限的时间内按照方案与标准，结合被督导单位的实际，做出合理的流程安排。选择重点督导单位和督导内容。对督导与指导过程中的资料进行收集，并尽量做出详细的记录。记录的主要内容包括时间、地点、访谈的对象、查阅的资料、看到的事实等。

3. 督导后有分析，提建议，做反馈

督导后要对方案所要求的各种材料进行汇总、分析，对工作中的成绩予以总结，对存在的问题进行归纳，同时分析可能的原因，提出改进建议。将汇总分析的结果向被督导部门反馈，以期达到改进工作的目的。

4. 督导与指导资料要进行档案化管理

档案化管理的资料包括督导与指导计划、方案、督导过程中的记录、实物与影像资料、督导与指导工作所用的表格、数据及小结等。

二、妇幼卫生技术推广

妇幼卫生技术推广是通过试验、示范、培训、指导及咨询服务等手段，将妇幼卫生新的理论、实用技术、工作经验、科研成果等向系统内普及应用的活动过程。基本工作流程是：项目选择、试验、示范、培训、服务、推广、评估。主要步骤包括：

1. 制订技术推广计划与推广方案。

2. 按照技术推广方案进行技术的专业培训。

3. 在被推广组织或机构内选取试点进行技术试验与示范，在试验及示范基础上逐步进行推广。

4. 为被推广组织或机构提供技术服务及信息服务。

5. 按照计划对推广的技术进行阶段性评估与总结。

三、妇幼卫生技术培训

技术培训是有组织、有目的地将妇幼保健理念、知识、技能、信息等进行传递，以期达到提高理论与技术水平的目的。主要方法有讲授法、演示法、研讨法、视听法、角色扮演法和案例研究法等。技术培训的基本要求：

1. 年度培训计划

年度培训计划是根据当地实际工作需要，围绕年度工作重点与培训需求而制订的。一个好的培训计划应具备培训目标与任务、培训重点、培训人群、培训时间、培训举办的计划日期及培训效果考核等要素。

2. 制订培训方案

每一次培训前要制订培训方案，以进一步明确该次培训任务的目的、具体的培训内容、培训对象、每一个内容的课时安排、会务人员的具体分工与职责等。

3. 培训班过程控制

培训前要准备讲义及学习用品，培训教师要认真备课，要根据培训方法的要求进行场景布置，要准备培训所需要的教具，培训前后要进行问卷调查，培训后要写出总结。

4. 培训资料档案化整理

培训后要对培训资料进行整理，培训卷宗应做到"一班一卷"。卷宗整理顺序是：培训班总结、培训大纲、课程表、教案、培训通知、学员签到簿、班前班后问卷等。

四、妇幼卫生工作考核与评估

考核与评估从字面上说就是考查核实、评价估量的意思。考核与评估对象既可以是一个项目、一项工作，也可以是一段时间内的多项工作。一般指妇幼卫生行政部门或专业机构，按照妇幼卫生工作的有关法律、法规和工作准则，根据特定目的，遵循评估原则，依照相关程序，运用科学方法，对妇幼卫生工作进行考查核实、评价估量并发表专业意见的行为和过程。考核与评估是妇幼卫生工作管理的重要手段之一。基本方法是：

1. 确定考核与评估目的、对象

2. 制订考核与评估方案

方案要素包括考核评估的目的、组织管理、主要内容、对象与方法、时间安排、考评标准、总结分析报告。考核与评估标准应尽量数值化，便于被考核与评估对象之间相互比较。

3. 组织实施与反馈

组织实施中要按照方案与标准，结合被考评单位实际，做出合理的流程安排。要对考评过程中的资料进行收集，并尽量做出详细的记录。记录的主要内容包括时间、地点、访谈的对象、查阅的资料、看到的事实等。考评后要对考评标准所要求的各种材料进行汇总、分析，要将汇总分析的结果向被考评部门或单位反馈。

4. 形成考核评估报告

报告的主要要素是：①考评方法，包括具体被考评的组织或单位、主要考评方法、考评组主要成员；②考评结果，包括项目执行情况、目标完成情况、主要工作成绩、存在的问题与不足；③提出工作建议。

5. 对考核资料进行档案化整理

档案资料包括考核评估报告、方案、反馈意见表、收集的原始资料或佐证资料，图书资料、图片资料、影像资料可附文字记录后另存。卷宗数量根据考核评估对象确定，可以以市、县为单位组卷，也可以以被督导机构为单位组卷。

五、孕产妇死亡评审工作

孕产妇死亡评审的目的是明确孕产妇死亡原因，分析导致死亡的相关因素，提出减少孕产妇死亡的干预措施，为政府决策提供依据；及时吸取孕产期保健和助产技术服务的经验教训，不断完善和落实技术服务规范，提高产科质量；引起全社会对孕产妇健康和安全的关注；有效减少孕产妇死亡的发生，将孕产妇死亡控制在最低水平。

（一）评审的范围

评审数量应根据辖区内孕产妇死亡发生情况而定。县（市、区）级评审包括辖区内所有孕产妇死亡病例；市（地）级评审包括辖区内县级以上医疗保健机构的全部孕产妇死亡病例，死亡病例不足30例的，继续选择发生在乡卫生院、私立医院、家中或途中分娩死亡的病例进行评审；省级评审根据当年孕产妇死亡分类、趋势和本省的实际情况，有计划的、有针对性地选择评审主题进行评审，评审数量根据实际情况决定。

（二）评审坚持的原则

评审的原则包括保密原则，少数服从多数原则，相关学科参评原则，回避原则，评审结论不作为医疗事故鉴定的依据原则。

（三）评审频率

根据孕产妇死亡时间和数量确定。原则上省级孕产妇死亡评审每年组织一次，市

（地）级孕产妇死亡评审至少每半年组织一次，县（市、区）级每季度评审一次或随时组织评审。

（四）评审程序

评审程序依次为：①收集死亡信息；②各级妇幼保健机构组织孕产妇死亡评审专家组进行孕产妇死亡评审；③根据"十二格表"及"三个延误"理论进行孕产妇死亡个案分析并完成孕产妇死亡评审个案分析报告。详细内容见第二部分相关章节。

六、新生儿死亡评审工作

新生儿死亡评审的目的是明确新生儿死亡的原因，分析导致新生儿死亡的相关因素；发现在医疗保健服务过程中存在的问题，总结经验教训；完善产科与儿科的合作，提高产科和儿科的医疗保健服务质量；提出降低新生儿死亡率的干预措施。

（一）评审的范围

评审的病例包括县级以上医疗保健机构内死亡的新生儿病例。县（市、区）级评审包括本辖区内各级医疗保健机构的全部新生儿死亡病例，市（地）级评审是对辖区内各级医疗保健机构的疑难、典型及有共性问题的病例进行评审，省级评审主要是进行专题和疑难病例评审。

（二）评审的原则

评审的原则包括保密原则，少数服从多数原则，相关学科参评原则，回避原则，评审结论不作为医疗事故鉴定的依据原则。

（三）评审频率

原则上省级评审至少每年一次，市（地）级评审至少每半年一次，县（市、区）级评审每季度一次或根据辖区内新生儿死亡的数量来确定。

（四）评审程序

评审程序依次为：①收集资料；②召开评审会；③完成"新生儿死亡评审总结报告"；④各级妇幼保健机构将"新生儿死亡评审总结报告"报至同级卫生行政部门及上级妇幼保健机构；⑤各级卫生行政部门将评审结果反馈给辖区内各级医疗保健机构，将有典型意义的评审结果逐级向下级卫生行政部门通报。

七、妇幼卫生工作记录与资料管理

妇幼卫生工作资料与记录内容庞杂，一般指在工作中形成的具有保存价值的各种形式和载体的资料。常用资料一般有组织管理类、培训类、健康教育类、妇幼信息类及专项工作类等。组织管理类资料包括重要请示、报告、实施方案、年度计划与总结、工作会议记录、有关领导讲话、督导记录、收发文件等。培训类资料包括培训方案、计划、总结培训资料等。健康教育类资料包括健康教育工作方案或活动计划、健康教育活动记录、健康教育有关资料等。妇幼信息类资料包括年报资料、监测资料、死亡评审资料、质量控制资料等。专项工作类资料包括妇幼卫生项目、调研等。资料管理基本要求如下：

（一）建立管理制度

组织或机构内要对记录与资料管理形成统一规定，实行院、科分级管理。建立健全管理制度，确保资料完整、准确、安全，便于利用。各种门类和载体的资料应集中保管，任何个人不得拒绝归档和移交。

（二）装订基本要求

文字资料装订应使用 A4 纸张，以每项工作或活动为一件装订，对齐左、下侧，在左侧装订。归档文件应编制目录，目录应按分类方案和编号顺序逐件进行编目，以便于对归档资料进行检索。

（三）装盒基本要求

档案盒外形应统一，建议采用 310 mm×220 mm 的长方体，视文件的厚度选择适当的档案盒。装盒时，将不同类别的归档资料装入不同的档案盒并严格按照编号的先后顺序有次序地进行排列。每个档案盒内应附有备考表，置于所有档案资料之后，用于对盒内资料进行必要的注释说明。填写档案盒封面和盒脊相关内容。

（四）保管基本要求

资料存放于专门的资料柜内。资料柜要坚固，注意资料的防潮、防火、防虫等。

第三节　妇幼卫生管理内容

学习目标：

1. 熟悉妇女、儿童不同时期的健康管理内容。
2. 熟悉托幼机构卫生保健管理的基本内容。
3. 了解妇幼卫生管理的分类。
4. 了解妇幼卫生服务网络管理的基本内容。

妇幼卫生管理的内容在形式上可以分成两部分：妇女儿童健康管理与妇幼保健网络管理。妇女儿童健康管理根据服务对象不同，分为妇女健康管理和儿童健康管理；根据管理内容不同，分为对辖区妇女儿童群体的健康管理和妇幼保健机构为妇女儿童提供的个体医疗保健服务管理。妇幼保健网络管理是健康管理的基础和载体，高效运转的服务网络是保证高质量健康管理的基本条件之一。

一、妇女不同时期健康管理的主要内容与特点

妇女健康管理根据妇女生命周期中不同时期的生殖系统变化、生殖生理、心理与行为特点，对妇女健康服务进行管理。

(一) 青春期健康管理

基本管理内容包括：

1. 营养指导，以预防营养过度、肥胖、贫血等疾病的发生。

2. 个人卫生指导，重点预防生殖道感染。

3. 心理与健康行为指导，重点预防不良嗜好与不良习惯。

4. 月经期指导与青春期性教育。

(二) 围婚和围产期健康管理

按照原卫生部《婚前保健工作规范》《孕前保健服务工作规范》《孕产期保健工作规范》进行健康管理。其基本管理内容包括：

1. 对准备结婚的男女双方，在结婚登记前所进行的婚前医学检查、婚前卫生指导和婚前卫生咨询服务。

2. 为准备怀孕的夫妇提供以健康教育与咨询、健康状况评估、健康指导为主要内容的保健服务。

3. 为孕产期妇女提供孕前、孕期、分娩期、产褥期的全程系列保健服务。重点内容是进行产前筛查与产前诊断、高危孕产妇筛查与管理、孕产妇死亡监测与评审及出生缺陷监测管理。

(三) 更老年期健康管理

重点管理内容包括：

1. 关注妇女生理、心理变化特点，保护其身心健康。

2. 按规定进行乳腺癌、宫颈癌普查。

3. 有针对性地开展健康教育与健康促进。

二、儿童不同年龄阶段健康管理的主要内容与特点

从受精卵开始到发育成熟，儿童的解剖特性、生理功能、病理特征等都处于不断变化的过程中，受环境影响很大，因此健康管理的内容不同，管理的特点各异。

(一) 胎儿期健康管理

管理的特点是做好孕产期保健工作，关注母亲的营养、心理、疾病、环境等，进行产前筛查与产前诊断工作。

(二) 新生儿期健康管理

主要内容包括：

1. 做好出院前小结，详细记录出生时状况及出院时状态。

2. 进行家庭访视，访视次数不少于 2 次，访视内容符合《国家基本公共卫生服务规范》《新生儿访视技术规范》的要求。

3. 进行新生儿疾病筛查。

4. 按国家免疫规划进行预防接种。

5. 关注新生儿早期发展。

6. 进行新生儿死亡监测与评审。

（三）婴儿期健康管理

按原卫生部《全国儿童保健工作规范》《儿童保健技术规范》进行保健管理。管理的重点内容是：

1. 管理婴儿营养与喂养、生长及心理发育状况，特别是防止营养性缺铁性贫血、生长发育迟缓、低体重等的发生。

2. 继续促进儿童早期发展。

3. 继续按国家免疫规划进行预防接种。

（四）幼儿期健康管理

按原卫生部《儿童保健工作规范》《儿童保健技术规范》进行保健管理。管理的重点内容是：

1. 关注幼儿饮食习惯、生活习惯的培养，关注语言、运动及社会生活能力的培养，特别是促进儿童早期发展。

2. 防止意外伤害的发生。

3. 按国家免疫规划进行预防接种。

（五）学龄前期健康管理

主要管理内容是：

1. 为儿童提供集体活动的条件，促进儿童社会生活能力的提高。

2. 重点关注学龄前期儿童生活习惯、学习习惯的培养，特别关注此期儿童心理发育及行为问题的发生。

3. 防止意外伤害的发生。

4. 做好常见病预防工作，重点关注儿童视力、听力、口腔、呼吸道等疾病的预防。

（六）学龄儿童及青少年健康管理

主要管理内容是：

1. 继续加强营养，满足生长发育需要。

2. 加强体育锻炼，增强儿童体质。

3. 重视心理发展，培养良好道德品质。

三、妇幼卫生服务网络管理的内容与特点

妇幼卫生服务网络由各级妇幼卫生机构、城市社区卫生服务机构、乡镇卫生院和村卫生室组成，上级妇幼保健机构对下级妇幼保健机构有业务指导的责任。妇幼卫生服务网由三级组成，分成城市妇幼保健网和农村妇幼保健网。

（一）城市妇幼保健网

城市妇幼保健网由市和区级妇幼保健机构、社区卫生服务中心与服务站构成。管理内容与特点表现为：

1. 市级妇幼保健机构主要承担医疗保健服务任务，接受下级妇幼保健服务机构的转诊；对辖区妇幼卫生工作进行技术指导，对从事妇幼保健服务的人员进行业务培训；推广妇幼保健适宜技术；开展妇幼卫生科学研究；对辖区妇幼卫生信息进行管理。

2. 区级妇幼保健机构直接对社区卫生服务中心开展的妇幼保健相关服务进行指导与业务管理，对辖区妇幼卫生信息进行管理，并根据自身发展开展妇幼医疗保健服务。

3. 社区卫生服务中心与服务站的主要健康管理内容是对妇幼卫生信息进行管理，开展妇女儿童健康教育，并根据区域卫生规划与职能提供孕产保健、儿童保健、妇女保健及计划生育技术服务等基本保健服务。

（二）农村妇幼保健网

农村三级妇幼保健网由县级妇幼保健机构、乡（镇）卫生院和村卫生室构成。管理内容与特点表现为：

1. 县级妇幼保健机构负责在全县开展妇幼卫生服务工作，是全县妇幼卫生工作的指导中心，也是农村三级妇幼保健网的领导力量。按原卫生部《妇幼保健机构管理办法》履行职责。

2. 乡（镇）卫生院是农村妇幼保健网的重要一环，负有承上启下的使命。主要管理内容是开展妇幼健康教育和技术服务；掌握辖区内妇女儿童健康基本情况，完成辖区内各项妇幼保健服务状况及妇女儿童健康状况数据的收集、上报和反馈；对村卫生室的妇幼保健服务、妇幼卫生信息收集、相关监测等工作进行指导和质量控制；接受妇幼保健机构的技术指导、培训和工作评估。

3. 村卫生室主要是开展或协助开展妇幼保健服务，提供妇女儿童基本健康数据。

四、托幼机构卫生保健管理的内容与特点

托幼机构卫生保健工作应贯彻以保健为基础、保健与教学相结合的方针，在做好保健工作的同时，开展早期教育。其主要内容有：

（一）健康检查与疾病防控管理

建立入托体检及在园儿童定期健康检查制度，严格入园前体检，做好常见病和多发病的防治，发现问题及时处理或报告；做好计划免疫工作，对急、慢性传染病进行严格管理，预防传染病的发生；开展适合儿童身心发展的体格锻炼，提高儿童抗病能力。

（二）营养与膳食管理

为儿童提供合理营养，确保儿童膳食平衡，满足其正常生长发育需要，防止发生营养缺乏性疾病。

（三）健康促进管理

建立合理的生活制度，培养儿童良好的生活习惯；开发儿童早期潜能，促进儿童感知、动作、语言、认知等能力的发展；开展健康教育，培养儿童健康的生活习惯，促进儿童学习自我保健的技能。

（四）安全与环境管理

建立各种安全保障制度，防止儿童意外伤害的发生；开展环境美化和绿化等工作，为儿童创造安全、整洁和优美的环境。

第四节　妇幼卫生项目管理

学习目标:

1. 熟悉妇幼卫生项目管理基本方法。
2. 了解妇幼卫生项目管理内容。
3. 了解妇幼卫生项目管理程序。
4. 了解妇幼卫生主要项目介绍。

妇幼卫生项目是指在一定的时间范围内实施的,具有一定独特性质的,目标明确的妇幼卫生工作任务。其特点表现为在一定的时间范围内完成,具有明确的任务目标。妇幼卫生项目的性质表现为具有公益性质,工作强度大,工作环节复杂,与常规妇幼保健工作密不可分,实施过程需依靠妇幼卫生服务体系来完成。伴随着国家政治、经济、社会、文化的发展,政府近年来实施了许多妇幼卫生项目,如增补叶酸预防神经管缺陷项目(以下简称"叶酸补服"项目)、农村孕产妇住院分娩补助项目、降低孕产妇死亡率和消灭新生儿破伤风项目(以下简称"降消"项目)等。妇幼卫生项目的目标往往和妇幼卫生工作指标相重叠,实施过程中需要综合统筹完成,实施手段需灵活多样,没有统一的模式。

一、妇幼卫生项目管理内容和方法

项目管理内容涉及项目执行的整个过程,包括对项目计划、方案编制、组织实施过程、技术指导、质量控制等的各个环节进行管理。重点管理内容包括是否按时实现了项目目标,是否建立了管理组织并完成工作职责,是否进行了工作与技术质量控制,执行过程是否符合国家有关法律法规和技术规范,项目的主要成绩与存在问题,服务对象满意度如何,以及资料是否实行档案化管理。

项目管理重点是对实施范围、实施过程、时间进度及实施质量进行控制。主要方法是:

(一) 项目实施范围控制

主要控制项目实施目标人群、实施地域范围与任务目标。项目实施目标人群控制主要包括性别要求、年龄阶段、职业要求、人口构成、社会身份等,如"降消"项目主要在农村地区贫困人口中实施。实施地域范围主要指项目实施的行政区域,如"叶酸补服"项目主要在我国中、西部地区实施。任务目标指项目实现的过程指标与结果指标,如"降消"项目主要控制项目地区住院分娩率、孕产妇产前检查率、高危孕产妇管理率、孕产妇死亡率、新生儿破伤风发生率等。

(二) 项目实施过程控制

主要包括项目开展的主要活动、行动策略与指南、指挥调度组织的构建与职责任务,以及完成项目所需的制度保障、财务与物资保障、人员保障等。如"降消"项目实施过程中，对动员发动、人员进修培训、驻县专家、孕产妇急救中心建设、经费使用与发放等重要环节进行了控制。

（三）项目时间进度控制

基本要求是按时、有序、逐项完成项目的主要活动及阶段性任务指标。

（四）项目实施质量控制

主要包括中期、终期质量控制，过程控制以及结果控制等内容。制订质量控制标准，设定质量控制方法，保证项目结果准确可靠。如"降消"项目实施过程中，原国家卫生部妇幼司制定了详细的督导方案，每年对各实施省（区）都最少进行一次质量控制，控制内容几乎涵盖了项目实施的所有重点环节。

二、妇幼卫生项目管理程序

妇幼卫生项目无论大小，其管理程序基本相同，包括制订项目实施方案、建立管理组织、组织实施及质量控制、总结评估，然后根据评估结果，修改并完善项目方案，再组织、再实施。

（一）制订项目实施方案

实施方案的编制要素包括项目的背景、工作目标、实施范围、主要任务、实施原则、执行时间、监督与评估等。

（二）建立管理组织

建立各级管理组织，明确其工作职责。管理组织根据职能任务一般分为两大类：行政管理组织与技术指导组织。前者主要是从行政管理层面负责项目的组织、协调、监督、管理，负责项目工作方案、技术规范与技术标准等的编制；后者主要是从技术层面进行技术咨询、培训、质量控制、健康教育及信息收集分析等工作。

（三）组织实施及质量控制

其主要环节包括项目启动，定期技术指导、质量控制及监督评估等执行过程控制。

（四）总结评估

项目评估内容与时间节点、次数等根据项目具体情况确定，一般情况下在执行中期和终期都要进行评估。每次评估前要制订评估方案及标准，确定评估的重点内容、重点环节、重点指标及重点执行单位。评估后要形成评估报告，评估报告包括摘要、项目执行概况、目标完成情况、工作主要成绩与经验教训、原因分析与工作建议。

三、妇幼卫生主要项目介绍

国家近年执行的妇幼卫生项目主要包括基本公共卫生项目妇幼卫生项目和重大公共卫生项目妇幼卫生项目。

国家基本公共卫生项目由国家卫生计生委、财政部等组织实施，是促进我国基本公共卫生服务逐步均等化的重要内容，也是我国公共卫生制度建设的重要组成部分。项目内容随政府筹资比例增加而不断增加并调整，其中妇幼卫生项目包括母子保健手册的建立、孕产妇健康管理、0～6岁儿童健康管理、0～36个月儿童中医药健康管理和健康教育。

国家重大公共卫生项目妇幼卫生项目包括增补叶酸预防神经管缺陷项目，农村孕产妇住院分娩补助项目，预防艾滋病、乙肝、梅毒母婴传播项目，农村妇女乳腺癌和宫颈癌检查项目。

（一）0～6岁儿童健康管理

1. 项目目标

以县（区、市）为单位，提出了以控制3岁以下儿童系统管理率、7岁以下儿童健康管理率作为年度目标。

2. 服务对象

辖区内居住的0～6岁儿童。

3. 服务内容

（1）新生儿家庭访视：新生儿出院后1周内，医务人员到新生儿家中进行访视，同时进行产后访视。了解出生时情况、预防接种情况，在开展新生儿疾病筛查的地区了解新生儿疾病筛查情况等。观察家居环境，重点询问和观察喂养、睡眠、大小便、黄疸、脐部情况、口腔发育等。为新生儿测量体温，记录出生时体重、身长，进行体格检查，同时建立《0～6岁儿童保健手册》。

（2）新生儿满月健康管理：新生儿满28天后，结合接种乙肝疫苗第二针，在乡镇卫生院、社区卫生服务中心进行随访。重点询问和观察新生儿的喂养、睡眠、大小便、黄疸等情况，对其进行体重和身长测量、体格检查以及发育评估。

（3）婴幼儿健康管理：分别在3、6、8、12、18、24、30、36月龄时进行一次健康检查，共8次。服务内容包括询问上次随访到本次随访之间的婴幼儿喂养、患病等情况，进行体格检查，做生长发育和心理行为发育评估，进行母乳喂养、辅食添加、心理行为发育、意外伤害预防、口腔保健、中医保健、常见疾病防治等健康指导。在婴幼儿6～8、18、30月龄时分别进行一次血常规检测。在6、12、24、36月龄时使用听性行为观察法分别进行一次听力筛查。

（4）学龄前儿童健康管理：为4～6岁儿童每年提供一次健康管理服务。服务内容包括询问上次随访到本次随访之间的膳食、患病等情况，进行体格检查、生长发育和心理行为发育评估、血常规检测和视力筛查，进行合理膳食、心理行为发育、意外伤害预防、口腔保健、中医保健、常见疾病防治等健康指导。

4. 考核指标

新生儿访视率、儿童健康管理率、儿童系统管理率。

（二）孕产妇健康管理

1. 项目目标

以县（区、市）为单位，提出了以控制孕产妇系统管理率作为年度目标。

2. 服务对象

辖区内居住的孕产妇。

3. 服务内容

（1）孕早期健康管理：孕12周前为孕妇建立《孕产妇保健手册》，并进行第一次产前随访。包括建立《孕产妇保健手册》，评估孕妇健康状况，开展孕早期个人卫生、心理和营养保健指导。

（2）孕中期健康管理：孕16～20周、21～24周各进行1次随访，对孕妇的健康状况和胎儿的生长发育情况进行评估和指导。

（3）孕晚期健康管理：督促孕妇在孕28～36周、37～40周去有助产资质的医疗卫生机构各进行1次随访。开展孕妇自我监护方法、促进自然分娩、母乳喂养以及防治孕期并发症和合并症的指导。

（4）产后访视：于产后3～7天内到产妇家中进行产后访视，给予产褥期健康管理，加强母乳喂养和新生儿护理指导，同时进行新生儿访视。

（5）产后42天健康检查：通过询问、观察、一般体检和妇科检查，以及必要时进行辅助检查，对产妇恢复情况进行评估。对产妇应进行性保健、避孕、预防生殖道感染、纯母乳喂养6个月、婴幼儿营养等方面的指导。

4. 考核指标

早孕建册率、孕妇健康管理率、产后访视率。

（三）增补叶酸预防神经管缺陷项目

国家为加大出生缺陷干预工作，降低我国神经管缺陷发生率，对全国准备怀孕的农村妇女免费增补叶酸预防神经管缺陷，提高出生人口素质。

1. 项目目标

对全国准备怀孕的农村妇女免费增补叶酸，按年度设定了目标人群增补叶酸知识知晓率、叶酸服用率及叶酸服用依从率。

2. 项目对象

准备怀孕的农村妇女，包括流动人口。

3. 项目内容

为准备怀孕的农村妇女免费增补叶酸，按每人每天1片（0.4 mg）发放，在孕前3个月至孕早期3个月服用，预防神经管缺陷等。主要包括开展以预防神经管缺陷为主的健康教育和培训工作，提高目标人群相关知识知晓率和医务人员服务能力；以及叶酸的组织和发放工作。

4. 考核指标

目标人群增补叶酸知识知晓率、叶酸服用率及叶酸服用依从率。

（四）农村孕产妇住院分娩补助项目

1. 项目目标

逐年提高各省（自治区、直辖市）住院分娩率，根据各省经济发展水平设定了增长幅度。

2. 项目范围与对象

全国31个省（自治区、直辖市）农业户籍孕产妇。

3. 项目内容

（1）中央财政设立专项经费对农村孕产妇住院分娩给予补助。

（2）各省（自治区、直辖市）结合地方实际确定本地区的住院分娩基本服务项目和限价标准，并结合本地经济社会发展水平和财政承受能力，合理确定本地区农村孕产妇住院分娩的人均财政补助标准。

（3）县级卫生部门会同财政部门确定当地具备助产技术服务资质的定点医疗卫生机构，承担农村孕产妇住院分娩任务。

（4）定点医疗卫生机构应严格按规定执行基本服务项目和收费标准，为农村孕产妇提供安全、规范、便捷的助产技术服务。

4. 项目监督与评估基本要求

（1）实行逐级监督指导与评估。国家级督导评估原则上每年进行 1 次，省级督导评估每年至少进行 1 次，市级督导评估每年至少进行 2 次。

（2）督导评估主要内容为了解项目单位主要妇幼卫生数据、了解补助资金使用及运转情况、了解并反馈补助资金使用及项目实施中存在的主要问题和建议等。

（五）预防艾滋病、乙肝、梅毒母婴传播项目

1. 项目目标

提高人群对预防艾滋病、梅毒和乙肝母婴传播的认识，为孕产妇提供预防艾滋病、梅毒和乙肝母婴传播的综合防治服务，最大限度地减少艾滋病、梅毒和乙肝母婴传播造成的儿童感染，提高妇女、儿童的生活质量及健康水平。

2. 项目内容

（1）预防艾滋病母婴传播措施：为接受孕产期保健服务的孕产妇提供免费艾滋病病毒（人类免疫缺陷病毒）抗体筛查检测；对于临产急诊入院分娩、孕期未接受过检测的产妇，同时应用两种不同的快速检测试剂进行筛查检测；对于艾滋病抗体确认试验结果阳性、自愿终止妊娠的孕妇，提供终止妊娠服务及经费补助；对艾滋病感染孕产妇住院分娩给予补助，为艾滋病感染孕产妇所生儿童提供免费抗病毒药物以及预防机会性感染药物。定期提供随访服务至婴儿满 18 个月；为艾滋病感染孕产妇所生儿童提供免费早期诊断检测及免费抗体检测，尽早诊断其艾滋病感染状态；针对婴儿人工喂养提供技术指导和适当补助。

（2）胎传梅毒（先天梅毒）防治措施：为接受孕产期保健服务的孕产妇提供免费梅毒检测；对于确诊梅毒感染的孕产妇，提供规范的妊娠梅毒治疗，防治胎传梅毒；对于梅毒感染孕产妇所生儿童，根据需要提供预防性治疗，并定期提供随访服务；对于确诊胎传梅毒的患儿，进行规范治疗。

（3）预防乙肝母婴传播措施：为接受孕产期保健服务的孕产妇提供免费乙肝病毒表面抗原检测或乙肝病毒血清学五项检测（乙肝两对半检测）；对于乙肝病毒感染母亲所生新生儿，在出生后 24 小时内免费注射 1 针高效价乙肝免疫球蛋白，同时按照免疫接种程序接种乙肝疫苗。

3. 考核指标

主要包括婚前、孕前、孕期及分娩期接受检测人数、阳性病例数、阳性病例住院分娩

数、母婴阻断数。

(六) 农村妇女宫颈癌和乳腺癌检查项目

1. 项目目标

(1) 为项目县农村妇女人群提供宫颈癌和乳腺癌（以下简称"两癌"）免费检查。

(2) 为项目县技术人员提供培训，提高"两癌"检查的技术水平和服务质量。

(3) 进行健康教育，提高项目县妇女自我保健意识。

2. 项目范围

项目县一定数量的 35～64 岁农村妇女。

3. 项目内容

(1) 宫颈癌检查：包括盆腔检查、阴道分泌物湿片显微镜检查和革兰氏染色检查等妇科检查，以及宫颈脱落细胞巴氏检查或醋酸染色检查/复方碘染色检查。对宫颈脱落细胞巴氏检查或醋酸染色检查/复方碘染色检查结果可疑或异常者，以及肉眼检查异常者，进行阴道镜检查；对阴道镜检查结果可疑或异常者进行组织病理学检查。

(2) 乳腺癌检查：对接受检查的妇女均进行乳腺视诊、触诊等乳腺临床检查，以及乳腺彩色 B 超检查；对乳腺彩色 B 超检查结果可疑或异常者进行乳腺钼靶 X 线检查。

(3) 人员培训：对有关项目管理和专业技术人员进行培训。技术人员培训内容包括宫颈癌与乳腺癌的相关专业知识，宫颈脱落细胞巴氏检查涂片、醋酸染色检查/复方碘染色检查、阴道镜等检查的操作方法、注意事项、诊断标准及组织病理学的诊断标准等，以及乳腺彩色超声和钼靶 X 线检查的操作方法、注意事项、影像标准等。

(4) 健康教育：利用网络、电视等媒体，播放公益广告和专题片，广泛开展农村妇女"两癌"检查项目相关政策和妇女健康知识宣传，扩大项目的社会影响力，帮助广大妇女树立文明健康理念，培养良好的生活方式。

4. 评价指标

任务完成率、患病率、阳性检出率、健康知识知晓率。

参考文献

[1] 梁万年. 社区卫生服务管理. 北京：人民卫生出版社，2001.

[2] 卫生部妇幼保健与社区卫生司. 妇幼卫生相关法律法规汇编（2011 年版）. 2011.

[3] 刘筱娴，顾美皎. 妇幼卫生词典. 北京：科学出版社，2008.

[4] 古桂雄. 儿童保健学. 北京：清华大学出版社，2011.

[5] 熊庆，吴康敏. 妇女保健学. 北京：人民卫生出版社，2007.

第三章　妇幼卫生信息管理

妇幼卫生信息是反映妇幼卫生及其相关领域各种活动信息产生、发展、变化情况及其影响因素的量化和抽象。它为客观评价妇幼卫生工作、制定妇幼卫生政策提供依据，是妇幼卫生工作的重要组成部分。

第一节　妇幼卫生信息管理概述

学习目标：

1. 掌握妇幼卫生信息管理的内容和特点。
2. 熟悉妇幼卫生信息的收集和管理过程。
3. 了解妇幼卫生信息管理的重要性。
4. 了解妇幼卫生信息化工作。

妇幼卫生信息管理就是按照国家有关法律法规、政策和标准的要求，以计算机和网络通讯技术为手段，对妇幼保健服务各阶段业务、管理等数据进行采集、处理、存储、分析、传输及交换，并保障其数据安全，从而为政府、卫生健康主管部门、妇幼保健服务机构及社会公众提供全面的、自动化的管理及各种服务。

一、妇幼卫生信息管理的目的和意义

加强妇幼卫生信息管理，可以为社会发展、行政决策及公共事业的管理提供决策依据，为妇幼保健业务工作的规范化、制度化、标准化提供可靠的信息来源和信息保障，为妇幼卫生工作的评估和评价提供依据，为妇幼卫生学科发展、教学、科研提供丰富的基础数据和资源，为公众提供数据查询和数据利用。

二、妇幼卫生信息管理的内容与特点

（一）妇幼卫生信息管理的内容

妇幼卫生信息管理的内容包括两个方面：一是对妇幼卫生信息资源的管理，即对辖区妇女儿童健康相关信息及各级医疗保健机构提供的妇幼健康服务信息进行收集、整理、上报、分析、反馈和监督管理；二是对妇幼卫生信息活动的管理，即建立健全妇幼卫生信息管理的规章和制度，建立互联互通的妇幼卫生信息管理系统。

（二）妇幼卫生信息管理的特点

1. 全面性

妇幼卫生信息管理要对妇幼卫生信息资源的产生、流动和分析利用的各个环节和各种活动过程进行全面管理，才能充分发挥妇幼卫生信息的价值，实现信息管理的目的。

2. 动态性

妇幼卫生信息可以在一定时间、空间和人群范围内进行传播，随着时间、空间和人群范围的变化而变化。

3. 社会性

妇幼卫生事业本身具有社会公益性，作为妇幼卫生事业重要组成部分的妇幼卫生信息管理也具有广泛的社会性。

4. 时代性

妇幼卫生信息管理依赖于先进的管理手段，而管理手段随着社会的发展不断更新换代，这使妇幼卫生信息管理的时代性特征更加明显。

三、妇幼卫生信息的管理流程

（一）妇幼卫生信息资料的收集

妇幼卫生工作中收集信息的方法有很多，如常规报告、问卷调查、访谈、现场观察、文献法和实验法等。

1. 常规报告

常规报告指妇幼保健常规工作形成的报告资料，如出生缺陷监测报告、儿童死亡报告等。

2. 问卷调查

问卷调查指根据已确定的调查内容和调查指标对被调查者开展调查，如孕妇学校满意度调查等。

3. 访谈

调查人员与被调查对象面对面或通过电话、网络交谈，以获取所需资料。常用的方式有 3 种：

（1）结构式访谈：调查人员根据事先设计好的问卷，逐条询问被调查者。

（2）半结构和非结构式访谈：调查人员根据研究的主题，提出要了解的主要问题，然后与知情者进行交谈。在调查中不是依照事先提出的问题按部就班地提问，而是根据被调查者的反应情况，随时提出一些新的问题，逐步深入主题。

（3）专题小组讨论：在调查人员的带领下，一个小组的调查对象围绕着研究目的的某个主题，进行自由、自愿的讨论和发言。

4. 现场观察

通过对妇女儿童本身或者他们的行为进行直接观察来收集数据。

5. 文献法

搜集和分析研究各种现存的有关文献资料，从中获取信息，以达到调查研究的目的。

6. 实验法

实验法是通过对妇女儿童进行医学检查和标本的理化分析得到相关信息。该法所得数据非常客观，但受到技术手段的限制，不同检查方法可能得出不同的结果。此外，部分检查花费的人力、物力和财力较大。

(二) 妇幼卫生信息资料的整理与归档

信息资料的档案管理应做到各门类档案收集齐全、分类规范，使信息资料管理工作标准化、规范化。

(三) 妇幼卫生信息资料的分析与利用

妇幼卫生信息资料只有经过分析和利用，才真正产生价值。

1. 数据分析

(1) 描述现状：根据指标的含义，经过对原始数据的计算得出指标的数值。如根据孕产妇死亡人数和当年活产数可以计算当地孕产妇死亡率，根据出生活产数中男女婴儿的数量可以计算出生性别比。

(2) 分析动态：通过长期、连续、系统的妇幼卫生信息收集，分析相关指标的动态变化趋势，寻找疾病和健康问题的原因和影响因素，从而制定有效的干预措施，减少疾病的发生。

(3) 探讨变量关联性：对两个或者多个有相关关系的变量进行相关或者回归分析，探讨指标之间的关联性，分析影响因素，建立回归方程进行预测或估计。如分别测量胎儿双顶径和出生体重，通过统计手段得到两者之间的回归方程，从而可以通过测量胎儿的双顶径大小来预测其出生体重。

2. 数据利用

(1) 了解现状：通过妇幼卫生信息管理，可以掌握妇幼卫生工作开展的过程和结果，如剖宫产现状、儿童贫血患病现状等。

(2) 评价现况：根据妇幼卫生信息，可以评价妇幼卫生业务工作和妇幼卫生管理决策的效果，同时还可以对妇幼卫生工作的发展进行预测。

(3) 监督指导：可以及时、准确、全面地监督和发现妇幼卫生工作中存在的问题，以便有重点、有目的地针对问题进行指导。

(4) 决策支持：可以为妇幼卫生管理决策提供所需要的信息数据，如人口构成、经济状况、妇幼卫生服务的提供与利用、妇女儿童健康指标的投入与产出等。

(5) 科研教学：可以为进一步深入研究妇女儿童的健康状况和心理行为与政策法规、社会、自然环境因素之间的相互关系提供线索和详实可靠的依据。

四、妇幼卫生信息化

(一) 妇幼卫生信息化的概念

妇幼卫生信息化是基于区域卫生信息资源规划，利用信息技术手段，对妇幼保健各项业务和管理等数据进行采集、处理、存储、传输和交换、分析和利用，提高妇幼卫生服务质量和效率，加强妇幼保健服务过程监管与综合决策。

（二）信息化的作用和发展方向

1. 信息化的作用

信息化建设为妇幼保健工作提供了不可替代的支持：能直接对政策的执行情况进行监测，对政府的投入进行整体评价，为制定相关政策提供依据，是实现政府公共卫生服务职能的基本保障和重要途径；是对妇幼保健机构进行标准化建设、规范化管理和评估的重要途径和手段；也是进行社会宣传及对外交流的重要窗口和支持系统，从而方便服务对象享受相关妇幼保健服务。

2. 信息化的发展方向

未来妇幼保健的信息化按照国家卫生信息化的总体设计，朝着 3 个方向发展：一是顶层设计、统一部署，改变目前数据出自多个部门的现状，形成全国统一标准的妇幼卫生信息收集、传输体系；二是区域规划，以区域卫生信息资源规划为基础，对卫生信息的采集、管理进行统一规划；三是互联互通、信息共享，实现对妇幼卫生工作的实时监督、动态管理和科学决策。

第二节　妇幼卫生信息管理工作和方法

学习目标：

1. 掌握计划生育技术服务信息管理的内容、数据来源和结果利用。
2. 熟悉妇幼卫生年报的内容、收集和分析利用。
3. 熟悉妇幼卫生监测的内容、收集和分析利用。
4. 熟悉妇幼保健机构监测的内容、对象与方法和结果利用。
5. 了解妇幼卫生领域其他监测工作的基本情况。

目前，我国妇幼卫生信息管理主要包括妇幼卫生年报、妇幼卫生监测和妇幼保健机构监测，涵盖了我国妇女儿童死亡和健康状况、妇幼保健服务提供状况，以及妇幼保健机构的资源和运营状况，是我国妇幼卫生管理的基础，为妇幼卫生行政决策提供重要依据。

一、妇幼卫生年报

妇幼卫生年报属于国家法定报表，为全面调查，涵盖了妇女儿童健康结局指标和妇幼卫生服务指标等内容。每年由妇幼保健机构及其他有关单位在妇幼卫生日常工作记录的基础上定期整理和统计后逐级汇总上报。

（一）妇幼卫生年报表的主要组成

现行的妇幼卫生年报于 2016 年在全国范围内正式启用，主要包括 11 种报表。

1. 孕产妇保健和健康情况年报表

包括活产数、产妇数、孕产妇保健管理情况、接生情况、孕产妇死亡情况和围生儿情况。

2. 住院分娩情况月报表

包括不同性别住院分娩总活产数和不同机构住院分娩活产数。

3. 7 岁以下儿童保健和健康情况年报表

包括各年龄段的儿童数、5 岁以下儿童死亡情况、6 个月内婴儿母乳喂养情况、7 岁以下儿童保健服务、5 岁以下儿童营养评价。

4. 非户籍儿童与孕产妇健康状况年报表

包括活产数、5 岁以下儿童死亡数、婴儿死亡数、新生儿死亡数、0～6 天死亡数、孕产妇死亡数、死胎死产数。

5. 妇女常见病筛查情况年报表

包括妇女常见病筛查覆盖情况和患病情况两部分。

6. 计划生育手术情况年报表

包括分基层医疗卫生机构和县级及以上医疗卫生机构统计的计划生育技术服务数量和计划生育手术并发症例数等。

7. 中期引产情况年报表

包括分基层医疗卫生机构和县级及以上医疗卫生机构统计的中期引产孕妇例数及并发症例数、中期引产胎儿例数。

8. 计划生育咨询随访服务年报表

包括分乡级计划生育服务机构和县级及以上级计划生育服务机构统计的上门咨询、门诊咨询、查环、查孕、随访以及发放避孕药具情况。

9. 病残儿和计划生育手术并发症情况年报表

包括病残儿鉴定总例数、鉴定确诊病残儿例数、可以再生育例数、需要做产前诊断例数、计划生育手术并发症鉴定总例数和计划生育手术并发症分级例数。

10. 婚前保健情况年报表

包括分男女分别统计的结婚登记与婚前医学保健情况、检出疾病分类、对影响婚育疾病的医学意见三部分。

11. 母婴保健技术服务执业机构与人员情况年报表

包括取得母婴保健技术服务执业许可的机构数、取得母婴保健技术服务资质的人员数和取得家庭接生员技术合格证书的人员数。

（二）妇幼卫生年报表的信息来源、收集途径和收集方法

1. 妇幼卫生年报表的信息来源

妇幼卫生年报以区县为单位，覆盖全国所有区县，其信息主要来源于原始资料的登记和统计报表，必须依靠建立常规资料的登记册和登记报告制度，充分利用基层工作记录进行统计来实现。

2. 收集途径

年报资料的收集途径依赖于完整的妇幼卫生三级网络。村卫生室和社区卫生服务站是该网络的最底层组织，负责年报数据的收集、登记、整理和上报。乡镇卫生院和社区卫生

服务中心是妇幼卫生年报最基层的填报单位,负责对村站级上报的数据进行登记汇总、抽查核实和上报。区县卫生健康主管部门预防保健科和区县妇幼保健机构是本区域妇幼卫生信息指导中心,负责妇幼卫生年报的汇总分析、质量控制、业务指导和培训以及定期上报。

3. 收集方法

年报资料的收集采用逐级上报的方法。村卫生室和社区服务站根据原始登记表、卡、册和有关的日常医疗保健工作的原始记录填报年报表,逐级汇总上报到区县妇幼保健机构;后者录入到原国家卫生计生委开发的"全国妇幼卫生年报网络直报系统",并逐级审核上报国家卫生健康委。各级妇幼卫生年报表的纸质报表除自身存档外,还需签字盖章后上报到上级单位。

(三) 妇幼卫生年报表数据的分析

通过对妇幼卫生年报数据的分析,可以了解本地区妇女儿童健康状况、妇幼保健服务提供和利用情况,发现影响妇女儿童健康的主要因素,找出妇幼卫生工作中存在的主要问题,为采取干预措施提供依据。

通过分析和计算可以产生若干指标,既有生命和疾病指标,如孕产妇死亡率、儿童死亡率等,也有保健服务指标,如孕产妇系统管理率、儿童保健覆盖率等。

二、妇幼卫生监测

妇幼卫生监测是公共卫生监测的重要组成部分,为抽样调查,是针对妇幼卫生主要工作内容开展的一系列监测。目前,全国妇幼卫生监测系统由孕产妇死亡监测、5 岁以下儿童死亡监测和出生缺陷监测 3 个子系统组成,是获取妇幼卫生信息的另一重要来源。

(一) 妇幼卫生监测的发展

20 世纪 80 年代初期,中国与联合国儿童基金会、人口基金会和世界卫生组织在妇幼卫生领域进行了多项合作,对母婴实行统一管理,降低了婴儿死亡率和伤残率,提高了出生人口素质。原卫生部妇幼卫生司组织有关单位先后于 1986 年、1989 年和 1991 年在全国范围开展了"中国出生缺陷监测""中国孕产妇死亡监测"和"中国 5 岁以下儿童死亡监测"的"三网监测"工作。经过各级妇幼卫生行政部门和监测人员的共同努力,获得了能比较准确、可靠地反映我国妇女儿童健康状况的非常宝贵的资料,为中国妇幼卫生决策和深入的科学研究提供了依据。1996 年原卫生部使"三网监测"合而为一,建立了中国妇幼卫生监测网;于 1998 年成立了"全国妇幼卫生监测办公室",对监测工作进行统一的业务管理;2006 年,进一步扩大监测规模。

(二) 孕产妇死亡监测

1. 孕产妇死亡监测的目的和意义

孕产妇死亡监测的工作是为了了解孕产妇死亡率和动态变化规律及其死因分布特点,并根据不同地区的死因分布情况,进一步提出减少孕产妇死亡的干预策略,为各级卫生行政部门制定改善孕产妇保健服务的方案提供依据。

2. 监测对象

孕产妇死亡监测是以具有全国代表性的 334 个区县为单位的全人群监测,包含监测地区的所有孕产妇，在妊娠期或妊娠终止后 42 天之内，不论妊娠时间和部位，由于任何与妊娠或妊娠处理有关的或由此而加重了的原因导致的死亡，但不包括意外原因（如车祸、中毒等）导致的死亡。

3. 监测内容

监测内容包括监测地区内的活产数、监测地区内的孕产妇死亡数和死亡原因、孕产妇死亡的地区和人群分布、死亡孕产妇接受卫生保健服务情况、流动人口孕产妇死亡情况。

4. 监测流程

孕产妇死亡监测包括病例确定、资料收集、统计分析、死亡评审、行动和评估 5 个步骤。第一步是通过核查死亡医学证明、病历记录、户籍登记、火葬记录、疾病监测、妊娠结局追踪等途径和资料，确定孕产妇死亡病例。第二步是区县妇幼保健机构接到报告的孕产妇死亡信息后，要组织专人到与该孕产妇死亡有关的医院、村社，与经治医生、接生员、家人、邻居、知情人等访谈，调查了解与死亡有关的病史，填写死亡报告卡，撰写死亡调查小结。第三步是对辖区孕产妇死亡资料进行定量和定性分析，主要分析内容包括人口特征、地点特征、时间特征、孕产次、妊娠结局、分娩方式、接生人员、产前保健、产后访视、死因特征等。还需要对每个孕产妇的死因和影响因素进行详细分析，以找到每一个死亡孕产妇的死亡原因和影响死亡的医学或社会因素，包括个人、家庭及居民团体，医疗保健系统，政策和相关部门 3 个环节。第四步是进行孕产妇死亡评审，即组织评审专家对每一例死亡孕产妇进行深入分析，以了解导致死亡发生的独特医学和社会因素，汇总相关信息，从而提出针对个体或群体的改进措施。第五步是根据监测分析和评审结果，找出孕产妇保健中共同的薄弱环节，提出将来避免类似死亡发生的建议，开展相应的行动。此外，质量控制也是监测工作的重要部分，是保证监测数据准确、完整的基础，具体内容见本节后文。

（三）5 岁以下儿童死亡监测

1. 5 岁以下儿童死亡监测的目的和意义

5 岁以下儿童死亡监测的目的是获得准确、可靠的婴儿及 5 岁以下儿童死亡资料，掌握 5 岁以下儿童死亡率和死因谱的动态变化，提供 5 岁以下儿童死亡的主要原因及相关影响因素，为提出和制定改善儿童保健服务的政策和策略提供依据。

2. 监测范围和对象

在全国 31 个省（自治区、直辖市）范围内，抽取 334 个县区的部分乡镇/社区服务中心作为监测点，监测点全部 5 岁以下儿童作为监测对象。

对于监测点妊娠满 28 周（如孕周不清楚，可参考出生体重达 1000 g 及以上），娩出后有心搏、呼吸、脐带搏动、随意肌收缩 4 项生命指标之一，而后死亡的 5 岁以下儿童，均报告死亡和死因。

3. 监测的内容和指标

监测内容包括：活产数、1～4 岁儿童数和总人口数，5 岁以下儿童死亡数和死亡原因，5 岁以下儿童死亡的时间、地区、人群分布，5 岁以下儿童卫生保健服务的基本情况。

监测指标包括：①生命指标：出生率、年龄别死亡率、年龄别死因死亡率、儿童死亡年龄构成和死因构成、死亡下降率；②保健服务指标：儿童死前就医情况。

4. 监测的流程

5 岁以下儿童死亡监测的实施流程包括资料收集、质量控制、统计分析、结果反馈等 4 个基本环节。

(1) 资料收集：资料收集工具包括 5 岁以下儿童花名册、儿童死亡报告卡和 5 岁以下儿童死亡监测表。5 岁以下儿童花名册以村（社区）为单位填写，记录辖区儿童信息并定期上报汇总于乡镇卫生院（社区卫生服务中心）。儿童死亡报告卡由各级医疗保健机构填报，每季度上交区县妇幼保健机构，并需提供 5 岁以下儿童死亡评审所需的病历复印件等材料。5 岁以下儿童死亡监测表由乡镇卫生院（社区卫生服务中心）填报，每季度上交区县妇幼保健机构。

(2) 资料分析：①计算新生儿、婴儿和 5 岁以下儿童死亡率；②分析不同年龄和性别儿童的主要死因；③分析儿童死亡与保健服务、出生率等因素的关系；④动态分析儿童死亡率和死因的变化，计算年平均婴儿、5 岁以下儿童死亡下降速率。必要时进行漏报校正和加权，以得到更能反映真实情况的指标。

(3) 结果反馈：儿童死亡监测的最终目的是降低儿童死亡率，提高儿童健康水平。因此，监测资料分析结果应及时反馈，以指导各地妇幼保健工作。反馈途径是向上反馈到卫生健康主管部门，向下反馈到各监测机构，横向反馈到系统内外的有关医疗保健机构、科研院所和社区。

(4) 质量控制：详见后文。

（四）出生缺陷监测

出生缺陷泛指出生前由任何原因导致的功能或结构异常，无论是先天遗传还是获得性疾病。这些异常可由遗传因素（染色体畸变、基因突变）、环境因素或两者共同作用所致。广义的出生缺陷包括多类疾病，如先天畸形（即胎儿形态结构的异常）、功能异常、遗传代谢病、认知及行为发育异常等。

1. 监测目的和意义

出生缺陷监测是了解出生缺陷发生状况、变化趋势和发生原因的重要手段。我国出生缺陷监测旨在获得准确、可靠并能反映全国水平的出生缺陷资料；动态观察出生缺陷发生的消长情况，及时发现影响出生缺陷的可疑因素，为病因学研究提供线索，为制定出生缺陷的预防措施以及评价其效果提供依据；为政府部门制定妇幼卫生决策提供依据。

出生缺陷监测包括以医院为基础的出生缺陷监测和以人群为基础的出生缺陷监测。这里仅介绍以医院为基础的出生缺陷监测。

2. 监测范围和对象

在全国 31 个省（自治区、直辖市）范围内，抽取 334 个区县和 15 个省会城市作为监测点，在抽取的监测点选择县级及以上医疗保健机构作为监测医院。

监测对象为在监测医院内出生的妊娠满 28 周至生后 7 天的围产儿，包括活产儿和死胎死产儿。

3. 监测内容和指标

(1) 监测内容：①所有监测医院内出生的妊娠满 28 周至生后 7 天的围产儿的有关资料；②主要出生缺陷和围产儿死亡的时间、地区和人群分布以及临床资料；③出生缺陷的可疑危险因素（孕早期患病、用药及接触其他有害因素和产母异常生育史、家族史等）。

（2）监测指标：①主要出生缺陷发生率和围产儿死亡率；②分性别、母亲年龄和城乡的主要出生缺陷发生率和围产儿死亡率。

4. 监测病种和出生缺陷诊断

（1）监测病种：目前重点监测 23 种主要和高发出生缺陷，包括无脑畸形、脊柱裂、脑膨出、先天性脑积水、腭裂、唇裂、唇裂合并腭裂、小耳、外耳其他畸形、食管闭锁或狭窄、直肠肛门闭锁或狭窄、尿道下裂、膀胱外翻、马蹄内翻足、多指（趾）、并指（趾）、肢体短缩、先天性膈疝、脐膨出、腹裂、联体双胎、21-三体综合征、先天性心脏病。

（2）出生缺陷诊断：监测医院产科、计划生育科、儿科、病理科、遗传科、检验科以及影像科等科室通力合作，对发现的疑似出生缺陷患儿进行确诊。不能在本单位确诊的可以将相关资料上报，由上级机构或者全国妇幼卫生监测办公室进行确诊。

5. 监测的流程

出生缺陷监测的实施流程包括资料收集、统计分析、质量控制、结果反馈和利用 4 个基本环节。

（1）资料收集：监测医院出生的每一例围产儿，由受过培训的专业人员做详细的体格检查，及时发现异常。一旦发现出生缺陷，及时将有关内容填入"出生缺陷儿登记卡"。同时，监测单位每季度分月将围产儿有关数据填入"围产儿数季报表"。

（2）统计分析：利用统计学方法对收集到的出生缺陷资料进行分析是监测的重要步骤。分析的内容主要包括：计算不同监测地区全部或主要出生缺陷的发生率，分析其性别、城乡差异；观察出生缺陷发生率的长期变化或者短期波动趋势；分析主要出生缺陷的时间、空间和时空聚集性；分析出生缺陷与母亲孕早期患病、服药和接触可疑危险因素的关系；分析干预措施和出生缺陷发生率变动的关系，评价干预措施的效果等。

（3）结果反馈和利用：建立和完善出生缺陷信息反馈的良好途径，将监测结果向上反馈到卫生健康主管部门，向下反馈到各监测机构，横向反馈到系统内外的有关医疗保健机构、科研院所和社区。

同时，加强出生缺陷监测信息的利用，通过监测了解和掌握缺陷的分布特征，预测变化趋势，评价干预效果，确定主要卫生问题等，为制定预防控制的策略和措施提供依据，最终提高出生人口素质。

（4）质量控制：详见后文。

（五）监测的质量控制

监测的目的是得到及时、准确、可靠、完整的数据和资料，以便客观真实地反映孕产妇死亡、儿童死亡和出生缺陷的基本情况，因此，必须做好监测工作的质量控制。

1. 质量控制的内容

质量控制的重点内容包括活产数、孕产妇死亡数及死亡原因、儿童死亡数及死亡原因、出生缺陷发生数及缺陷类别、报告卡或者网络报告的完整情况和错误情况。结果主要以漏报率、错误率、完整率等指标来体现。

2. 质量控制的途径

质量控制的实施主要是在医疗机构、疾病预防控制机构、公安户籍机关、民政部门、村委会、居委会等相关部门或者机构寻找出生、死亡、出生缺陷等线索，明确死亡或者缺陷诊断。

3. 质量控制结果的应用

（1）评价妇幼卫生监测工作的质量。

（2）对监测结果进行校正以获取更加准确的结果。

三、计划生育技术服务信息管理

（一）信息以及来源

计划生育技术服务中产生的信息不仅体现了服务数量，还反映了服务质量。因此，对计划生育技术服务数据等信息资料加以收集、整理和分析，是计划生育技术服务管理工作的重要组成部分。计划生育技术服务管理工作主要包括收集、整理、分析和统计相关信息；进行信息管理质控，及时了解存在的问题以便整改；对计划生育技术服务工作进行阶段性总结。计划生育技术服务的有关信息、资料必须按照《计划生育工作中国家秘密及密级具体范围的规定》及其他有关保密规定进行报送。

（二）相关指标

为了掌握计划生育技术服务状况、总结经验和规划工作，要掌握数据收集、整理和分析方法，熟悉常用人口指标，对避孕节育方法的效果及不良反应也应该了解。主要收集避孕相关指标、节育手术数量指标和节育手术质量指标等。

（三）指标来源和收集的方法

计划生育技术服务工作中的原始资料涉及育龄妇女登记卡、孕情登记表、与计划生育技术服务相关的各类登记、各类计划生育技术服务相关报表等。

四、妇幼保健机构监测

为及时掌握各级妇幼保健机构的建设、发展状况和履行职能情况，对妇幼保健机构的发展进行监测和评估，为国家和各级妇幼卫生行政部门科学决策提供信息和依据。2005年开始，由中国疾病预防控制中心妇幼保健中心组织开展妇幼保健机构人员、床位、设备资源配置和服务运营等本地数据的监测。

（一）妇幼保健机构监测内容、对象与方法

采用计算机网络直报的方法，对全国各级各类妇幼保健院（所、中心、站）开展年度监测。监测内容包括6个部分，分别是基本情况、人力资源、设备情况、医疗保健技术服务及运营情况、群体保健工作开展情况、科研管理情况等。

（二）妇幼保健机构监测的结果利用

1. 建立了全国各级妇幼保健机构资源数据库，为各级卫生行政部门制定相关政策提供依据。各级妇幼保健机构通过数据库可以掌握辖区妇幼保健服务的范围和工作质量，找出薄弱环节，为各级卫生行政部门制定辖区妇幼保健工作规划、指导妇幼保健工作的开展提供信息支持。

2. 为全国各级妇幼保健机构提供了一个加强沟通交流的信息平台。监测报告不仅对省、市、县级妇幼保健机构资源、服务能力、科研情况等方面进行了详细的描述性分析，

还对重要指标按不同级别、是否提供住院服务进行排序，展示了不同省份、不同级别机构的重要指标现状。各级妇幼保健机构可以掌握辖区妇幼保健服务的范围和工作质量，找出薄弱环节，从而指导本辖区妇幼保健工作；了解其他地区妇幼保健机构的发展状况、新业务开展及收益情况，为各级机构互相学习、取长补短提供信息来源。

3. 机构监测工作的开展使更多的专业人员开始关注针对妇幼保健机构的科学研究，以及对妇幼保健机构发展与投入机制的讨论。通过学术研究和学术交流渠道，扩大了妇幼保健工作的社会影响，提升了社会对妇幼卫生工作以及妇幼卫生与社会发展相关性的关注，促进了妇幼卫生管理理论研究工作的开展。

第三节　妇幼卫生信息管理常用指标

学习目标：

1. 掌握妇女儿童死亡指标的含义、计算方法和应用范围。
2. 熟悉妇幼健康状况常用指标的含义、计算方法和应用范围。
3. 了解妇幼保健工作指标体系的组成。
4. 了解妇幼保健服务指标的含义、计算方法和应用范围。

妇幼卫生指标体系是国家和政府制定妇幼卫生相关政策、规划及计划、策略的主要内容，是总结、评价妇幼卫生工作质量和效果的科学依据，是妇女儿童健康状况和水平的具体体现。妇幼卫生指标体系按照所涉及的内容分为妇女保健指标、儿童保健指标、计划生育指标和妇幼卫生管理指标等四大类。

一、妇女保健主要指标

妇女保健指标包括妇女健康指标和妇女保健服务指标。

1. 孕产妇死亡率

孕产妇死亡指妇女在妊娠期至产后 42 天以内，由于任何与妊娠有关的原因所致的死亡，不论妊娠时间和部位，包括内外科原因、计划生育手术、宫外孕、葡萄胎死亡者，不包括意外原因（如车祸、中毒等）死亡者。该指标能直接反映孕产妇保健工作的质量，也能间接反映一个国家的经济文化水平及卫生状况。计量单位：1/10 万。

$$孕产妇死亡率 = \frac{孕产妇死亡数}{同期活产数} \times 10^5 / 10 万$$

活产指孕满 28 周（如孕周不清，可参考出生体重达 1000 g 及以上）的胎儿出生时有呼吸、心搏、脐带搏动或随意肌收缩四项生命指征中至少一项者。

2. 孕早期检查率

在孕 13 周以内接受过产前检查的人数占同期活产数的比例。该指标反映孕产妇保健工作的及时性。计量单位：百分率。

$$孕早期检查率=\frac{孕13周内接受过产前检查的产妇数}{同期活产数}\times100\%$$

3. 产前检查率

在孕期接受过1次及以上产前检查的孕妇人数占同期活产数的比例。该指标反映孕产妇保健工作的普及程度。计量单位：百分率。

$$产前检查率=\frac{孕期接受过产前检查孕妇数}{同期活产数}\times100\%$$

4. 5次及以上产前检查率

在孕期接受过5次及以上产前检查的孕妇人数占同期活产数的比例。该指标反映孕产妇健康管理工作的普及程度。计量单位：百分率。

$$5次及以上产前检查率=\frac{孕期接受过5次及以上产前检查孕妇数}{同期活产数}\times100\%$$

5. 产后访视率

指产后28天内接受1次及以上产后访视的产妇数占同期活产数的比例。该指标反映产后保健工作的质量。计量单位：百分率。

$$产后访视率=\frac{产后接受至少1次产后访视的产妇数}{同期活产数}\times100\%$$

6. 孕产妇系统管理率

指孕期接受孕产妇系统管理人数占同期活产数的比例，其中孕产妇系统管理指某地年内妊娠至产后28天内，有过孕早期检查、至少5次产前检查、新法接生和产后访视的产妇人数。计量单位：百分率。

$$孕产妇系统管理率=\frac{孕产妇系统管理人数}{同期活产数}\times100\%$$

7. 住院分娩率

指每100名活产中在具有助产资格和条件的医疗保健机构中住院分娩的人数。计量单位：百分率。

$$住院分娩率=\frac{住院分娩活产数}{同期活产总数}\times100\%$$

8. 剖宫产率

指每100名活产中接受剖宫产的人数。该指标是衡量围生期保健工作的重要指标，但影响因素复杂。计量单位：百分率。

$$剖宫产率=\frac{剖宫产活产数}{同期活产总数}\times100\%$$

9. 孕产妇中重度贫血患病率

指产妇孕产期中度和重度贫血人数与产妇孕产期血红蛋白检测人数之比。计量单位：百分率。

$$孕产妇中重度贫血患病率=\frac{产妇孕产期患中、重度贫血人数}{产妇孕产期血红蛋白检测人数}\times100\%$$

10. 婚前医学检查率

指婚前医学检查人数与结婚登记人数之比。计量单位：百分率。

$$婚前医学检查率=\frac{婚前医学检查人数}{结婚登记人数}\times100\%$$

11. 宫颈癌筛查率

指宫颈癌筛查人数与宫颈癌应查人数之比。计量单位：百分率。

$$宫颈癌筛查率=\frac{宫颈癌筛查人数}{宫颈癌应查人数}\times100\%$$

12. 乳腺癌筛查率

指乳腺癌筛查人数与乳腺癌应查人数之比。计量单位：百分率。

$$乳腺癌筛查率=\frac{乳腺癌筛查人数}{乳腺癌应查人数}\times100\%$$

13. 孕产妇艾滋病病毒检测率

指产妇艾滋病病毒检测人数与产妇数之比。计量单位：百分率。

$$孕产妇艾滋病病毒检测率=\frac{产妇艾滋病病毒检测人数}{产妇数}\times100\%$$

14. 孕产妇梅毒检测率

指产妇梅毒检测人数与产妇数之比。计量单位：百分率。

$$孕产妇梅毒检测率=\frac{产妇梅毒检测人数}{产妇数}\times100\%$$

15. 艾滋病感染孕产妇获得抗病毒治疗的比例

指艾滋病感染孕产妇应用抗病毒药物的人数占艾滋病感染孕产妇的比例。计量单位：百分率。

$$艾滋病感染孕产妇获得抗病毒治疗的比例=\frac{艾滋病感染孕产妇应用抗病毒药物的人数}{艾滋病感染孕产妇人数}\times100\%$$

16. 孕产妇艾滋病病毒感染率

指孕产妇艾滋病病毒感染人数与产妇艾滋病病毒检测人数之比。计量单位：百分率。

$$孕产妇艾滋病病毒感染率=\frac{孕产妇艾滋病病毒感染人数}{产妇艾滋病病毒检测人数}\times100\%$$

妇女保健服务指标还有孕产妇建卡率、孕期平均产前检查次数、新法接生率、高危孕产妇比例、产前筛查率、手术产率、会阴裂伤率、产后感染率、早产率、死胎死产率、自然流产率、产后42天检查率、婚前检查疾病检出率、妇科疾病检出率、某种妇科疾病患病率等。

二、儿童保健主要指标

儿童保健指标包括儿童健康指标和儿童保健服务指标。

1. 婴儿死亡率

指某年内未满1周岁的婴儿死亡人数占当年活产数的比例。计量单位：千分率。

$$婴儿死亡率=\frac{某年内未满1周岁的婴儿死亡数}{同期活产数}\times1000‰$$

2. 5 岁以下儿童死亡率

指某年内未满 5 岁（0～4 岁）儿童死亡人数占当年活产数的比例。计量单位：千分率。

$$5岁以下儿童死亡率=\frac{某年内未满5岁儿童死亡人数}{同期活产数}\times1000‰$$

3. 新生儿甲状腺功能减低症筛查率

指某年新生儿甲状腺功能减低症筛查人数与当年活产数之比。计量单位：百分率。

$$新生儿甲状腺功能减低症筛查率=\frac{某年新生儿甲状腺功能减低症筛查人数}{同期活产数}\times100\%$$

4. 新生儿苯丙酮尿症筛查率

指某年新生儿苯丙酮尿症筛查人数与当年活产数之比。计量单位：百分率。

$$新生儿苯丙酮尿症筛查率=\frac{某年新生儿苯丙酮尿症筛查人数}{同期活产数}\times100\%$$

5. 新生儿听力筛查率

指某年新生儿听力筛查人数与当年活产数之比。计量单位：百分率。

$$新生儿听力筛查率=\frac{某年新生儿听力筛查人数}{同期活产数}\times100\%$$

6. 3 岁以下儿童系统管理率

指某年内 3 岁以下儿童系统管理人数与当年 3 岁以下儿童数之比。3 岁以下儿童系统管理是指 3 岁以下儿童按年龄接受健康管理。计量单位：百分率。

$$3岁以下儿童系统管理率=\frac{某年内3岁以下儿童系统管理人数}{该年末3岁以下儿童数}\times100\%$$

7. 6 个月内婴儿纯母乳喂养率

指 6 个月内（0～5 个月）婴儿在短时间（通常调查前 24 小时）内纯母乳喂养人数的比例。计量单位：百分率。

$$6个月内婴儿纯母乳喂养率=\frac{6个月内婴儿调查前24小时内纯母乳喂养人数}{接受调查的6个月内婴儿数}\times100\%$$

8. 新生儿访视率

指某年内新生儿访视人数与当年活产数的比例。计量单位：百分率。

$$新生儿访视率=\frac{新生儿受访人数}{同期活产数}\times100\%$$

9. 5 岁以下儿童生长迟缓率

指 5 岁以下（0～4 岁）儿童年龄别身高低于正常儿童（参考标准）范围（中位数－2SD）的人数占 5 岁以下（0～4 岁）接受体检儿童人数的比例。计量单位：百分率。

$$5岁以下儿童生长迟缓率=\frac{身高<（中位数-2SD）的5岁以下儿童数}{同期接受体检的5岁以下儿童数}\times100\%$$

10. 5 岁以下儿童贫血患病率

指 5 岁以下（6～59 月龄）儿童贫血患病人数占 5 岁以下儿童血红蛋白检测人数的比

例。计量单位：百分率。

$$5\text{ 岁以下儿童贫血患病率}=\frac{5\text{ 岁以下（6～59 月龄）儿童贫血患病人数}}{5\text{ 岁以下（6～59 月龄）儿童血红蛋白检测人数}}\times100\%$$

11. 5 岁以下儿童中重度贫血患病率

指 5 岁以下（6～59 月龄）儿童中重度贫血患病人数占 5 岁以下儿童血红蛋白检测人数的比例。计量单位：百分率。

$$5\text{ 岁以下儿童中重度贫血患病率}=\frac{5\text{ 岁以下（6～59 月龄）儿童中重度贫血患病人数}}{5\text{ 岁以下（6～59 月龄）儿童血红蛋白检测人数}}\times100\%$$

12. 艾滋病感染孕产妇所生婴儿预防性应用抗病毒药物的比例

指艾滋病感染孕产妇所生婴儿预防性应用抗病毒药物的人数占艾滋病感染孕产妇所生婴儿人数的比例。计量单位：百分率。

$$\text{艾滋病感染孕产妇所生婴儿预防性应用抗病毒药物的比例}=\frac{\text{艾滋病感染孕产妇所生婴儿预防性应用抗病毒药物的人数}}{\text{艾滋病感染孕产妇所生婴儿人数}}\times100\%$$

13. 梅毒感染孕产妇所生儿童采取预防母婴传播干预措施的比例

指梅毒感染孕产妇所生儿童采取预防母婴传播干预措施的人数与梅毒感染孕产妇所生婴儿数之比。计量单位：百分率。

$$\text{梅毒感染孕产妇所生儿童采取预防母婴传播干预措施的比例}=\frac{\text{梅毒感染孕产妇所生儿童采取预防母婴传播干预措施的人数}}{\text{梅毒感染孕产妇所生婴儿人数}}\times100\%$$

14. 乙肝表面抗原阳性母亲所生儿童注射乙肝免疫球蛋白的比例

指乙肝表面抗原阳性孕产妇所生活产儿注射乙肝免疫球蛋白的比例。计量单位：百分率。

$$\text{乙肝表面抗原阳性母亲所生儿童注射乙肝免疫球蛋白的比例}=\frac{\text{乙肝表面抗原阳性孕产妇所生新生儿注射乙肝免疫球蛋白的人数}}{\text{乙肝表面抗原阳性孕产妇所生活产数}}\times100\%$$

儿童保健服务指标还有计划免疫全程接种率、7 岁以下儿童健康管理率、5 岁以下儿童消瘦发生率、0～6 岁肥胖儿童检出率等。

三、计划生育指标

计划生育指标主要包括人口、生育指标和计划生育技术服务指标。

1. 平均人口数

即期初人口数与期末人口数的平均值。计量单位：人。

$$\text{平均人口数}=\frac{\text{期初人口数}+\text{期末人口数}}{2}$$

2. 出生率

是出生人数与平均人口数之比。出生率通常以 1 年作为时间单位，即在 1 年内出生的婴儿数与当年平均人口数的比率。出生率一般以千分率来表示，即 1000 人中平均出生了多少人。计量单位：千分率。

$$出生率=\frac{当年出生人口数}{当年平均人口数}\times1000‰$$

3. 总和生育率

指同时出生的一代妇女，如果按照某年的年龄别生育率度过其整个育龄期，这一代妇女平均每人生育的子女数。计量单位：人。

$$总和生育率=各年龄别生育率之和$$

4. 出生性别比

即婴儿出生性别比，指出生男婴和出生女婴之比，常以女婴人口 100 为基数。根据大数量观察，出生性别比一般在 103～107 之间。

$$出生性别比=\frac{出生男婴人数}{出生女婴人数}\times100$$

5. 已婚育龄妇女避孕率

指已婚育龄妇女中（本人或配偶）采用避孕措施（结扎、上环、皮下埋植、药具）的比例。计量单位：百分率。

$$已婚育龄妇女避孕率=\frac{已采取避孕措施的已婚育龄人数（女或男）}{已婚育龄妇女人数}\times100\%$$

6. 人工流产率

指同期 15～49 岁妇女中，人工流产次数所占比例。计量单位：千分率。

$$人工流产率=\frac{15～49岁妇女人工流产次数}{同期15～49岁妇女数}\times1000‰$$

7. 出生人流比

指一定时期内人工流产数与同期全部出生人数之比，即出生了一个活产婴儿所对应的人流数。

$$出生人流比=\frac{期内人工流产数}{同期出生人数}$$

8. 计划生育手术并发症发生率

指在某项计划生育手术中由各种原因造成术中或术后生殖器官或邻近器官和组织损伤、感染等病症的病例比例。计量单位：万分率。

$$计划生育手术并发症发生率=\frac{该年该地该项计划生育手术并发症发生例数}{某年某地某项计划生育手术例数}\times10\,000/万$$

计划生育服务指标还有终生生育率、平均初产年龄、节育率、绝育率、避孕率等。

四、妇幼卫生管理指标

关于妇幼卫生管理指标，这里主要介绍妇幼卫生资源管理指标。

1. 每千人口妇幼卫生技术人员数

指每 1000 名人口中，拥有妇幼卫生技术人员的数量。该指标反映了某一地区妇幼卫生人员的数量情况，即妇幼卫生的人力状况。计量单位：人。

$$每千人口妇幼卫生技术人员数=\frac{卫生机构中妇幼卫生技术人员总数}{年平均人口数}\times1000$$

2. 人均妇幼卫生费用

指在卫生保健方面平均用于 1 个妇女或者儿童的总费用。计量单位：元。

$$人均妇幼卫生费用 = \frac{妇幼卫生费用总数}{年平均人口数}$$

3. 妇幼卫生经费占卫生经费的比例

指由国家或者地方政府投入的卫生经费中用于妇幼卫生的经费比例。计量单位：百分率。

$$妇幼卫生经费占卫生经费的比例 = \frac{妇幼卫生经费总额}{卫生经费总额} \times 100\%$$

4. 固定资产增长率

指本年末固定资产与本年初（或上年末）固定资产的差额与本年初（或上年末）固定资产总额的比率。计量单位：百分率。

$$固定资产增长率 = \frac{本年内固定资产增长额}{年初固定资产总额} \times 100\%$$

妇幼卫生管理指标还有妇幼卫生技术人员学历构成、妇幼卫生技术人员职称构成、每千人口妇幼卫生床位数、妇幼卫生必备设备装备率等。

参考文献

[1] 杜玉开. 妇幼卫生管理学. 北京：人民卫生出版社，2006.

[2] 杜玉开，张静. 妇幼保健学. 北京：人民卫生出版社，2009.

[3] 古桂雄，戴耀华. 儿童保健学. 北京：清华大学出版社，2011.

[4] 黄醒华，王临虹. 实用妇女保健. 北京：中国协和医科大学出版社，2006.

[5] 刘筱娴. 妇幼卫生信息管理学. 北京：科学出版社，2001.

[6] 罗家有，曾嵘. 妇幼卫生保健学概论. 北京：人民卫生出版社，2010.

[7] 熊庆，吴康敏. 妇女保健学. 北京：人民卫生出版社，2007.

[8] 朱军，陈辉. 妇幼卫生信息学. 北京：人民卫生出版社，2014.

第四章　妇幼健康教育

自 20 世纪 90 年代，维护妇女和儿童的合法权益及健康已成为国际社会特别关注的重要议题，"儿童优先、母亲安全"也已成为全球性的发展趋势。中国政府对此也高度重视，向国际社会承诺保护和促进妇女儿童健康，并制定了以《母婴保健法》《中国妇女发展纲要》和《中国儿童发展纲要》为核心的，涵盖国家宏观政策和妇幼专项法律法规的，较为完善的政策法律体系。要实现承诺，最可行和成本最低的保健措施之一就是妇幼健康教育与健康促进。因而，健康教育与健康促进的重要性日益受到国际组织和各国政府的关注，具有广阔的前景。本章主要介绍了妇幼健康教育相关概念、健康教育的理论与方法、妇幼健康教育的主要内容和形式，以及健康教育的评价等内容，与妇幼保健机构专业人员的日常工作密切相关。

第一节　妇幼健康教育概述

学习目标：

1. 了解妇幼健康教育与健康促进的基本概念和重要性。
2. 了解妇幼健康教育的目的和研究范围。

妇女和儿童健康状况反映了全民健康水平、生活质量和社会文明程度。妇幼健康教育是促进妇女和儿童健康发展的重要手段，是调动服务对象主动保护健康和主动利用妇幼保健卫生服务的积极措施，是妇幼保健工作的重要内容。因此，各级妇幼卫生人员须掌握健康教育与健康促进的基本理论和方法，并应用到实际工作中。

一、基本概念

（一）健康

健康是人类生命存在的正常状态，是一个动态概念。目前较为公认的是世界卫生组织（WHO）提出的"健康不仅是没有疾病或不虚弱，而是身体的、精神的健康和社会幸福（或社会适应）的完美状态"的三维健康观。1978 年《阿拉木图宣言》进一步强调了这一定义，并提出"健康是基本人权，达到尽可能高的健康水平，是世界范围内的一项最重要的社会目标"。1990 年在 WHO 的文件中提到健康包括躯体健康、心理健康、社会适应良好和道德健康等方面，进一步扩大了健康概念的外延。

（二）健康教育

健康教育是以健康信息传播或有计划、有组织、有系统及有评价的教育活动和行为干预为手段，以帮助个体或群体掌握健康保健知识、树立健康观念、自愿改变不健康行为和建立健康行为及生活方式为目标，以促进健康为目的所进行的系列活动及其过程。

妇幼健康教育是根据一定的社会要求、条件和规范，针对妇女、儿童及其相关人员，通过传播健康知识和技术、有目的和系统的健康教育活动和行为干预，帮助他们获得必要和正确的保健知识和保健技能，增强健康意识，树立正确的健康价值观，促使其自觉地采纳有益于健康的行为和生活方式，自愿地改变不健康的行为，消除或减轻影响妇幼人群健康的危险因素，预防疾病，主动追求身心健康，提高健康水平。其中，积极教育妇女和儿童树立健康意识、建立健康行为，促使他们改变不健康的行为和生活方式是妇幼健康教育的核心问题。

（三）健康促进

健康促进是通过倡导、促成、协调和多部门的行动促进人们维护和改善自身健康的一切过程，是将健康教育与有关组织、政治和经济干预等结合，促使行为和环境改变，以改善和保护人们健康的一种综合策略。随着健康促进的迅速发展以及对健康促进的理解，其涵义不断发展。关于健康促进的确切定义有多种，中国学者普遍认为"健康促进是指运用行政的或组织的手段，广泛动员和协调社会各相关部门以及社区、家庭和个人，使其履行各自对健康的责任，共同维护和促进健康的一种社会行为和社会战略"。

健康促进主要涉及5个主要活动领域，包括：①制定促进健康的公共政策；②创造健康支持环境；③加强社区行动；④发展个人技能；⑤调整卫生服务方向。

（四）卫生宣传和健康教育及健康促进之间的关系与比较

卫生宣传、健康教育和健康促进是相互联系、相互交叉的，具有不同的工作内容、工作方法和工作目标。三项工作不能互相等同，也不能相互代替（表4-1-1）。

表4-1-1 卫生宣传、健康教育及健康促进的比较

	卫生宣传	健康教育	健康促进
工作内容	传播健康知识和有关卫生政策、法规信息等	传播健康知识和有关卫生政策、法规信息，对个体和群体目标人群进行健康观、价值观的认知教育及保健技能培训，针对不健康行为进行干预	促进制定有利于健康的公共政策，创造支持性环境；促进社会动员，加强社区行动；开展健康教育，发展个人技能；调整卫生服务方向
工作目标	受众接收信息	个体或群体行为改变	建立广泛的社会联盟，实现个人、家庭、社区和社会各部门履行对健康的社会责任
方法	大众传播为主	传播与教育结合，以教育为主	健康教育＋社会动员＋营造环境
特点	多为单向传播，受众泛化；不注重信息反馈和效果评价	以知识传播为基础，注重双向交流和信息反馈；注重行为教育和行为干预；健康教育计划注重设计和评价；设计注重健康诊断和传播策略；评价注重行为目标；注重科学性	以倡导履行社会责任、建立合作关系和联盟为主要工作方法，将健康教育与政治、组织和经济干预相结合，注重环境改变
效果	舆论导向，健康知识的积累	知识、信念、行为的变化，可带来个体和群体健康水平的提高	个体和群体健康水平提高，创建健康环境，效果有持久性

二、妇幼健康教育的目的

妇幼健康教育的目的在于通过健康教育和健康促进，改善、维护和促进妇幼人群的健康状况，以提高人类总体健康水平。主要表现在以下 5 个方面：

1. 增加妇幼人群健康知识，提高自我保健能力

通过健康教育，可以提高妇女、儿童和家长主动寻求相关知识、自我保健的意识和能力，如指导母婴免疫接种、提倡住院分娩、防止腹泻脱水和防治意外伤害等，可大大减少孕产妇和儿童可避免死亡的发生。

2. 帮助妇幼人群树立科学的健康观，采取健康的行为和生活方式

妇女的行为和生活方式影响自身和家庭成员的健康，儿童因缺乏正确的保健知识，也会出现不健康的生活方式和行为。帮助其建立正确的健康观，改变不健康的行为和生活方式是健康教育的主要目的之一。

3. 增强妇幼人群的心理调节和社会适应能力

妇女和儿童是人类较为脆弱的人群，容易受到不良因素的侵害，出现各种心理行为问题或心理障碍。加强妇幼人群的心理健康教育，提高其自身心理调节和社会适应能力，有利于他们自身的幸福和家庭及社会的稳定。

4. 提高和维护妇幼人群乃至整体社会人群的健康

鉴于妇女和儿童占全人口的 1/2 以上，在家庭和社会中占据特殊地位，保障妇女儿童健康对全人类的健康有着重要作用。

三、妇幼保健工作人员应具备的能力

妇幼健康教育是妇幼保健服务的重要工作内容和方法，因此，每一位从事妇幼保健服务的医务人员都应掌握和熟悉健康教育相关理论与技能，主要包括以下几方面：

1. 掌握健康教育相关知识

在掌握基本的妇幼保健医学知识的基础上，还应具有较好的健康教育与健康促进理论知识与技能，以及行为科学、心理学、传播学、社会学、教育学等相关学科的知识和技能。

2. 熟悉妇幼健康教育计划设计、执行和评价

基本具有对妇幼人群健康教育干预问题进行诊断和评估，以及制订出周密、可行的健康教育计划的能力，这有利于健康教育计划的组织、实施、协调和评价等工作。

3. 熟悉资料的收集和分析方法

应熟悉知识、态度、行为的测量和评判方法，以及健康教育相关资料的收集、保存和分析方法。

4. 较强的组织与协调能力

开展有效的妇幼健康教育活动需要各部门的通力合作，动员全社会积极参与，并运用各种有效的干预方法。因此，妇幼健康教育工作人员在健康教育过程中既是组织者、计划管理者，又是参与者和协调者。

第二节　健康教育的理论与方法

学习目标：

1. 掌握健康教育的分类及选择。
2. 掌握健康教育的基本形式。
3. 了解健康教育的基本理论。

一、健康教育的基本理论

（一）行为的基本理论

人的行为是具有认知、思维能力、情感、意志等心理活动的人对内外环境因素做出的能动反应。人类行为包括：①本能行为，是最基本的行为，如摄食、睡眠、性行为、自我防御行为等，由人的生物性决定；②社会行为，如职业技能、社会角色行为、娱乐行为等，由人的社会性决定。

1. 健康相关行为

健康相关行为指个体和群体与健康和疾病有关的行为。按行为对行为者自身和他人健康状况的影响，健康相关行为可分为促进健康的行为和危害健康的行为两大类。

（1）促进健康的行为：指个体或群体表现出的、客观上有利于自身和他人健康的一组行为。

（2）危害健康的行为：指个体和群体在偏离自身、他人和社会健康期望的方向上，表现出客观上不利于健康的一组行为。

2. 行为改变的"知信行"模式

"知信行"理论提出了知识、信念、态度和行为实施之间的递进关系模式，即知识→信念→态度→行为实施。该模式的理论认为，知识是行为改变的基础，信念和态度是行为改变的动力。

"知信行"反映出从接收知识转化到改变行为要经历信念的确定和态度转变的过程。健康教育在知识传播的基础上利用教育、干预的手段促进信念的确定和态度的转变，并帮助改变不健康行为和建立健康行为，达到获得健康的目的。

3. 行为改变的健康信念模式

健康信念是人们对健康所持的理念。健康信念模式是运用社会心理学方法解释健康相关行为的理论模式，强调感知在决策中的重要性。该模式的理论认为，健康信念能较好地预测健康状况，并决定着人们的各种健康行为，是个人或群体改变行为的关键。

（1）行为后果信念：主要是感知相关疾病的威胁。包括两方面：①感知疾病的易感性，即人们对行为健康后果危险性的主观知觉；②感知疾病的严重性，即人们对行为健康后果的主观评价，包括健康后果和社会后果的影响程度估计。对疾病威胁的感知程度高是促使人们产生行为动机的直接原因。

（2）行为效果信念：包括感知健康行为的好处和难度、感知行为可行而有效。一般而言，个体感知采纳健康行为的好处越多、障碍越小，采纳健康行为的可能性越大。

（3）对行为者的信念：自我效能是个体对自己完成某行为目标的能力所持的信念，是个体对自己能力的评价和判断，即个体对自己有能力控制内外因素而采取健康行为并取得期望结果的自信心，是人类行为动机和个体成就的基础，影响人们产生行为动机和行为。

（4）提示因素：指诱发健康行为的因素，如医生建议采纳健康行为、大众媒介的疾病预防与控制运动。

（5）社会人口学和心理学因素：主要包括年龄、性别、民族、文化程度、性格、家庭情况、社会阶层和已掌握的健康保健知识等个体特征因素，这些因素可能会影响人们的感知觉，从而间接影响到健康行为。

4. 行为改变的阶段理论

人的行为转变是一个渐进的和连续的过程，主要由 5 个不同的阶段构成。

（1）无意图阶段：处在该阶段的人们在未来半年内无改变行为的想法，他们不知道或未意识到自身存在不利于健康的行为及危害性，属于无动机人群。

（2）意图阶段：处在该阶段的人们意识到问题的存在和严重性，打算在未来半年内改变行为，但意识到改变行为的代价，处于犹豫不决的矛盾心态，无任何行动和准备行动的表现。

（3）准备阶段：处在该阶段的人们倾向于在未来 1 个月内采取行动，并在之前已开始一些行动。

（4）行为阶段：处在该阶段的人们在过去半年内已开始采取行动，做出了行为改变。

（5）维持阶段：处在该阶段的人们保持已改变了的行为状态达半年以上。

（二）传播的基本理论

传播是一种社会性传递信息的行为，是个人之间、集体之间以及集体与个人之间交换、传递新闻、事实、意见的信息过程。健康传播是传播学的一个分支和组成部分，是指通过各种渠道，运用各种传播媒介和方法，为维护和促进人类健康而收集、制作、传递、分享健康信息的过程。

1. 传播的分类

健康教育是通过健康传播活动来实现的。人类的传播活动形式多样，可从不同角度进行分类。按照传播的规模，可将人类传播活动分为 5 种类型。

（1）自我传播：又称内向传播，是指个人接受外界信息后在头脑中加工处理的心理活动过程，是人最基本的传播活动。

（2）人际传播：又称人际交流，是指两个人之间或多人之间面对面直接的信息沟通和情感交流活动，是个体之间相互沟通、共享信息的最基本的传播形式和建立人际关系的基础，也是人与人之间社会关系的直接体现。

（3）群体传播：群体传播在小群体成员之间进行，是一种双向性的直接传播，在群体意识的形成中起重要作用，在群体交流中形成的一致性意见会产生群体倾向，导致从众行为。同时，在改变人们的认知和行为过程中，群体中的"舆论领袖"具有不可忽视的引导作用。

（4）组织传播：又称团体传播，是指以组织为主体的有一定规模的信息传播活动，是组织各机构之间或组织成员之间的信息交流活动。

（5）大众传播：是指职业性信息传播机构或人员通过如广播、电视、网络、录像、报刊、杂志、书籍等新闻传播媒介和特定传播技术手段，向范围广泛、为数众多的社会大众传递信息的过程。

2. 传播的五因素模式

拉斯韦尔模式（即五因素模式）由美国著名传播学家哈罗得·拉斯韦尔提出，被誉为传播学经典的传播过程模式。该模式是一个描述传播行为的简便方法，即回答下列5个问题：①谁（who）；②说了什么（says what）；③通过什么渠道（in which channel）；④对谁（to whom）；⑤取得了什么效果（with what effect）。

3. 传播要素

（1）传播者：指传播信息的人（专业人员、医疗保健人员、讲演者、教师、领导等）或机构（报社、电台、电视台等）。健康传播者是健康传播的主体，具有收集、制作和传播健康信息，评价传播效果等职能。

（2）信息与讯息：信息指传播者所传递的内容，泛指情报、消息、数据和信号等知识；健康信息泛指一切有关人健康的知识、技术、观念和行为模式，应具有科学性、针对性、适用性、指导性、通俗性及传播符号通用性等特点。讯息由一组相关联、有意义的符号构成，能够表达某种完整意义的信息。信息需要转变为讯息才能传播出去。

（3）传播媒介与传播途径：传播媒介指承载并传递信息的物理形式，包括物质实体（如文字、印刷品、信函、电视、广播器械等）和物理能（如声音、光、电波等）。传播途径主要指信息传递的方式和渠道。在传播活动中传播途径多种多样，通常有口头传播、文字传播、形象化传播、电子媒介传播和综合传播等方式。

（4）受传者：指信息通过各种途径所到达并被接收的个人或群体，大量的受传者称为受众。受传者有选择信息的主动意向，也可以各种方式向传播者发出反馈信息。受传者在选择或接受某一信息时受心理因素影响，其心理往往具有求新、求真、求近、求奇、求乐和自尊等特点。

（5）传播效果：指受传者接受健康信息后，在情感、思想、态度和行为等方面发生的反应。传播活动的效果主要体现在知识和行为的改变。健康传播的效果从低到高可分为知晓健康信息、健康信念认同、态度转变和采纳健康的行为4个层次。

（三）教育的基本理论

教育是培养人的活动，泛指一切有目的地增进人知识和技能，影响人思想品德的活动。健康教育是以卫生科学为内容、以促进健康为目的的一类特殊教育活动，应遵循科学性和思想性一致性原则、理论联系实际原则、启发教育原则、因人施教原则、重复和巩固性原则开展工作。

二、健康教育方法的分类及选择

（一）健康教育方法的分类

健康教育的方法根据不同的分类标准划分，但是各类别之间互相交错和重叠，并可互相补充。在应用时需灵活选择，取长补短，以提高健康教育的效果。

1. 根据有无特定对象和具体要求分类

（1）宣传方法：指无特定对象的一种面向大众的健康教育方法。其优点是鼓动性强，传递信息迅速，传播面广，声势大。

（2）教育方法：指有目的和有计划地增进人们的知识和技能，影响人们思想品德的活动，是健康教育中最基本的工作方法，可以分为系统教育和个别教育两种。

在实际应用中，宣传方法和教育方法很难截然分开，二者往往互相结合、交叉应用。

2. 根据传播媒介抽象或具体分类

（1）抽象教育方法：指使用语言和文字进行教育的方法，简便、经济适用，便于实施，效率高，但针对性不强，对有些接受能力差的受传者效果不明显。常用形式包括口头讲解、卫生报刊、卫生科普文章、杂志、传单和广播等。

（2）具体教育方法：指运用具体的传播媒介进行教育的方法，是一种直观、形象的方法，能给人留下深刻印象，便于加深理解，适用于将深奥和复杂的医学问题通俗化。常用的形式包括标本、实物、模型、图片、电影和电视等。

3. 根据信息有无反馈分类

（1）单向传播方法：指健康传播者将卫生保健知识按照一个方向传播给受传者，传播迅速，传播面广，但短期内无法掌握传播的效果。常用的形式包括广播、电影、电视、报纸杂志和传单等。

（2）双向传播方法：指健康传播者在传播卫生保健知识的同时，能很快掌握受传者的反馈信息，便于针对性指导，教育效果明显，但传授面窄。常用的形式包括健康保健知识讲座、座谈会、保健咨询和个别谈话等。

除以上分类方式，还有根据教育方式不同的分类，如语言教育方法、文字教育方法、形象化教育方法、电化教育方法和综合性教育方法。

（二）选择健康教育方法的原则

选择健康教育方法应当考虑健康教育的预期目的，目标人群的心理特点、健康知识水平、态度和行为状态，当地具体条件和妇幼保健医务人员自身的素质、专业技能、条件和特长等，并遵循以下原则：

（1）科学性：内容必须正确，要以科学的数据、各项指标的进展情况等作为依据，宣传要实事求是。

（2）可行性：充分考虑人力、资金、材料和时间等因素的限制，在保证实际效果和社会效益的同时，又要符合客观实际条件，要经济方便、切实可行，便于推广应用。

（3）可接受性：根据不同人群，不同政治、经济、文化背景和环境条件，进行有针对性的宣传和教育。

（4）有效性：开展工作前对选择的教育方法进行评估和分析，使选择的方法产生最好的效果。

三、健康教育的基本方法和技巧

（一）传播

常用的健康传播方法有人际传播、群体传播、组织传播和大众传播。下面重点介绍与妇幼健康服务工作密切相关的传播中的实用技能。

1. 人际传播方法和技巧

人际传播（交流）指人与人之间信息沟通的交流活动，是个体之间相互共享信息最基本的传播形式以及建立人际关系的社会活动和基础。妇幼健康服务工作中最常用的人际传播形式主要有二人传播（咨询、访谈等）、公众传播（讲演、讲课等）和小群体传播（小组讨论、同伴教育等）。

传播技巧是指熟练掌握、运用自如的传播技能。传播技巧有许多，但都与人体的"传播器官"有关，用说、听、看、问、表情、动作等方式来传达信息是人际传播的基本方式，且每种方式的运用均有一定的技巧。

（1）一般人际传播：人际传播的技巧会直接影响传播的效果。以下分述人际传播的几种基本技巧。

1）说话技巧：①用受传者熟悉、能懂的语言交流，讲述清晰，语言通俗易懂、深入浅出；②讲话的内容应简单明确，一次谈话围绕一个主题，避免涉及内容过广；③重点或不易理解的内容应适当重复，以加强受传者的理解和记忆；④讲话速度适中，适当停顿，给受传者思考、提问的机会；⑤注意观察受传者的情感变化、表情、动作等非语言表现形式，以及时了解受传者是否听懂；⑥必要时，运用图片、模型等来辅助谈话。

2）倾听技巧：①要专心、认真倾听，努力发现对方对问题的了解程度和看法；②主动参与，给予积极的反馈，双目注视说话者，利用点头、微笑、使用"嗯，嗯"回应或重复关键词语等方法，使其感到被理解和关注；③充分听取受传者的讲话，不轻易打断或做出评判，也不急于做出回答或表达自己的观点；④对敏感的问题，要善于听出话外音，以捕捉真实的信息；⑤在倾听过程中，体察对方的感受，注意观察受传者，并及时反馈；⑥倾听后应总结要点。

3）提问技巧：提问方式主要有5种。①封闭式提问：对问题的回答限制在有限的答案中，一般问题比较具体，对方用简短、确切的语言即可做出回答，如"是"或"不是"、姓名、年龄、时间、地点、数量等问题，适用于收集简明的事实性资料，但难以获取更多的信息。②开放式提问：对所问问题的回答没有限定，诱发服务对象说出自己的感受、认识、态度、信仰和想法。常用句式有"哪些""什么"等，适用于了解对方真实的情况，可以获取较多知、信、行方面的信息。③探究式提问：是接着服务对象的陈述进行追问，问题为探索究竟、追究原因的问题，如"为什么"，以了解对方某种认识、观点、行为的原因而进一步的提问，适用于对某一问题的深入了解。④诱导式提问：提问者在问题中表达了自己的观点或倾向，给对方以暗示和诱导，如"你今天感觉好多了吧"。⑤复合式提问：问话中包含2类或2类以上问题，如"你吸烟和喝酒吗"。这种提问易使回答者感到困惑，不知如何回答，尤其在健康咨询或病史询问等以收集真实信息为主的活动中，应尽量避免使用。

4）反馈技巧：反馈技巧是指对受传者表达出来的情感或言行做出恰当的反应，可使交流进一步深入，还可让受传者得到激励和指导。反馈技巧主要包括：①肯定性反馈：对对方的正确言行做出理解、肯定、赞同和支持的反应。如用点头、微笑、伸大拇指等体语来表达，或适时插入"对""很好"等肯定性语言，以鼓舞对方，支持对方的正确观点和行为，态度要鲜明。②否定性反馈：对对方不正确的言行或存在的问题做出不赞同、不拥护、不支持或反对的反应。如以摇头、皱眉等表情或动作来表达，或适时插入"不行""不对"等否定性语言，予以纠正。但应注意纠正对方错误观点和行为要和缓、婉转、耐心，先肯定对方值得肯定的一面，然后以建议的方式指出问题的所在，使对方保持心理上的平衡，易于接受建议。③模糊性反馈：对有些敏感问题和难于回答的问题可以暂时回避，不做正面解答，可做出无明确态度和立场的反应，如"是吗""哦"等。此外，对于不同的人提出同样的问题，应根据当事人的背景、年龄、文化程度、宗教信仰和性格等情况，给予恰当的回答。

5）非语言传播技巧：非语言传播形式融会贯通在说话、倾听、提问、反馈等技巧之中。以表情、眼神、动作、姿态等非语言形式传递信息的过程为非语言传播技巧，是借助视、听、触觉等感官分享信息、增进交流效果的一些技巧。常用的主要包括：①动态体语：通过无言的动作传情达意，如用亲切的目光注视对方表示尊重，以点头表示肯定，以摇头表示否定等。②仪表形象：指仪表服饰、体态、姿势适当，举止稳重，有助于对方信任，让对方感到易于接近。③同类语言：通过适时、适度地改变声调节奏，合理运用笑声，可起到调节气氛的效果。④时空语：利用时间、环境、设施和交往气氛所产生的语义来传递信息。如提前到达会场或约会地点、准时赴约，可以给人以信赖感；卫生保健工作者与服务对象之间不要有大的障碍物隔开，使双方置身于有利交流的空间位置和距离，可增进交流。

（2）健康咨询：在卫生保健工作中，咨询是最常用于健康教育的一种方法，它是人际交流中最有效的信息交流和感情交流方式，是咨询者与服务对象之间对某一问题进行商讨，由咨询者给予服务对象心理上和精神上的支持，提供有针对性的信息或技术服务，供服务对象选择，并帮助服务对象根据自己的情况做出决定。对于妇幼卫生工作者，了解和学习健康咨询技巧，对于密切服务双方关系、提高妇幼健康服务质量和服务水准十分必要。

1）健康咨询形式：主要包括门诊咨询、随访咨询、电话咨询、书信咨询、共通咨询等。

2）健康咨询步骤：①问候和相互了解，其目的是建立良好的交谈气氛和建立相互信任。②询问需求和收集信息：通过询问，尽可能了解服务对象咨询的目的，存在的问题和情况，对需求知识的了解程度，识别服务对象的感受等。③分析和反馈信息：咨询者在询问中应不断地分析信息，帮助服务对象澄清和确认自己的问题及感受，对服务对象提出的问题做出回答，或给对方以知识或引导。④帮助选择：咨询者向服务对象提供信息和解决的办法，供服务对象选择，并帮助服务对象建立信心、认识方向和目标，做出抉择。⑤解释和介绍：帮助服务对象完整、准确地了解所选择的知识技能和医学干预方法。⑥巩固咨询效果和随访或转诊：鼓励服务对象，巩固咨询效果，并根据服务对象的具体情况进行医学干预、随访或转诊。

3）健康咨询技巧：咨询过程是人际交流技巧的一种综合运用。健康咨询技巧主要包括：①语言交流：咨询者对服务对象的语言应该是热情、友好和轻松的，使用服务对象容易接受和理解的语言提供信息。及时与服务对象就咨询内容进行反馈，要使用建议性语言，切忌劝服或过分鼓动。②倾听技巧：咨询者用话语和行动表现出对来访者的真诚，认真耐心地倾听对方的陈述和诉说，尊重服务对象，使对方产生信任感。在倾听过程中不要随意打断对方讲话，细心观察对方面容和表情的变化，体察对方的感受。交谈过程中不要做与咨询无关的事，不要轻易打断对方的讲话，要尽可能地让咨询对象谈出全部思想、意见和观点。③提问时可先从一般性问题问起，逐渐深入到问题的本质，尽量多用开放式提问，适当运用探究式提问。④咨询者的面部表情、目光、语调、坐姿、体态、仪表和服饰等会影响交流的效果。咨询者应衣着整洁、仪表端庄，适当地缩小服务提供者与服务对象交谈的空间距离。咨询过程中身体倾向服务对象，眼睛轻松地关注对方，面带微笑，时而点头表示听懂对方的话。⑤在终止咨询时，应帮助服务对象分析问题，找出主要原因，并提供针对性的解决方法和建议，提出建议时注意运用表扬与鼓励，帮助服务对象建立解决问题的信心。⑥运用宣传折页、张贴图画和各种模型等直观教具，咨询者在解释生理现象或传播途径时使用这些教具有助于促进服务对象理解。

2. 健康教育材料的使用

健康教育材料是指用于传播活动的材料，是健康教育传播活动中健康信息的载体，常常配合健康教育工作使用。

（1）健康教育材料分类：健康教育材料种类繁多，可根据具体需要从形式和使用方法等方面进行分类。一般而言，根据健康教育材料的不同形式，将其分为平面（印刷）材料（如报纸、杂志、传单、卡片、小册子、折页、墙报或板报、图片、招贴画、展板、挂图、广告牌等）、声像（音像）材料（如录像带、录音带、影碟、网络、幻灯片等）和实物材料（如标本、模型或带有健康信息的实用物品等）等。其中，平面健康教育材料在健康教育活动中使用最多、分发最广。作为妇幼保健服务人员，应掌握常用的平面材料的功能和特点（表4-2-1），在妇幼健康服务工作中能根据健康教育工作和信息传播需要选择适宜的平面材料形式，提高传播活动的效果。

根据使用方法，可将健康教育材料分为以下3类：

表 4-2-1　不同形式的平面健康教育材料特点比较

平面健康教育材料	形式特点	内容特点	使用特点	效果特点
招贴画（宣传画）/广告牌	以图画为主体的平面材料，通常画面比较大	信息内容简单明确，字数少，字号大	室外使用，广告牌一般矗立在专门的地点，招贴画可张贴在供张贴布告的地点或橱窗	受众在目光扫过广告牌或招贴画的一瞬间即能被吸引，稍作定睛看时就能接收到所传播的信息。但如果信息过多、字号过小或图画缺乏吸引力，则效果不理想
墙报/板报/宣传栏/宣传橱窗/展板	画面根据墙壁、黑板、橱窗的大小确定，以文字为主体	信息内容较多，字号中等，有插图	一般在墙壁上或橱窗里张贴使用，有固定橱窗则保留时间较长，需要受众驻足近距离阅读	受众需要近距离阅读，可多次阅读，能接收较多信息，但不能被受众带走，信息的传播效果受到形式的一定制约
折页	可以折叠和展开，图文并茂，通常画面较小	信息内容较简单，但较招贴画多，少于小册子	分发给个体受众使用；便于携带，受众可以多次使用，反复查阅	由于材料图文并茂，信息内容相对较少；受众可反复阅读和查看，可取得较好的传播效果
传单	一般为单张纸、单色印刷，只有文字或有少量简单插图	信息内容较简单，一般为单条核心信息	与折页相同	虽材料本身缺乏对受众的吸引力，但由于内容简单，也能取得一定的传播效果
小册子/手册	一般为32开本或更小尺寸，以文字为主	内容较全面完整，信息量大	供个体受众使用，文字较多，需要较长时间阅读，可反复查阅	内容较多，其中受众感兴趣或与其关系密切的部分会有较好的传播效果
书刊/报纸	由大众传媒正式出版发行的健康教育材料，文字为主	内容丰富庞杂，缺乏针对性	由受众泛泛阅读；可多次查阅；受出版周期影响，在专门的健康教育活动中很少使用	内容缺乏针对性，效果不一定理想；但由于印刷和发行量大，覆盖面广，因此能够在较大范围里取得传播效果

摘自：（田本淳，董蕾著. 平面健康教育材料设计制作使用与评价. 北京：北京大学医学出版社，2011.）

1）供目标个体使用的材料：主要包括传单、小册子、小折页等。该类材料传递的信息主要是通过目标对象自行阅读材料内容而接受的。

2）供目标群体学习的材料：如录像带、幻灯片、电影、挂图、展板等。该类材料主要由提供服务的健康教育人员和妇幼卫生工作人员向目标群体演示、展出和讲解。

3）向社会大众传播的材料：包括书籍、报纸、杂志、电视片、宣传画等。该类材料基本上属于大众传播媒体，是以公众为传播对象的。

（2）健康教育材料使用方法：为了更好地发挥健康教育材料的功能及作用，在使用健康教育材料时，应根据材料类型、材料内容、传播对象等选择使用。

1）使用面向个体的材料：①向使用者强调使用该材料与健康的重要关系；②帮助使用者理解材料的一般内容，并提示材料的重点内容；③对某些需要学习掌握的具体操作技能给予演示和指导；④鼓励使用者在遇到看不懂的内容时向传播者请教。

2）使用面向群体的材料：①选择合适地点，如环境安静、受众方便到达、光线明亮、能容纳一定观众的空间；②组织的对象应是材料的目标人群，具有类似的背景和需求；③组织观看的时间应尽量是大多数参与者能够接受的时间；④向受传者展示的画面和文字等力求让他们看得见、看得清；⑤材料讲解者应选择受传者能听懂的语言讲解，速度适中，讲解过程中可以询问是否听清、听懂；⑥每次传播活动 1 小时左右。

3）使用面向大众的材料：①宣传品应选择人们经常通过且又容易驻足的地方挂贴；②宣传品挂贴的高度应以成人看阅时不必过于仰头为宜；③宣传品应在光线明亮的地方。

（二）干预

1. 行为干预的概念

健康教育中的干预是指针对环境、团体和个体的行为进行影响，使之向有利于健康的方向转变所进行的活动。

行为干预可分为行为指导和行为矫正。①行为指导：指通过语言、文字和声像等材料进行信息传播、教育培训和具体的指导来帮助教育对象产生某些健康认知，建立和形成健康的行为和生活方式。②行为矫正：指健康教育工作者按照一定的目标，采用一定的手段，帮助和促使矫正对象改变自身的特定行为的干预过程。

2. 行为干预的手段

（1）行政干预：指通过政府机构应用行政措施，对社会、社区或团体中的不健康行为实施干预，是开展社会、社区或团体行为干预的重要手段。

（2）法规干预：以法规条例为特殊手段，使群体的行为符合社会或社区所提倡的健康规范。

（3）传播干预：运用信息传递的方法干预和影响个体或群体的认知，使不健康的行为发生转变。

（4）教育干预：是一种以培训为主要手段的社会教育活动，较行政干预更专业化，较传播干预更具针对性。

（5）技能干预：是通过行为纠正和技能培训，使目标人群掌握自我保健技能，改变原有的不健康行为，促进健康。

3. 行为干预的类型

（1）个体干预：不同个体有其自身特殊的不健康行为，而他们由于知识、价值观和环境等方面的差异，在接受健康信息和健康行为的建议时会出现不同的反应。因此，应根据不同个体的具体情况给予针对性的干预，才能取得满意效果。

（2）团体干预：团体是由一群具有共同特定目标的人按一定的组织关系组成的社会群体。对于某些团体中不利于健康的集体行为，可利用团体干预影响并改变团体成员的信念、态度和行为。

（三）培训

培训是妇幼健康教育的一种特殊形式，是对健康教育工作人员进行专门教育和技能培训的过程，是健康教育活动中一种有效的形式，也是促进目标人群建立健康行为的重要环节。

1. 培训工作的特点

（1）计划性：应在培训前制订周密而可行的计划，并在培训中按计划进行，达到健康教育预期效果。

（2）针对性：培训应根据受培训人员的具体情况，采用针对性的培训内容和方法。

（3）实践性：学习的目的是应用。因此，培训传授的知识和训练的技能应与实践结合，具有可操作性。

（4）互动性：在培训中要求被培训人员积极参与，共享实践经验和学习体验。

2. 培训工作的程序

（1）需求评估：是根据任务的需要和培训对象的需要确定培训内容的过程。一般采用专题小组讨论、电话询问和信函调查等方法了解培训对象的需要、期望和想法。

（2）制订培训计划：根据培训目的和工作任务，在需求评估基础上制订出全面而具体的培训工作计划，包括培训的目标、培训师资、培训对象、培训教材、培训方法、课程安排、培训时间和地点、评价方法、会务管理和经费预算等。

（3）实施培训计划：按照计划对接受培训的人员实施培训。

（4）培训效果评价：培训结束时，通过对接受培训人员健康知识、信念、态度和技能掌握程度进行评测来评价培训的效果。

3. 培训方法与选择

（1）培训方法：常用的培训方法有以下 5 种。

1）小讲课：是有助于传授知识的主要培训方法。一般讲授时间为 30 分钟以内，讲课内容集中在某个重要的知识点（确定讲课内容），培训对象一般在 30 人以内，可结合讲课内容准备恰当的直观教具。

2）快速反应法：常用于小讲课、组织小组讨论前或培训班评估时。由培训者提出问题或案例，要求培训对象对所提问题快速思考，立即谈出自己的想法、意见和建议。该方法使培训对象的注意力集中并积极参与，课堂气氛活跃。

3）案例分析和小组讨论法：根据培训目的和要求，以真实事件或假设的情景为例，提出相关的问题，要求培训对象联系所学过的知识进行思考和分析讨论，提出可行的解决办法。主要用于强化培训中学到的知识、态度、交流技能、决策技能等，适用于对培训对象决策、分析和解决问题能力的培训。

4）角色扮演法：通过组织培训对象扮演特定角色，表现某个情节，使培训对象亲身体验在实际生活或工作环境中可能遇到的情景、行为或问题。该方法生动有趣、参与性强，主要用于培训观念、态度和交流技能。

5）示教：是有助于操作技能培训的适宜方法。示教包括两个部分：第一，培训者根据培训技能要求，向培训对象演示某项技能操作步骤；第二，演示结束后立即由培训对象在培训者的帮助指导下动手练习同一操作程序。

（2）培训方法的选择：在选择培训方法时，可根据培训的目的和任务、培训对象的学习特点以及实际的教学条件等综合考虑。

第三节　妇幼健康教育的主要内容和形式

学习目标：

1. 掌握儿童健康教育的主要内容。
2. 掌握妇女健康教育的主要内容。
3. 掌握妇幼保健健康教育基本信息和母婴健康素养。

妇幼健康教育的主要任务是通过对妇女和儿童宣传妇幼保健知识及相关工作方针、政策，提高妇幼人群卫生保健知识水平和自我保健意识与能力，改变不利于健康的行为和生活方式，促进妇女和儿童的身心健康。各级妇幼保健机构应结合本行政区域特点，围绕妇幼健康教育工作重点，注重健康教育内容的科学性、针对性、普及性，开展内容丰富、形式多样的健康教育活动。

一、妇幼健康教育的主要内容

（一）儿童健康教育的主要内容

儿童处于连续不断的生长发育时期，这一时期是人一生中生理和心理发育最快的阶段，是决定个人体格、体质、智力、性格和心理发展等的关键时期。儿童经历着新生儿、婴儿、幼儿、学龄前和学龄等多个年龄阶段，不同时期有其特殊的生理和心理特点，健康教育重点内容也有所不同。儿童健康教育内容主要包括儿童生长发育、营养与喂养、生活护理、心理行为发育、常见疾病防治、伤害预防、保健服务等方面。

1. 新生儿期健康教育

重点内容包括：新生儿的生长发育规律（如出生体重及其变化情况）、生理现象的判别及处理、合理喂养及技巧（鼓励母亲及早、按需哺乳；宣传母乳喂养优点，帮助乳母建立信心，并传授科学的喂养方法）、正确护理方法（如保暖方法、保障睡眠、刺激感知觉、选择衣服和尿布、臀部及皮肤卫生等）、异常情况的观察和处理（如出现体温异常、反应差、哭声弱、拒奶、呼吸急促、腹泻等）、疾病筛查（甲状腺功能低下、苯丙酮尿症和听力筛查）、预防感染和健康检查指导等。

2. 婴儿期健康教育

重点内容包括：婴儿的生长发育及变化规律（如生长发育正常值及变化、萌牙时间）、合理喂养及技巧（辅食添加时间、原则和具体内容，咀嚼和进食等能力培养）、促进身体活动（户外活动、抚触、做操等）、早期发展促进及训练技巧（根据月龄练习俯卧抬头、爬行、交流与玩耍，促进情感、感知觉、语言、运动发育）、常见病和多发病防治（腹泻、贫血、肺炎、佝偻病、营养不良等）和危重情况处理（吃奶差、发热、咳嗽或腹泻等症状）、按时接受预防接种和健康检查、生长监测图的使用方法指导、神经心理发育水平评估等。

3. 幼儿期健康教育

重点内容包括：幼儿的生长发育及变化规律、合理和平衡膳食安排、培养良好的饮食习惯、加强口腔保健、促进神经和行为发育（大运动、精细动作、语言能力、个人社会适应能力等）、常见病的防治（如咳嗽或发热时的病情判断和处理）、良好的卫生习惯（主要预防幼儿肠道感染）、预防意外伤害（如烫伤、溺水、跌落、窒息和交通事故等）、健康检查和咨询指导等。

4. 学龄前期健康教育

重点内容包括：学龄前儿童的生长发育及变化规律、营养指导（如食物要多样化，定时进餐，不挑食，少吃零食、甜食和冷饮）、合理的睡眠和户外活动、视力保健和用眼习惯培养（如看电视的时间不能过长、应定期测查视力等）、良好习惯和能力的培养（如独立能力、自我控制能力和自理能力等，为入学做准备）、健康检查和咨询指导等。

5. 学龄期健康教育

通过各种教育手段，使儿童掌握一定的卫生保健知识，重点内容包括：培养良好的生活卫生和饮食习惯（如平衡膳食及早餐质量）、合理的睡眠和体育锻炼、口腔卫生（如饭后漱口、睡前刷牙、少吃甜食、定期口腔检查）、视力保健（防治视力异常）、预防接种、传染病和常见病预防、增强安全意识和防护技能（如交通事故、外伤、溺水、雷击和中毒等伤害）等。

（二）青少年健康教育的主要内容

主要是针对中学生（青少年）开展的健康教育，包括生长发育、性与生殖健康、营养与饮食、心理卫生等方面。青少年健康教育内容包括人体生理解剖和心理卫生知识教育、一般卫生知识教育和青春期生理卫生教育。重点内容包括：青少年的概念和对第二性征的认识、男女性发育的特点及保健、个人卫生习惯培养（如经期卫生、外阴卫生）、正确认识和对待性相关问题（如性冲动、性幻想、遗精和手淫等）、意外妊娠和性传播疾病的预防、提倡营养丰富的平衡膳食、避免暴饮暴食和盲目节食、常见病防治（如贫血）、充足的户外运动和适宜的户外体育活动、应对压力的自我调适和寻求心理辅导的方法等。

（三）妇女健康教育的主要内容

妇女一生中要经历性发育成熟、结婚、妊娠、分娩、产褥、哺乳等特殊生理过程，躯体和心理会出现一系列变化。妇女健康教育内容主要包括妇女各期生理变化、营养与饮食、生活方式与习惯、心理健康、疾病防治、自我监测、保健服务等方面。

1. 婚前期健康教育

准备结婚的男女双方在婚姻登记前，应主动到保健机构接受婚前保健服务，包括婚前医学检查、婚前卫生指导和婚前卫生咨询，以便及时发现影响婚育的疾病，并获得婚育指导。重点内容包括：宣传婚姻法，性生理卫生和防止婚前性行为教育，讲解疾病与婚姻和生育的关系等。

2. 孕前期健康教育

孕前（尤其是新婚）夫妇应做好生育调节计划，学习避孕知识、性卫生知识和优生优育知识。重点内容包括：女性最佳生育年龄的选择，准备怀孕的夫妇应到医院接受孕前咨询和医学检查及指导，遵医嘱服用叶酸，戒烟、戒酒和避免接触有毒有害物质，预防孕期病毒感染（接种风疹、乙肝、流感等疫苗），口腔保健等。

3. 孕产期健康教育

（1）妊娠期健康教育：①普及妊娠生理和优生优育知识。如早期妊娠征象与诊断；孕妇应戒烟、禁酒、远离吸烟环境；不养宠物；避免接触有毒有害物质；预防异位妊娠、流产和先天畸形；怀孕期间合理安排生活，注意保持口腔清洁，预防口腔疾病；患病应主动就诊，在医生指导下合理用药；及早进行艾滋病、梅毒、乙肝检测，以预防疾病母婴传播；孕中期应进行胎儿发育异常的筛查，重点包括神经管畸形、唐氏综合征等。②孕期营养教育。如孕妇要合理营养，适当增加牛奶、鱼、禽、蛋、瘦肉、海产品的摄入量；孕晚期宜少食多餐，常吃富含钙、铁的食物，必要时在医生指导下补充钙剂、铁剂和维生素C。③定期产前检查。如孕妇在整个孕期应至少接受 5 次产前检查，监测孕妇和胎儿健康状况；一旦发现孕妇体重增长不适宜、血压异常，胎儿有宫内缺氧，孕妇出现生殖道感染症状，孕晚期下肢水肿程度严重或休息后不能缓解，孕妇出现头晕、视物不清、心慌、气短、腹痛、阴道出血和流水、胎动异常等异常情况，应立即就医。④孕期生活卫生知识。如孕期尽量不去公共场所，防止流感、风疹等病毒感染；孕妇应有充足的休息，同时应减少劳动的时间，避免搬运重物或做激烈活动，以免流产或早产；注意孕期乳房及阴部清洁卫生等。⑤孕期家庭自我监护。如孕妇自己测胎动次数及其家庭其他成员听胎心率的知识和技能，家庭中对胎儿进行监护。

（2）分娩期健康教育：做好分娩期产妇及婴儿用物的准备，提倡住院分娩。使孕妇了解临产先兆，尽快到医院分娩；了解分娩过程，使之选择对母婴损伤最小的分娩方式，并能与接生人员积极配合，顺利完成分娩全过程。

（3）产褥期健康教育：①产妇分娩后适宜活动和锻炼的指导；②产妇的外阴和个人卫生保健；③产妇饮食指导，如少食多餐，食用富含优质蛋白质和维生素的食物等；④产后抑郁的防治方法；⑤产妇恶露观察及处理方法；⑥产后避孕指导；⑦产后访视时间和内容。

4. 育龄期健康教育

育龄期健康教育的重点内容包括：①积极宣传性病的防治知识，教育妇女要自重自爱，树立良好的性道德观念，认识性病的危害，了解性病传播途径和防治方法；②建立良好的卫生习惯和安全性行为；③定期接受妇女病筛查，及早发现宫颈癌、乳腺癌和生殖道感染等疾病；④传授定期乳房自我检查的知识和技能以及发现异常时的正确处理方法；⑤宣传和普及我国人口与生育调节知识，指导育龄夫妇知情选择适宜的避孕方法，避免意外妊娠，并传授发生意外妊娠的处理方法。

5. 更老年期健康教育

重点内容包括：针对更年期的特殊生理和心理变化，应在介绍更年期生理、机能变化的基础上，做好更年期相关生理和心理卫生知识的宣传教育，指导定期开展全面体检，包括妇科检查、宫颈癌和乳腺癌的筛查。做好绝经后妇女的膳食、生活（如性生活、健康心态等）、睡眠和运动指导；对于更年期症状严重的妇女或更老年期妇女常见疾病（如尿失禁、心血管疾病、骨质疏松、阴道炎和尿道炎等），可在医生指导下及时防治。

二、妇幼保健健康教育基本信息和母婴健康素养

由于妇幼保健的相关健康信息内容广泛，而且随着学科的发展，有些信息也会发生变化，为了规范健康教育工作中的信息内容，统一妇幼保健健康教育中需要传播的基本信息内容，2012 年原卫生部发布了《母婴健康素养》，同一年，中国疾病预防控制中心妇幼保健中心发布了《妇幼保健健康教育基本信息》，为妇幼保健机构和妇幼保健工作者开展妇幼保健健康教育的信息传播活动提供了依据。

1. 母婴健康素养

《母婴健康素养》包括三部分：基本知识和理念 30 条，健康生活方式和行为 15 条，基本技能 10 条，共 55 条。内容涉及婚前保健、孕前保健、孕产期保健、新生儿保健、婴儿保健等方面。

2. 妇幼保健健康教育基本信息

《妇幼保健健康教育基本信息》根据妇幼保健所涉及的人群范围及其保健要点，包含了儿童保健基本信息（包括新生儿期保健、婴儿期保健、幼儿期保健、学龄前期保健、学龄期保健基本信息）、青少年保健基本信息和妇女保健基本信息（包括婚前保健、孕前保健、孕产期保健、育龄期保健、更老年期保健基本信息）三部分，共计 123 条。

三、妇幼健康教育形式

1. 举办健康知识讲座

包括各种健康教育课，如新婚夫妇课堂、孕妇及准爸爸课堂、父母课堂、妇女儿童常见病和多发病防治课堂、社区健康大课堂等。

2. 提供健康教育资料

包括各种形式大众传播媒介的应用，如报刊、健康教育折页、健康教育处方、健康教育手册、广播、电视、录像带、DVD、手机短信、互联网、健康教育宣传墙报或橱窗和展板等。

3. 开展健康咨询活动

包括门诊咨询、街头咨询、健康咨询热线和互联网网上咨询等。

4. 健康主题活动

包括健康知识竞赛、文艺演出、运动会、健康征文活动等。

5. 开展个体化健康教育

包括在提供门诊医疗或保健、上门访视等健康服务时，开展有针对性的个体化健康知识和健康技能教育。

第四节　妇幼健康教育评价

学习目标：

1. 熟悉妇幼健康教育效果评价的内容。
2. 熟悉妇幼健康教育效果评价的方法。
3. 了解影响妇幼健康教育效果评价的因素。

评价是一种比较手段，指根据一定的原则或标准，对计划中各项活动发展和实施的全过程进行检查、分析和判断，用于了解活动情况、控制质量、总结效果和得出结论，是客观实际与预期目标之间的比较，贯穿于计划实施的全过程。在妇幼健康教育活动中，运用评价可以了解计划的实施过程、适合和接受程度、费用使用、效率和效果等，确定活动计划的效益和价值，并为改进工作提供客观依据。

一、评价的类型

在妇幼健康教育实践中，根据活动计划的目的、内容、方法、特点、指标和要求选择不同的评价类型和内容，主要有以下 3 种类型。

（一）形成评价

1. 概念

形成评价在妇幼健康教育计划实施前进行，贯穿计划的制订、修正和完善全过程。它是通过收集信息、评估目标人群需求、了解目标人群健康问题、发现开展妇幼健康教育活动的有利条件和障碍，以帮助决策和制订符合目标人群实际情况的干预措施，确保计划或实施方案合理而可行。

2. 主要内容

形成评价主要评估制定的妇幼健康教育计划是否科学，目的和目标是否明确，是否符合目标人群特点（目标人群参与程度和接受能力）；费用预算能否满足目标实现的要求；干预策略、技能和手段是否正确；干预策略和活动是否可行、是否符合实际情况（如个人环境、社会环境和目标人群的信任程度等）；传播材料和测量工具是否经过预试验完善等。

（二）过程评价

1. 概念

过程评价起始于妇幼健康教育计划实施开始之时，贯穿于计划执行的全过程。它通过评价实施工作中每一个阶段的执行情况和效率，及时发现问题，有利于改进策略，保障计划的顺利实施和目标实现。

2. 主要内容

过程评价主要评估在妇幼健康教育计划实施过程中，活动计划的科学性和理论价值、计划执行情况（实施的进度和效率，所选教育方法、传播媒介和教育材料，干预策略和活动效果，政策和环境的变化及影响，档案和资料记录保存情况等）、干预活动的覆盖面（目标人群的生活环境和文化层次、参与情况）和质量、目标人群的满意程度、干预活动执行人员的工作情况（组织领导和分工协调情况）和活动资源使用情况（成本和效益）等，并及时做出修改建议。

（三）效果评价

1. 概念

效果评价是在妇幼健康教育计划实施之后，评价计划的价值和效果。受评价时间的影响，效果评价又可分为近期和中期效果评价（效应评价）以及远期效果评价（结局评价）。

（1）效应评价的概念：效应评价包括近期和中期效果评价，是评估妇幼健康教育项目导致目标人群健康相关知识、态度、信念和行为及其影响因素的变化情况。近期效果评价侧重于知识、态度和信念的转变程度，而中期效果评价涉及行为变化及程度。

（2）结局评价的概念：结局评价指远期效果评价，是评价妇幼健康教育计划实施后，目标人群健康状况和生活质量的变化情况。

2. 主要内容

（1）效应评价的内容：效应评价主要评估健康教育计划实施前后，影响目标人群健康相关行为的内、外因变化程度和行为变化情况。具体包括：①倾向因素（内因），即目标人群的卫生保健知识、对健康相关行为的态度和疾病后果的信念、健康价值观、采纳健康行为的动机和自我效能等的变化情况；②促成因素（外因），即目标人群采纳健康行为所需的个人保健技能、卫生保健资源、卫生服务和技术等外部条件的变化情况；③强化因素（外因），即与目标人群关系密切的人与环境（领导和关键人物的思想观念、政策和法规、舆论导向等）对其采纳健康行为的支持程度和个人感受的变化情况；④健康相关行为变化情况，即目标人群健康相关行为的变化和变化程度等。

（2）结局评价的内容：①健康状况，包括目标人群生理和心理健康指标的变化、疾病发病率和死亡率的变化等；②生活质量，包括目标人群的劳动生产率、人均期望寿命和生活满意度的变化等。

在妇幼健康教育工作中，许多项目活动评价将上述3种评价类型的评估结果进行综合，能全面总结出项目的经验和不足，可为相关计划的制订和项目决策提供依据。

二、评价的方法

妇幼健康教育效果评价的方法较多，可根据活动的目的、重点、干预方式和要求等具体情况进行选择。在妇幼健康教育实际工作中，往往是几种方法综合应用，以获取定性和定量的评价目标，全面评价妇幼健康教育计划的干预效果。常用的评价方法包括：现场观察、座谈或讨论会、个人访谈、问卷测试、个人填表自我评价、健康档案查阅和健康检查等。

三、影响评价的因素

妇幼健康教育效果评价过程和结果受多种因素影响，主要包括客观和主观两方面因素。

1. 客观因素

（1）开展评价活动的经费和技术力量不足。

（2）评价方案设计不切合实际，可操作性不强。

（3）评价手段和方法不可靠，测量工具不准确。

（4）目标人群存在选择偏倚。

（5）目标人群失访比例过高（超过 10％）。

（6）在计划实施或评价过程中，发生了重大的、可能对目标人群健康行为及其影响因素产生干扰的情况。

2. 主观因素

（1）相关领导或工作人员对评价工作不够重视，缺乏效果评价的意识。

（2）评估相关人员的影响：①测试或评估人员的言谈、态度和行为等暗示或引导目标人群，使所获结果按照评估者的希望表现；②评估人员原有的观念或评估意向可影响对事物的看法和评定结果的高低；③评估人员未能按照统一要求和规范进行资料收集、整理和分析，导致结果出现偏差；④评估由项目实施人员承担，其主观立场可影响其客观性。

（3）目标对象按照社会期望而不是根据实际情况回答问题，影响结果的真实性。

参考文献

[1] 国家卫生计生委妇幼司. 妇幼保健专科建设和管理指南（试行）（国卫妇幼妇卫便函〔2016〕113号）. 2016.

[2] 罗家有，张静. 妇幼健康教育学. 北京：人民卫生出版社，2014.

[3] 马骁. 健康教育学. 2 版. 北京：人民卫生出版社，2012.

[4] 田本淳. 健康教育与健康促进实用方法. 2 版. 北京：北京大学医学出版社，2014.

[5] 王凤兰. 人际交流与咨询技巧. 北京：北京大学医学出版社，2006.

[6] 田本淳. 基层妇幼保健健康教育培训教材. 北京：北京大学医学出版社，2001.

[7] 田本淳，董蕾. 平面健康教育材料设计制作使用与评价. 北京：北京大学医学出版社，2011.

[8] 金曦. 妇幼保健健康教育基本信息释义. 北京：中国协和医科大学出版社，2013.

[9] 国家卫生计生委. 国家基本公共卫生服务规范（第三版）. 2017.

第五章　科研设计

本章主要介绍妇幼卫生科研设计的相关知识和方法，包括科研设计的目的和意义，科研设计的基本要素，研究方法的分类和研究设计的基本原则，常见的三种调查设计方法（现况调研究、病例对照研究和队列研究）及统计分析，人群和社区干预研究设计及统计分析方法，临床干预研究设计及统计分析方法。

第一节　科研设计的基本要素和基本原则

学习目标：

1. 掌握科研设计的三个基本要素（受试对象、处理因素和实验效应）。
2. 掌握科研设计的三个基本原则（对照、随机和重复）。
3. 了解研究方法的分类（实验性研究、准实验性研究和观察性研究）。

科研设计就是制订科研课题或项目的技术方案和计划实施方案，它是整个研究工作的蓝图，集中体现了研究人员的设想和构思。医学科研的研究对象通常是患者、正常人或动物等生物个体，而生物个体具有极大的变异性。设计的目的就是要从表面上看似杂乱无章的事物或现象中找出规律性的东西，以便正确地解释和揭示事物或现象的变化、发展乃至消亡规律，从而达到认识自然、服务人类之目的。要想使调查或试验得出的结论真实可信，而花费的人力、物力、财力和时间又比较少，就需要有科学、完善、严谨的科研设计。要想使科研设计直观、明晰、可供操作且便于实施，则必须明确科研设计的基本要素，熟悉研究方法的分类，掌握科研设计的基本原则。

一、科研设计的基本要素

受试对象、处理因素和实验效应是科研设计的三个基本要素。科学研究的目的就是要阐明某种或某些处理因素对受试对象产生的效应。如何选择这三个要素是科研设计的关键。因此，任何一项科学研究在进行设计时，首先应明确这三个要素，再根据它来制订详细的研究计划。

1. 受试对象

受试对象，又称研究对象，是处理因素作用的客体，是根据研究目的确定的研究总体。受试对象的选择十分重要，对研究结果有极为重要的影响。根据研究目的不同，医学研究的对象可以是人、动物和植物，也可以是某个器官、细胞和血清等生物材料。通常动物实验的受试对象为动物，临床试验的受试对象为患者，现场试验的受试对象为正常人群。医学科研伦理上一般不允许在人体上直接进行试验，需要先进行动物实验，在确定无害的条件下再应用于人体进行多中心多期临床试验。

在研究进行前必须对受试对象做出严格规定，以保证其同质性和代表性，从而使所得研究结果具有普遍性和推广价值。首先，受试对象应满足两个基本条件：一是对处理因素敏感，二是反应须稳定。选择受试对象应明确其纳入标准和排除标准。动物的选择应注意种类、品系、年龄、性别、体重、窝别和营养状况等。预防医学与公共卫生人群试验大多数受试对象是正常人，应注意其性别、年龄、民族、职业、文化程度和经济状况等。临床试验大多数的受试对象是患者，选择的患者应诊断明确、依从性好，还应注意性别、年龄、病情和病程等基本一致。还需注意的是，研究（受试）对象可能不同于实际的观察对象，这在妇幼健康研究中比较常见。如研究补充微量元素撒剂对农村婴幼儿健康状况的影响，除对研究对象 6～24 月龄婴幼儿进行体格测量和血红蛋白测定外，还需了解这些孩子的基本情况及饮食喂养等情况，此时虽然研究对象仍是 6～24 月龄婴幼儿，但观察对象却是这些孩子的家长，尤其是母亲。

2. 处理因素

根据研究目的确定欲施加或欲观察的，并能引起受试对象直接或间接效应的因素，称为处理因素或受试因素，简称处理因素。处理因素既可以是生物的，也可以是化学的或物理的。处理因素可以是主动施加的某种外部干预措施，如某种减肥药物（实验性研究）；也可以是客观存在的某种因素，如婴儿的母乳喂养或人工喂养（观察性研究）。

与处理因素相对应并同时存在，能使受试对象产生效应的因素称为非处理因素。非处理因素干扰了效应与所研究因素间关系的观察与分析，常常又被称为混杂因素。如在肺癌发生与吸烟关系的研究中，若吸烟与不吸烟组人群的年龄分布不同，则年龄可能会干扰肺癌与吸烟相关程度的分析，成为一个混杂因素。

在确定处理因素时应当注意以下两点：

（1）分清处理因素和混杂因素：处理因素是根据研究目的确定的主要因素。一次研究中处理因素不宜太多，否则会使分组以及所需受试对象数量增多，整个研究难于控制；但处理因素过少，又难于提高研究的深度和广度。在确定处理因素的同时，还需根据专业知识和研究条件找出重要的非处理因素，以便进行控制。

（2）保持处理因素恒定不变：处理因素在整个研究中应始终保持不变，包括处理因素的施加方法、强度、频率和持续时间等。如在临床试验中，药品的性质、成分、批号、保存方法等应完全相同，手术或操作者的熟练程度都应当自始至终保持恒定，否则将会影响结果的稳定性。

3. 实验效应

实验效应是处理因素作用于受试对象的反应和结局，它通过观察指标（统计学常将指标称为变量）来体现。如果指标选择不当，未能准确反映处理因素的作用，获得的研究结果就缺乏科学性。因此，选择合适的观察指标是关系整个研究成败的重要环节。观察指标应具有客观性、精确性、特异性和灵敏性。此外，指标的观察应采用盲法，避免带有偏性或偏倚。

二、研究方法的分类

医学研究按照如下两方面来进行分类：一是研究者能否设置处理因素，即是否给予干预措施；二是受试对象是否随机接受不同处理因素或同一处理因素的不同水平。通常将研究方法分为实验性研究、准实验性研究和观察性研究三类。

1. 实验性研究

研究者能够人为设置处理因素，也即能够给予相应的干预措施，研究对象接受何种处理因素或同一处理因素的不同水平是随机确定的。故该类研究通常又称为随机化实验研究，其设计属于实验设计的范畴。进一步根据研究对象的不同分为：①动物实验，主要以动物作为研究对象，如食品毒理学中小白鼠口服花粉致畸实验；②临床试验，多以患者作为研究对象；③现场试验，多以健康人作为研究对象。

实验性研究的优点是能够较好地控制非研究因素（即混杂因素）的影响，避免人为造成的偏倚，使比较组间具有均衡性和可比性；缺点是小样本时，不能保证非研究因素（混杂因素）在组间有较好的均衡性和可比性。若所采用的处理对人群有害或不利，随机分组会导致伦理学问题。

2. 准实验性研究

又称半实验性研究、类实验性研究。研究者能够人为设置处理因素，或能够给予相应的干预措施，因受实际条件所限，研究对象接受处理因素不是随机的。常在社区中以一群健康人作为研究对象，故又称社区干预试验，如开展在饮水中加氟预防儿童龋齿的试验，评估健康教育对妇女住院分娩的影响等。准实验性研究的优点是经济、可行；缺点是组间常缺乏均衡性，分析资料时可能难以调整。

3. 观察性研究

又称非实验性研究或对比研究。研究者既不能人为设置处理因素，给予干预措施，也不能随机分配受试对象，故又称非随机化对比研究，其设计属于调查设计范畴，如调查母乳喂养儿童与人工喂养儿童的生长发育情况。进一步又分为：①描述性研究，主要回答研究事物或现象"是什么"，常用于疾病的发生过程、发生程度及影响因素未知时，包括横断面/现况研究和生态学研究；②分析性研究，主要回答研究事物或现象的"为什么"，常用于寻找危险因素、验证病因，为干预提供依据，包括回顾性研究（如病例对照研究）和前瞻性研究（如队列研究）两种。

观察性研究的优点是观察对象的选择受限制较少，容易获得较多观察对象，可行性较好且样本对总体代表性较好；缺点是可能存在各种偏倚，需要调整或控制相应的非研究因素，并且研究结果容易受到研究者处理和调整这些偏倚的影响。

三、科研设计的基本原则

科研设计包括专业设计和统计研究设计。专业设计是从专业知识角度考虑问题并做出的各种计划或安排，而统计研究设计则是从统计学角度考虑问题。两者彼此独立，又密切相关。事实上，二者相辅相成、相得益彰。一般来说，应以专业知识为基础、为主导，以统计学知识为辅助、为护卫。涉及具体问题时，应以专业知识为立足点；而一旦涉及原则问题，则应以统计学知识为依据。由于专业设计的内容极为广泛而具体，必须从专业知识角度出发，难以一概而论，以下将主要围绕统计研究设计进行介绍。

科研设计的主要作用就是减小误差，提高效率。因此，在设计时必须遵循对照、随机化和重复这三项基本原则。

1. 对照原则

在确定接受处理因素的试验组时，应同时设立对照组。对照是比较的基础，有比较才有鉴别，设立对照是控制混杂因素和偏倚不可缺少的重要手段。只有设立了对照，才能将处理因素的效应充分显露出来，不设立对照往往会导致错误的结论，误将非处理因素造成的偏倚当成处理效应。

设立对照应满足均衡性，它是指在设立对照时除给予的处理因素不同外，对照组和试验组的其他一切因素应一致，以使对照组和试验组在其他方面相似或接近。在整个研究过程中，对照组和试验组应始终处于同时同地，即应设同期对照。尽量不要借用文献记载或以往研究的历史对照，也不要用其他研究的资料作为对照。历史对照现一般不提倡使用，其仅适用于那些受混杂因素影响较小的疾病，使用时应特别注意组间的可比性。对照组设立后，应对各组的基线情况进行比较，检验两组开始时的状态是否均衡。

对照的形式有多种，可根据研究目的和内容加以选择。常用以下几种：

（1）安慰剂对照：安慰剂是一种无药理作用的"假药"或称伪药物，其外观如剂型、大小、颜色、重量、气味及口味等与试验药物一致，但不含试验药物的有效成分，不能为受试对象所识别。

（2）空白对照：即对照组不接受任何处理因素。这在动物实验和实验室研究中最常见，常用来评定测量方法的准确度，观察实验是否处于正常状态等。例如，在实验中设置空白管并同时测定，以检测本底值。在临床试验中，因涉及伦理道德问题，不宜用空白对照。空白对照与安慰剂对照的不同在于空白对照并未给予任何药物。空白对照简单易行，但由于它非盲，在以人为对象的研究中容易引起对照组和试验组在心理上的差异，可能影响结果的可靠性。

（3）实验对照：对照组不施加处理因素，但施加某种与处理因素有关的实验因素。

（4）自身对照：对照与试验在同一受试对象身上进行，如身体对称部位或实验前后接受不同处理因素，一个为对照，一个为试验，比较其差异。自身对照简单易行，使用广泛。通常情况下，它可能不是同期对照。若实验前后某些环境因素或自身因素发生了改变，并且可能影响实验结果，这种对照就难以说明任何问题。因此，在实验中同样需要另外设立一个对照组，用处理前后效应的差值来比较试验组与对照组。

（5）标准对照：用现有标准方法或常规方法，或者现有标准值或参考值作为对照。在实验室研究中常用于某种新检验方法是否能代替传统方法的研究。这种对照在临床试验中用得也较多。

2. 随机化原则

随机化就是采用随机的方式，使每个受试对象都有同等机会被抽取或分到不同试验组和对照组。随机化是对付大量不可控制的非处理因素的另一个重要统计学手段，它使不可控制的混杂因素在试验组和对照组中影响相当，并可归于实验误差之中；它也是对资料进行统计推断的前提，各种统计分析方法都建立在随机化的基础上。

随机化应贯穿于科研设计和实施的全过程，具体体现在如下 3 个方面：

（1）抽样随机：每个符合条件的受试对象被抽取的机会相等，即总体中每个个体都有相同机会被抽到样本中。它保证所得样本有代表性，使研究结论具有普遍意义。

（2）分组随机：每个受试对象被分配到各组的机会相等。它保证受试对象的其他状况在对比组间尽可能均衡，以提高组间可比性。

（3）实验顺序随机：每个受试对象先后接受处理的机会相等，它使实验顺序的影响达到均衡。

随机化的方法有多种，最简单的是抽签或掷硬币。这两种方法简单易行，但不适用于受试对象数目大的多组分配。在实际工作中常通过随机数来实现。获得随机数的常用方法有两种：随机数字表和计算机（或计算器）的伪随机数发生器。随机数字表常用于抽样研究及对患者、标本或实验动物等的随机分组。表内数字互相独立，无论横行、纵列或斜向，各种顺序均是随机的。使用时可从任一个数字开始，可单行、单列，双行、双列，也可多行、多列，查取方向可向下或向上，亦可向左或向右。伪随机数一般是由计算器或计算机产生的介于0和1之间均匀分布的数字。常见的科学型计算器、各种统计软件和编程语言均有伪随机数的发生器。应当注意的是，如果每次将伪随机数发生器的种子数设为一样，则产生的伪随机数便具有重复性。

科研设计中常用两种随机化方法：完全随机化和分层随机化。

3. 重复原则

重复是指在相同研究条件下进行多次研究或多次观察，以提高研究的可靠性和科学性。广义来讲，重复包括3种情形：

（1）整个研究的重复：它确保了研究的重现性，从而提高了研究的可靠性。不可重复的研究是没有科学性的。

（2）用多个受试对象进行重复：它避免了把个别情况误认为普遍情况，把偶然性或巧合的现象当成必然的规律，以致研究结果错误地推广到群体。通过一定数量的重复，使结论可信。换言之，要有足够的样本含量。

（3）同一受试对象的重复：它保证了观察结果的精度。

重复最主要的作用是估计实验误差。实验误差是客观存在的，只有在同一实验条件下对同一观测指标进行多次重复测定，才能计算出误差的大小。重复的另一作用就是降低实验误差，多次重复测定其均数的误差较小。

第二节　调查研究设计及其分析方法

学习目标：

　　1. 熟悉现况研究的适用情形、设计模式及其合适的统计分析方法。

　　2. 熟悉病例对照研究的适用情形、设计模式、特点、四大要素及其合适的统计分析方法。

　　3. 熟悉队列研究的适用情形、设计模式、特点、注意问题及其合适的统计分析方法。

　　调查研究是指在没有任何干预措施的条件下，客观地观察和记录研究对象的现状及其相关特征。调查研究的特点决定只能对研究对象进行被动观察，因此又称观察性研究。调查研究从调查对象的范围可以分为普查和非全面调查。普查又称全面调查，是将总体的所有观察单位全部加以调查，如我国 10 年一次的人口普查。理论上只有普查能够得到总体参数，没有抽样误差。普查一般用于了解总体某一特定"时点"的情况，非全面调查以抽样调查和典型调查最为常用。抽样调查是从总体中抽取一定数量的观察单位组成样本，然后用样本推论总体，用样本指标估计总体参数。抽样调查比普查的观察单位数少，因而能节省人力、财力和时间，并可获得较为深入细致和准确的资料；许多医学问题只能做抽样调查。从抽取样本的方式则可以将调查研究分为概率抽样（简单随机抽样、系统抽样、分层抽样、整群抽样）调查和非概率抽样（偶遇抽样、判断抽样、定额抽样、雪球抽样）调查；然而在实际工作中应用最多的是将调查研究分为描述性研究（现况研究）和分析性研究（病例对照研究和队列研究）。

　　调查研究设计是对调查研究所作的周密计划，它包括调查研究资料的收集、整理和分析全过程的统计设想和合理安排。其目的就是用尽可能少的人力、物力、财力和时间，获得符合统计学要求的调查资料，得出预期的结论。

一、现况研究的设计与统计分析

　　现况研究即横断面研究，也称患病率调查，是在特定人群中应用普查或抽样调查等方法收集特定时间内人群中有关疾病与健康状况的资料，以描述疾病或健康状况在地区、时间和人群中的分布规律以及观察某些因素与疾病的关联。现况研究是其他分析性研究的基础。

　　现况研究在设计时无需专门设置对照组，事先不清楚病例的数量，但能够从个体水平同时获得暴露与疾病结局的资料，而且通常所研究的暴露是不容易发生变化的，如血型、吸烟习惯等。现况研究可以为分析性研究中待检验的疾病因果关系提出初步假设。由于调查时暴露变量与结局变量是同时测量的，两者的先后顺序不清楚，因此不能得出因果关系的结论。

　　现况研究主要用于：

　　1. 描述疾病或健康状况的三间分布特征和规律，为制订疾病的防治方案提供科学依据。

　　2. 了解某些因素或特征与疾病或健康状况的关联，为疾病的病因研究提供线索。

　　3. 评价疾病监测和防治效果。通过重复的横断面研究可监测疾病的长期变动趋势，比较防治措施实施前后研究指标的变化情况，以考核防治效果。

　　4. 确定高危人群。通过对社区健康问题进行调查和社区诊断，确定高危人群，为国家制定卫生政策提供依据。

　　现况研究的设计模式如图 5-2-1 所示。

　　在现况研究中可能存在系统误差和随机误差，影响结果的可靠性。在设计和实施中均要注意控制研究对象选择不当可能导致的选择性偏倚、无应答偏倚和幸存者偏倚，以及在收集信息时由于方法存在缺陷而导致的调查对象偏倚、调查者偏倚和测量偏倚等信息偏倚。可以通过随机化原则选择研究对象，设法提高应答率；使用标准、规范、统一的仪器和设备、培训调查人员等措施可防止偏倚，提高资料的可靠性。

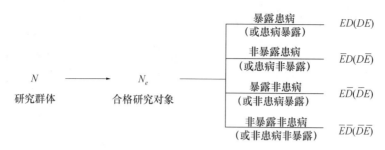

图 5-2-1　现况研究的设计模式图

现况研究资料的统计分析依据资料的类型采用不同的统计分析方法。定量资料采用均数、标准差、95％置信/可信区间（CI）等进行统计描述，采用 t 或 t' 检验、方差分析、秩和检验等假设检验方法进行比较；分类资料则采用率、构成比、95％置信/可信区间等进行统计描述，用 Z/u 检验、χ^2 检验、Fisher 确切概率法等进行比较。可对有关研究因素和变量按照地区、时间和人群进行分组，描述数据的分布特征；也可对变量间的数量关系进行相关和回归分析；还可以对各种研究指标进行单因素或多因素分析，如 logistic 回归分析等。

二、病例对照研究的设计与统计分析

病例对照研究是医学科研中最常用的一种回顾性研究方法。其基本原理是以现在确诊患有某种疾病的患者作为病例，以不患该病但具有可比性的个体作为对照，通过询问、实验室检查或复查病史，搜集既往各种可能危险因素的暴露史，测量并比较病例组与对照组中各种因素的暴露比例，进行统计学检验。若两组差别有统计学意义，则可认为可疑危险因素与疾病之间存在统计学关联。在评估各种偏倚对研究结果的影响之后，再借助病因推断技术，推断出某个或某些暴露因素是疾病的危险因素。这是一种由"结果"探索"病因"的研究方法，是在疾病发生之后去追溯假定病因的方法，是在某种程度上检验病因假说的一种研究方法。

（一）病例对照研究的主要用途

1. 调查疾病病因，检验病因假设。这是病例对照研究最主要的用途。临床医生可以从工作经验中或简单的描述性研究中获得可疑病因线索，并据此形成病因假设，对这些假设使用病例对照研究进行检验。

2. 研究药物的疗效和不良反应。将具有不良反应或已产生有害作用结果（如各种功能损害、出生缺陷或疾病）的人群组成病例组，无不良反应或无有害作用结果的人群组成对照组，回顾性地调查两组人群既往的服药史，从而研究药物与不良反应或有害作用的联系。对孕妇服用"反应停"与婴儿短肢畸形、口服避孕药与心肌梗死、妊娠期使用庆大霉素与先天性耳聋等问题的研究，正是病例对照研究方法在阐述药物有害作用方面最好的范例。

3. 探讨影响疾病预后的因素。以某研究疾病的不同结局，如死亡与痊愈或并发症的有无，代替病例对照研究中的病例组和对照组，做回顾性分析，追溯产生这种结局的有关因素，从而获得影响疾病预后的主要因素，以便指导临床工作和改善预后。

（二）病例对照研究的设计（图 5-2-2）

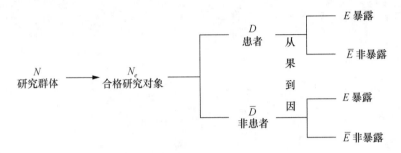

图 5-2-2　病例对照研究的设计模式图

1. 病例对照研究的特点

（1）研究开始时间是在疾病发生之后。

（2）研究对象按是否患病分为病例组与对照组，并非随机分配。

（3）被研究因素的暴露情况由研究对象通过对过去的回顾来提供。

（4）探讨疾病与暴露因素关联的顺序是由果到因，无法确定暴露发生在疾病之前。

（5）只能判断暴露与疾病是否有关联及关联的程度，不能下因果联系的最终结论。

病例对照研究的四大要素是：人群、病例、对照和暴露。首先要确立目标人群，该人群必须同时具有暴露于研究因素的可能和发生研究疾病的可能。病例和对照的选择都应是在目标人群中进行的。

2. 病例的选择原则

（1）病例必须严格符合公认的诊断标准，诊断结果要真实、可靠，以保证病例组中不含诊断不明确或误诊的病例。

（2）选择调查的病例应有一定的代表性，应包括轻、重各型病例。

（3）被选择的病例还必须具有暴露于调查因素（可疑病因）的可能性。如研究口服避孕药与某些疾病的关系时，做过绝育术或因其他原因禁忌使用或不能服用避孕药的患者就不能作为研究对象，否则会产生偏倚。

病例和对照的基本来源有两个：一是来源于医院，称为以医院为基础的病例对照研究；二是来源于社区，称为以社区为基础的病例对照研究或以人群为基础的病例对照研究。在选择病例时，应注意有 3 种病例，即新发病例、现患病例和死亡病例。新发病例由于刚刚发病，对疾病危险因素的记忆较清晰，提供的信息较准确，为首选；现患病例数量较多，资料容易收集，但患病时间长，回忆信息的准确性较差，暴露因素在较长时间的患病过程中易发生改变，从而导致偏倚；死亡病例的资料主要由家属提供，可靠性较差，现已很少被人使用。

3. 对照的选择

（1）对照必须从产生病例的人群中获得，即对照若发病，则可能成为病例，而每一病例在未发生疾病以前，应是合格的对照。

（2）对照与病例之间应具有良好的可比性，即对照在某些因素或特征（如年龄、性别等）方面应与病例基本一致，从而减少这些因素或特征对研究结果的影响。

（3）对照必须明确排除患有所研究的疾病，以及与研究因素或研究疾病有关的其他疾病。如肺癌、慢性支气管炎均与吸烟有关，不能互为对照。病例对照研究既可采用非匹配设计即成组设计，也可以采用匹配设计如 1∶1 配对病例对照研究。匹配类型既可成组匹配，也可个体匹配，个体匹配比例最多不超过 1∶4，否则会降低统计分析的效率。当然也得防止匹配过度。

病例对照研究资料按照设计类型分为成组资料和匹配资料，对两种类型资料的分析均包括描述性分析和推断性分析。描述性分析主要针对病例组和对照组的研究对象的年龄、性别、出生地、居住地等一般情况进行说明；另外，还需对两组之间非研究因素之外可能影响研究结果的基本特征进行均衡性检验，判断病例组和对照组的可比性。推断性分析则主要是分析暴露因素与疾病的关联强度指标比值比（OR）是否有统计学意义。成组资料主要采用 χ^2 检验或校正 χ^2 检验或 Fisher 确切概率法推断关联是否有统计学意义，OR 的 95％CI 计算采用 Miettinen 法或 Woolf 法。对分层资料采用 Mantel-Haenszel 分层 χ^2 检验或多变量统计分析方法如 logistic 回归等，分级暴露资料则可采用趋势 χ^2 检验；对匹配设计中最为简单的 1∶1 配对，则采用 McNemar 配对 χ^2 检验或条件 logistic 回归等统计分析方法。

三、队列研究的设计与统计分析

队列研究即群组研究、定群研究，又称前瞻性研究、随访研究、纵向研究、发生率研究，是将一群研究对象（队列）按是否暴露（常指接受某种诊疗措施或接触某些致病因素）于某因素分为暴露组和非暴露组（对照组），并随访适当长的时间，比较两组之间所研究疾病（或事件）的发病率（或发生率）、治愈率或病死率差异，以研究这种（些）疾病（或事件）与暴露之间的关系。队列研究依据研究对象进入队列的时间及终止观察的时间不同，分为前瞻性队列研究、回顾性队列研究和双向性队列研究三种。

（一）队列研究的主要用途

1. 检验病因假设。队列研究既可检验一种暴露与一种疾病之间的因果关联，也可同时检验一种暴露与多种结局之间的关联。

2. 评价预防效果。有些暴露（如大量摄入蔬菜）有预防某种结局（如肠癌）发生的效应，这里的暴露因素即预防措施不是研究者人为设置的，而是研究对象的自发行为，故又称"人群自然实验"。

3. 研究疾病自然史。队列研究不但可了解个体疾病的全部自然史，而且可以了解全部人群疾病的发展过程。

4. 新药上市后监测。在药物临床三期试验之后进行样本量更大、观察时间更长的研究。

（二）队列研究的设计（图 5-2-3）

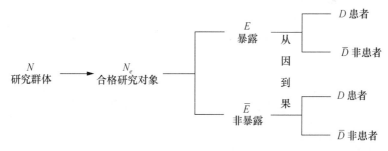

图 5-2-3 队列研究的设计模式图

1. 队列研究的特点

（1）在研究开始时暴露组与非暴露组对象均无所研究的疾病或事件，需经一段时间随访才能发现病例（或事件）。暴露与疾病有清楚的时间关系，因在前、果在后，由因寻果。

（2）研究对象按暴露与否分组，设立了前瞻性的同期对照，适宜于罕见暴露研究。

（3）由于其暴露状况已客观存在，研究者不能将其随机化分配。

（4）人群的暴露及其变化由研究者调查与记录，收集的资料可靠性强，可准确计算两组的发病率、发生率、治愈率、病死率和相对危险度（RR）等指标，论证强度较高，易确定暴露与结局的因果关系。

队列研究常常是一项大规模的研究，需要观察大量的人群，随访较长的时间，动用大量的人力和物力，因此在研究开始前需要慎重考虑和精心设计。

2. 暴露人群选择

根据研究的方便与可能，通常有下列 4 种选择：①职业人群，若要研究某种可疑的职业暴露因素与疾病或健康的关系，就须选择相关职业人群作为暴露人群；②特殊暴露人群，是研究某些罕见的特殊暴露（如原子弹爆炸辐射）的唯一选择；③一般人群，即某行政区域或地理区域范围内的全体人群；④有组织的团体人群，该人群可以看作是一般人群的特殊形式，如 Doll 和 Hill 选择英国医师协会会员以研究吸烟与肺癌的关系。

3. 对照人群选择

队列研究设置对照的目的与其他研究相似，因此对照的选择也要注意与暴露队列的均衡性和可比性。即除研究的暴露因素外，其他非研究因素如年龄、性别、职业、教育、社会地位等都应尽可能地与暴露队列相似。常用的对照有以下几种：①内对照，即先选择一组研究人群，将其中有某种暴露因素的作为暴露组，其余无该暴露因素的作为对照组。也就是说在选定的一群研究对象内部既包含了暴露组，又包含了对照组。②外对照，选择职业人群或特殊暴露人群作为暴露人群时，往往不能从这些人群中选出对照，常常需要在该人群之外去寻找对照组。③总人口对照，这种对照可以认为是外对照的一种，但也可以看作不设对照。它实际上并未与暴露组平行地设立一个对照组，而是利用整个地区现成的发病或死亡统计资料，即以全人口为对照。④多重对照，又称多种对照，即同时用上述两种及以上形式选择多组人群作为对照，以减少只用一种对照所带来的偏倚。

4. 结局指标的选择

队列研究关注的是结局事件的发生，根据研究目的不同，可以选择不同的结局指标。例如在病因研究中，最灵敏的结局指标是发病率，直接反映疾病发生风险与暴露的关系。但必须有监测系统（如疾病发病登记系统），以确定个体的发病时点。其次选择的就是死亡率。一般来说，死亡登记系统在许多地区较为完善，通过死亡登记系统容易监测结局事件的发生。但与发病率相比，除受暴露危险因素影响外，死亡率还受治疗条件和社会环境等混杂因素的影响。在疾病治疗生存率比较的队列研究中，一般结局指标可以是死亡、复发、转移等。

队列研究分析的主要指标包括相对危险度（RR）、归因危险度（AR）、归因危险百分比（ARP）、人群归因危险度（PAR）、标准化的死亡比（SMR）等指标。这些指标的计算按照队列的情况可能涉及累计发病率和人时发病率即发病密度（ID）。统计分析包括 95% 置信（可信）区间的计算、χ^2 检验、Mantel-Haenszel 分层 χ^2 检验、趋势 χ^2 检验和多变量统计分析方法如 logistic 回归等。

第三节 人群和社区干预研究设计

学习目标：

1. 掌握人群和社区干预研究的目的。
2. 熟悉人群和社区干预研究设计原理和方法。
3. 了解人群和社区干预研究的分析思路。

人群和社区干预研究属于流行病学实验研究的范畴，是人群研究的重要方法之一，是现场试验的一种扩展，是在社区范围基础上的干预。它是在严格控制的现场试验条件下对自然人群进行的试验，以确定怎样最好地在人群中使用干预措施，以及这些干预措施对人群健康有何影响。

一、人群和社区干预研究的目的

人群和社区干预研究关心的不是疾病的后果，而是如何预防疾病的发生。因此，预防疾病的发生是这种研究关心的主要内容。进行人群和社区干预研究的主要目的有：

1. 评价预防措施的效果。
2. 评估病因或危险因素。
3. 评价卫生服务措施的质量。
4. 评价公共卫生策略。

二、人群和社区干预研究设计原理和方法

（一）原理

人群和社区干预试验是一种前瞻性的实验流行病学的研究方法，研究对象是社区的自然人群。选择具有可比性的社区，以社区为单位随机分为试验组和对照组。给试验组施加一种或多种干预措施后，随访追踪一段时间，得到两组人群的结局资料，比较两组人群效应上的差异，从而判断或评价干预措施的效果（图 5-3-1）。

（二）研究设计基本原则与步骤

1. 明确研究目的

在设计中应首先明确研究目的，即要解决什么问题。是验证病因，还是为了考核某项防治措施的效果？如果要考核预防措施效果，是控制个体发病，还是控制疾病流行？这些问题在设计时均应明确。

2. 选择研究地区和人群

研究地区的选择必须符合下列要求：①研究地区（单位）人口相对稳定、流动性小，

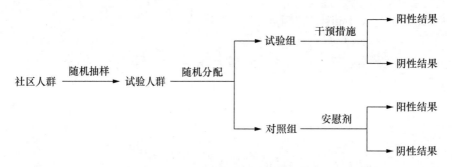

图 5-3-1　人群和社区干预试验设计原理

并有足够数量，以保证试验能顺利进行；②研究的疾病在该地区有较高而稳定的发病率；③评价疫苗的免疫效果时，应选择近期内未发生该疾病流行的地区；④研究地区（单位）有较好的医疗卫生条件，如具有疾病控制机构，医疗诊断条件较好；⑤当地领导支持，群众欢迎。

开展社区干预试验时所选择的两类社区在各个方面应尽量相似。除应取得社区行政和其他方面领导的同意和大力支持外，在试验前对每个社区要进行基线调查，了解所研究疾病的发病、患病及其可疑危险因素的暴露情况，然后针对可疑危险因素设计干预措施。一般情况下按随机原则选择一个社区作为试验组进行干预，另一个社区为对照组，不进行干预。干预结束后，对两个社区进行随访调查，监测疾病的发病/患病和可疑危险因素的暴露情况。最终两个社区疾病和可疑危险因素暴露水平的差异就是干预的结果。

例如，中美科研合作者选择河南省林县进行营养干预研究，基于下列理由：①林县是食管癌最高发的地区，食管癌已经成为危害当地居民生命和健康的最严重的疾病；②前期的研究提示林县居民普遍存在的营养素和微量元素缺乏可能与食管癌的发生有关；③我国科学家长期在林县开展食管癌的防治研究；④林县建立了覆盖全县的三级食管癌防治网；⑤林县人口相对稳定。

3. 确定研究对象并估计样本含量

在社区干预试验中，应根据研究目的选择研究对象。它既包括试验组的研究对象，也包括对照组的研究对象。研究对象应来自未患所研究疾病的人群，选择时应制订出严格的入选和排除标准，以避免某些外来因素的影响。

研究对象应当代表公共卫生计划将要实施干预措施的目标人群。目标人群中的个体应当是干预措施可能带来最大利益的那些人。干预应对其无害，若干预对其有害，不应选作研究对象。

通常根据研究目的选择研究对象。如对疫苗预防效果的评价，研究对象应选择比较易感的年龄组人群，且近期内未接受过与本病有关的其他生物制品或药物。研究对象应能将试验坚持到底，预计在试验过程中就有可能被剔除者不应作为研究对象。而且研究对象依从性要好，能服从试验设计安排并能密切配合到底。

如上述河南省林县进行营养干预的研究对象入选标准为：①年龄为 40～69 岁，家住林县的健康居民；②签署知情同意书，同意参加干预研究；③不患有癌症或其他严重慢性病。

确定社区干预试验样本含量大小的主要依据有：①事件在一般人群中的发生率；②试

验组和对照组比较指标数值差异的大小；③检验水准 α（第一类错误）和检验效能 $1-\beta$（β 为第二类错误）；④单侧检验或双侧检验。

4. 干预措施的标准化

进行社区干预试验应采用统一标准的干预措施和方法。根据研究目的和内容的不同，选择合适的人员统一培训。培训内容除有关专业知识和实验技术以外，还要求按照统一标准和方法进行观察，在正式试验前进行必要的检查和考核。

5. 控制偏倚

为避免各种偏倚，现场干预试验一般要遵循三个原则：随机、对照和盲法。首先要做到的是从人群中随机抽取或分配研究对象，使各组均衡、齐同、可比。对照的选取是为了便于比较，显示出干预的效应。采用盲法则更多的是为了防止偏倚。有些社区干预试验无法采用盲法，例如改变生活习惯（包括饮食、锻炼、吸烟）等的干预效果观察，这种不用盲法的试验称为开放试验（open trial）。其优点是：①易于设计和实施；②研究者了解分组情况，便于对受试者及时做出处理。其缺点主要是容易产生偏倚。

社区干预试验往往容易出现偏倚。这种偏倚可能来自研究对象，如霍桑效应和安慰剂效应等；也可能来自研究者本人，即对某种干预措施有主观趋向。偏倚可产生于设计阶段，也可来自资料收集或分析阶段。

所谓霍桑效应（Hawthorne effect），是指人们因为成了研究中特别感兴趣和受注意的目标而改变了其行为的一种趋向，与他们接受干预措施的特异性作用无关。某些研究对象因迷信有名望的医生和医疗单位，而产生一种心理、生理效应，这种效应会干扰对干预措施真正效果的评价。当然，有时也会因为厌恶某医生或不信任某医疗单位而产生负面效应。

安慰剂效应（placebo effect）是指某些研究对象由于依赖医药而表现的一种正向心理效应。因此，当以主观感觉改善情况作为干预措施效果评价指标时，其效应中可能包括了安慰剂效应在内。

为避免偏倚通常采用盲法（blinding），盲法通常分为单盲、双盲和三盲 3 种。

（1）单盲法（single-blind）：即只有研究者了解分组情况，受试者并不知道自己分配到试验组还是对照组，也不知道其接受了何种处理措施。其优点是简单易行，泄密机会少，且由于研究者了解情况，当有病情变化时，可及时采取措施，保证患者安全。缺点是避免不了研究者方面带来的偏倚。

（2）双盲法（double-blind）：即研究者和受试者都不知道每个对象被分配到哪个组，从而可以消除由他们主观因素引起的偏倚。

（3）三盲法（triple-blind）：即不但研究者和受试者不了解分组情况，而且监督资料的收集和分析者亦不了解分组情况，从而较好地避免了偏倚。此法理论上更加完善，但实际执行很困难，常涉及医德、安全等问题，故很少使用。

6. 确定测定效果评价指标并制订明确、客观的诊断标准

进行预防性干预试验的效果评价时，一般多用发病率作为测定效果的指标。而对于肿瘤的干预试验，可采用肿瘤发病、死亡或患病指标作为评价干预效果的终点。

效果评价的指标选择原则：①定量指标优于定性指标。②指标应有特异性，并能用客观方法衡量。③指标要有时间的标准。④效果必须能重复出现，而不是偶然现象。

三、统计分析

（一）评价治疗措施效果的主要指标

1. 有效率（effective rate）

$$有效率 = \frac{治疗有效例数}{治疗总例数} \times 100\%$$

2. 治愈率（cure rate）

$$治愈率 = \frac{治愈例数}{治疗总例数} \times 100\%$$

3. 病死率（case fatality rate）

$$病死率 = \frac{因某病死亡人数}{某病受治疗人数} \times 100\%$$

4. 生存率（survival rate）

$$n\,年生存率 = \frac{n\,年存活的例数}{随访满\,n\,年的病例数} \times 100\%$$

5. 不良事件发生率（adverse event rate）

$$不良事件发生率 = \frac{发生不良事件病例数}{可供评价不良事件的总病例数} \times 100\%$$

（二）评价预防措施效果的主要指标

1. 保护率（protective rate，PR）

$$保护率 = \frac{对照组发病（或死亡）率 - 试验组发病（或死亡）率}{对照组发病（或死亡）率} \times 100\%$$

$$PR\,的\,95\%可信限 = PR \pm 1.96 \sqrt{\frac{1}{p_1^2} \times \frac{p_2 q_2}{n_2} + \frac{p_2^2}{p_1^4} \times \frac{q_1 q_1}{n_1}} \times 100\%$$

n_1、n_2 分别为对照组和试验组人数，p_1、p_2 分别为对照组和试验组发病率，$q_1 = 1 - p_1$，$q_2 = 1 - p_2$。

2. 效果指数（index of effectiveness，IE）

$$效果指数 = \frac{对照组发病（或死亡）率}{试验组发病（或死亡）率}$$

3. 抗体阳性率

$$抗体阳性率 = \frac{抗体阳性人数}{检查总人数} \times 100\%$$

（三）评价慢性非传染性疾病的主要指标

常用以下中间结局变量：①人群认知、态度、行为的改变；②行为危险因素的变化，如控烟、合理膳食、体育运动、高危人群的生活指标等；③生存质量的变化，包括生理（身体）机能、心理机能、社会机能、疾病的症状及体征、对健康总的感受和满意程度等主要方面；④干预投入、产出效果评价等。

四、实例——婴幼儿肥胖社区干预研究

1. 目的

探索以社区为基础的儿童肥胖早期干预措施并评价其干预效果。

2. 方法

在北京市 2 个城区随机选择 12 个社区作为研究现场，并随机分为干预组和对照组各 6 个社区，对研究社区所管辖的所有 0～35 个月儿童进行身高（身长）和体重的测量，采用世界卫生组织身高标准体重作为儿童超重和肥胖的判定标准。干预组接受为期 1 年的干预，内容包括生长监测、喂养指导和咨询。干预方式为讲座、咨询、发放宣传折页、墙报、门诊咨询等。干预后对所有 12 个研究社区的 12～47 个月的儿童进行身高（身长）和体重的测量。

3. 结果

干预前，干预组和对照组超重和肥胖发生率相似（干预组超重 13.3%，肥胖 4.6%；对照组超重 14.9%，肥胖 4.7%）。干预后，干预组儿童肥胖发生率下降了 28%，对照组则无明显变化。干预组肥胖发生率的下降在 12～47 个月的儿童中尤为明显，下降幅度达 60%，而对照组同一年龄段儿童肥胖发生率无明显变化。

第四节 临床干预研究设计

学习目标：

1. 掌握临床干预研究设计的目的。
2. 熟悉临床干预研究设计原理和方法。
3. 了解临床干预研究设计的分析思路。

临床试验是用来判定新药或新疗法是否安全和有效的医学研究，严格设计并认真实施的临床试验是发现有效疗法最快和最安全的途径。临床疗效评价和疾病预后研究都是对疾病进行干预，即为临床试验。临床随机对照试验是此类研究中应用最广的一种。

一、定义

临床随机对照试验是在患者中进行的，通过比较试验组与对照组的结果而确定某项治疗或预防措施的效果与价值的一种前瞻性研究。

二、原理

临床随机对照试验是选定患有某种疾病的患者，可以是住院患者，也可以是非住院患者，将他们随机分为两组，即试验组和对照组。对试验组患者施加某种预防或治疗的干预

措施后，随访并观察一段时间，比较两组患者的发病结局，从而判断干预措施的预防或治疗效果（图 5-4-1）。

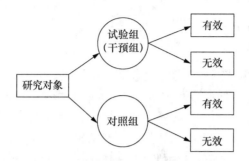

图 5-4-1　临床随机对照试验结构示意图

三、基本特征

1. 临床随机对照试验是一种特殊的前瞻性研究

在一项临床试验中，并不要求每个患者从同一时间开始随访，但对随访的起点应有明确规定。

2. 干预（intervention）

临床试验包括实施某项预先设计好的治疗或预防措施。干预措施必须经过鉴定确实对人体无害后才能应用于临床。

3. 临床随机对照试验必须有正确的试验设计

必须设立可与试验组比较的对照组。在研究开始时各组必须具有相似的基本特征或均衡性，这样才可以将两组结果的差别归因于干预措施的作用。

4. 临床随机对照试验是在人体上进行的，因此不能强迫患者

在临床试验中只能鼓励患者接受某项新的治疗而停用任何可能干扰其疗效观察的其他治疗。在设计时应充分估计到不能坚持的病例，这样的病例不能列入研究对象。在实施研究方案和分析资料时，应尽可能无遗漏地坚持随访所有研究对象并将其结果加以统计。

四、临床随机对照试验设计基本原则

临床随机对照试验设计的基本原则是：①随机（randomization）；②对照（control）；③重复（replication）。

在流行病学实验研究工作中，研究者还必须遵循下列基本的伦理学原则：①知情同意原则：研究对象有权选择，并有权了解该研究对健康的危害性及可获得的结果，这就是知情同意（informed consent）。②有益无害的原则：流行病学实验研究不应给实验对象造成机体或心理上的伤害。③公正的原则：流行病学实验研究应该公平和公正，不损害研究对象、研究成员、合作者、资助者的尊严，不应在研究成果等利益方面发生冲突。

关于对照、随机化分组和盲法，试验遵循一般的设计原则。但在临床试验中常使用标准疗法作为对照，即以常规或现行的防治疾病的最佳方法作对照。这种方法适用于研究已知有肯定防治效果的疾病。

五、主要用途

1. 检验新药以及疾病的其他治疗方法。
2. 检验新医疗/保健技术。
3. 检验新预防方法。
4. 检验新的筛查和诊断程序。
5. 检验提供保健的新方法。
6. 检验新保健政策。

六、常用设计方案

(一) 同期随机对照试验

同期随机对照试验 (concurrent randomized control trial，RCT) 是指按照严格的随机化方法，将研究对象分为试验组和对照组，同时分别给他们规定的治疗措施和安慰剂或不给予任何措施，采用盲法观察一定期限后，比较两组结果的差别，得出试验的结论。

适用范围：用于临床治疗性或预防性研究，探讨和比较某新药或某措施的防治效果；在特定的情况下，用于病因研究或危险因素研究。

RCT 优点：①随机化方法可防止选择偏倚；②两组的可比性好（随机化，且外界环境一致）；③假设检验合理且统计方法简单；④研究对象诊断明确。

RCT 缺点：①存在医德方面的问题（使用安慰剂不当）；②样本量大，研究周期长；③患者根据纳入标准和排除标准选择，代表性较差。

(二) 同期非随机化对照试验

同期非随机化对照试验 (concurrent non-randomized control trial，NRCT) 是指随访时间与疗效判定在试验组和对照组基本相同，它与 RCT 设计方案的不同之处在于未按随机方法进行分组，而由研究者确定研究对象的分组，或是根据患者及其家属的意愿分组，或是按不同地点加以分组。

原理：与 RCT 相同，只是研究对象的分组不是随机的。

优点：①试验组和对照组是自然形成的，临床医生和研究对象易于接受；②研究简单、方便，容易进行；③与 RCT 相比，短时间可获得较大的样本量。

缺点：两组基本临床特点和预后因素的分布不均衡，缺乏严格的可比性，使两组的结果产生偏差。

(三) 交叉设计试验

交叉设计试验 (cross over design trail) 的设计原理是：两组受试者使用两种不同的处理措施，然后相互交换处理措施，最后将结果进行对照比较的一种设计方法。适用于症状或体征在病程中反复出现的慢性病。

优点：①消除个体差异；②自身比较，观察效果准确；③随机分组，避免组间差异；④避免选择偏倚；⑤同期对照；⑥要求的样本量较少。

缺点：①不适用于急性炎症和不可回复到第一阶段治疗前状态的疾病；②可能存在

延滞效应（第一阶段试验的处理对第二阶段的延滞作用）；③用药周期可能对试验有影响。

（四）自身前后对照研究

自身前后对照研究（before-after study in the same patient）的原理是：研究对象的总体→同意进入研究的合格研究对象→处理1→观察期→阳性或阴性结果→洗脱期→处理2→观察期→阳性或阴性结果。

适用：慢性复发性疾病的治疗性试验。

优点：①符合伦理；②消除个体间差异，代表性好；③不需分层。

缺点：①观察期过久；②不适用于急性病；③较难使用盲法。

（五）不同病例前后对照研究（历史对照）

不同病例前后对照研究（历史对照研究，before-after study in different patient）是指试验组是现在患某病的患者，对他们采用新的治疗方法，而对照组则是本单位以前的治疗病例档案，或者是医学期刊上其他单位作者发表的同类论文数据。这种不同时间、不同病例的对照称为历史对照。

原理如下：①既往病例：研究对象总体→合适的研究对象→处理1→阳性或阴性结果。②现在的病例：研究对象总体→合适的研究对象→处理2→阳性或阴性结果。

适用：适用于各种疾病的治疗性试验。

优点：①同期内研究对象接受同样的治疗；②减少志愿者偏倚；③利用既往的资料；④省时、省力。

缺点：①既往的研究对象得不到前瞻性资料；②可比性差；③研究对象存在着个体差异；④不能实施双盲法。

七、统计分析与评价

（一）描述性统计

1. 主要是指在获得数据之后，通过分组、有关统计图表、统计指标等对现象加以描述。

2. 对于计量资料，常需列出均值及标准差、极小值及极大值、中位数及 P_{25} 和 P_{75}。

3. 对于分类资料，常需列出各类别的例数及百分比。

（二）统计推断

1. 指通过抽样调查等非全面调查，在获得样本数据的基础上，以概率论和数理统计为依据，对总体的情况进行科学推断。

2. 通过建立回归模型对现象的依存关系进行模拟，对未来情况进行预测。

3. 统计推断常需列出统计量、P 值及可信区间。

（三）不同变量类型的数据分析方法选择

数据分析的首要问题是分清被分析的变量性质，一般可将被分析变量分为定量变量（数值变量）和定性变量（分类变量、有序变量），相应的分析方法见表5-4-1。

表 5-4-1　变量分类与分析方法选择

应变量 (结局变量)	自变量		
	数值变量	分类变量	有序变量
数值变量	相关分析，多元回归分析	t 检验，方差分析，协方差分析，多元回归分析	相关分析，多元回归分析
分类变量	t 检验，方差分析，logistic 回归分析，判别分析，聚类分析	χ^2 检验，logistic 回归分析	χ^2 检验
有序变量	方差分析，logistic 回归分析，判别分析，聚类分析	χ^2 检验，logistic 回归分析	相关分析，χ^2 检验
生存时间		生存分析	

（四）主要评价指标

1. 有效率（effective rate）

$$有效率＝治疗有效例数/治疗的总例数×100\%$$

2. 治愈率（cure rate）

$$治愈率＝治愈例数/治疗总人数×100\%$$

3. 病死率（case fatality rate）

$$病死率＝因某病死亡人数/某病受治疗人数×100\%$$

4. 生存率（survival rate）

$$n\ 年生存率＝n\ 年存活的例数/随访满\ n\ 年的病例数×100\%$$

八、实例——儿童早期表达性语言障碍的临床干预研究

1. 目的

探讨常规语言训练与亲子课、亲子互动治疗相结合的综合干预方式对表达性语言障碍的疗效和可行性。

2. 方法

选取 62 例诊断为表达性语言发育障碍的 24～42 月龄儿童，进行为期 2 个月的干预。治疗前后采用格塞尔发育测试诊断发育水平，采用儿童语言发育迟缓检查法进行语言水平评估。对照组进行常规语言训练，研究组同时进行集体亲子课和一对一亲子互动治疗。

3. 结果

干预后，研究组儿童显效率 78.13%，有效率 21.87%；对照组显效率 34.38%，有效率 62.5%，差异有统计学意义（$P < 0.01$）。在语言、个人-社交、精细动作能区中，研究组儿童 DQ 均明显高于对照组，差异有统计学意义（$P < 0.05$）。

九、临床试验、现场试验和社区试验的基本特征比较

临床试验、现场试验和社区试验在实施的场所、研究对象、分组单位、干预措施方面各不相同，具体特征见表 5-4-2。

表 5-4-2　临床试验、现场试验和社区试验的基本特征比较

	临床试验	现场试验	
		个体试验	社区试验
实施场所	医疗机构	社区/现场	社区/现场
研究对象	病人	正常人	正常人
分组单位	个体	个体	群体
干预措施	治疗措施	预防措施	预防措施

参考文献

[1] 黄醒华，王临虹. 实用妇女保健学. 北京：中国协和医科大学出版社，2006.

[2] 胡良平，刘慧刚. 如何正确进行生物医学科研设计——科研设计的指导思想与内容. 中国生物医药技术，2008，3（1）：72-74.

[3] 方积乾. 卫生统计学. 7 版. 北京：人民卫生出版社，2012.

[4] 全国卫生专业技术资格考试专家委员会. 全国卫生专业技术资格考试指导：预防医学. 北京：人民卫生出版社，2007.

[5] 孙振球，徐勇勇. 医学统计学. 4 版. 北京：人民卫生出版社，2014.

[6] 詹思延. 流行病学. 7 版. 北京：人民卫生出版社，2012.

[7] 何艳燕. 临床医学研究常用设计方案实施方法——第 6 讲　病例对照研究. 中国实用儿科杂志，2008，23（6）：471-475.

[8] 徐德忠. 临床医学研究常用设计方案实施方法——第 3 讲　队列研究. 中国实用儿科杂志，2008，23（3）：237-240.

[9] 李立明，詹思延. 流行病学研究实例. 北京：人民卫生出版社，2006：114-127.

[10] 王惠珊，蒋竞雄，武蕴梅，等. 婴幼儿肥胖社区干预研究. 中国妇幼健康研究，2008，2（19）：90-93.

[11] 胡华芸，吴婕翎，林文璇，等. 儿童早期表达性语言障碍的临床干预研究. 中国妇幼卫生杂志，2015，7（6）：17-19.

第二部分

岗位专业培训

第六章 孕产期保健

第一节 孕产期群体保健

孕产期群体保健工作的主要目的是掌握影响辖区孕产妇健康的危险因素，有针对性地制定相关技术规范和工作要求并落实，开展辖区妇幼保健业务指导、培训和评估等工作，整体提高辖区孕产期保健工作质量，促进孕产妇健康，减少孕产妇死亡，提高孕产妇的健康水平。

一、孕产期群体保健服务管理内容

1. 孕产期群体保健服务主要是利用妇幼保健三级网络，通过制定和落实孕产期保健相关工作规范、标准，对辖区孕产期保健服务进行业务指导、工作督导和质量控制。

2. 通过健康监测掌握影响辖区孕产妇健康的主要因素，为卫生健康主管部门制定辖区孕产期保健工作发展规划、工作规范、工作常规及技术标准提供技术支持，并组织实施和考核评估辖区孕产期保健工作。

3. 组织辖区使用母子健康手册，开展孕妇妊娠风险筛查及评估，建立高危孕妇和危重孕产妇转诊和救治网络，进行相关信息的收集、整理、质控、统计、分析、上报等工作。

4. 负责对本辖区危重孕产妇和孕产妇死亡进行监测、报告和分析。开展孕产妇死亡评审，有条件的开展孕产妇危重症评审。

5. 组织开展辖区内孕产期保健业务培训，推广适宜技术，组织对专业人员的考核。负责指导和开展本辖区孕产期健康教育工作，制订健康教育计划，开发适宜健康教育材料。

二、孕产妇系统管理及母子健康手册运转

孕产妇系统管理是指辖区内按系统管理程序要求，从妊娠至产后 42 天内为孕产妇提

供至少 5 次产前检查、住院分娩、产后访视及产后 42 天健康检查。

　　每名妇女怀孕后即进入孕产妇系统保健管理，即在孕早期及时建立母子健康手册，并在孕期接受至少 5 次的产前检查，其中孕早期至少进行 1 次，孕中期至少 2 次（建议分别在孕 16～20 周、孕 21～24 周各进行 1 次），孕晚期至少 2 次（其中至少在孕 36 周后进行 1 次），发现异常者的检查次数会酌情增加。正常分娩的产妇至少住院观察 24 小时。产妇在产后 3～7 天、28 天分别接受 1 次家庭访视，并在产后 42 天到社区卫生服务中心（城市）或乡卫生院（农村）或原分娩机构接受一次全面体检。详见图 6-1-1。

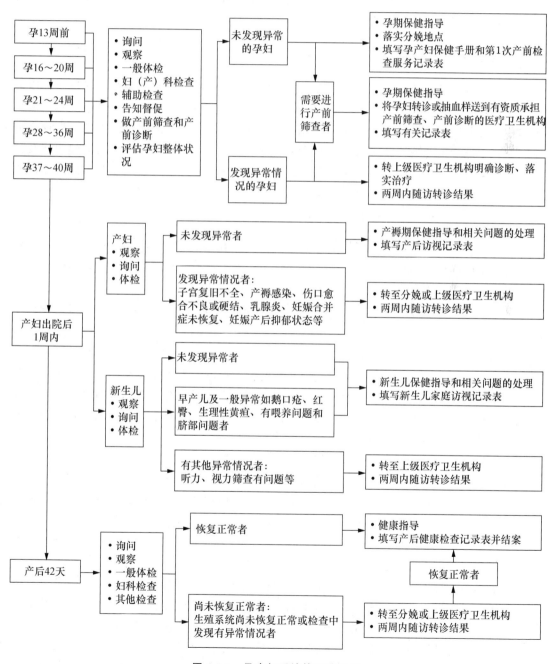

图 6-1-1　孕产妇系统管理流程图

孕产妇在孕产期系统保健时，需要通过母子健康手册进行自我监测和自我记录，在产前检查、住院分娩和产后保健时均需携带母子健康手册，以便医务人员在每次孕产妇接受服务后，将重要检查结果及主要指导意见记录在手册中，并详细查看手册中孕产妇的自我记录内容，全面了解孕产妇相关情况。对于需要转诊、会诊的高危孕产妇，则由城乡基层医疗卫生机构逐级转介至上级医疗保健机构接受进一步诊断和治疗。

各级各类医疗保健机构需进行母子健康手册相关信息的记录和收集，同时完成向辖区妇幼保健机构上报数据的工作。辖区妇幼保健机构则可通过辖区孕产妇相关信息的收集，全面掌握影响辖区孕产妇的健康问题和危险因素等，有针对性地开展相关研究，并提出有针对性的干预措施。

三、高危孕产妇管理

在妊娠期由于某种病理因素或致病因素的影响，可能危害孕妇、胎儿与新生儿健康或导致难产，称为高危妊娠。高危妊娠是在妊娠期间孕产妇患有合并症、并发症及其他疾病的总称。高危妊娠管理是指对所有孕产妇系统、分阶段地筛查高危因素，以及时发现高危孕产妇，并进行追踪随访管理和治疗的过程。高危孕产妇管理要与三级妇幼保健网络及各级医疗机构密切衔接，使每一位有危险因素的孕产妇能够最大限度地得到及时的医疗保健服务，最终达到母婴安全的目的。

（一）孕产妇妊娠风险评估与管理

孕产妇妊娠风险评估与管理是指各级各类医疗机构对怀孕至产后 42 天的妇女进行妊娠相关风险的筛查、评估分级和管理，及时发现、干预影响妊娠的危险因素，防范不良妊娠结局，保障母婴安全。

孕产妇妊娠风险评估包括妊娠风险筛查和评估、妊娠风险管理以及产后风险评估与管理。

1. 孕产妇妊娠风险筛查和评估

孕产妇高危风险可以出现在孕产期的各个时段，也可能发生于每个孕产妇。因此，各医疗保健机构要树立每位孕产妇都具有高危因素的意识，对所有孕产妇进行动态筛查，及早发现具有高危因素的孕产妇，纳入高危孕产妇管理系统，及时进行规范治疗、转诊及密切随访，使风险消除或降至最低。

（1）妊娠风险筛查主要内容及结果处理

妊娠风险筛查必须进行的项目包括：①确定孕周；②询问孕妇基本情况、现病史、既往史、生育史、手术史、药物过敏史、夫妇双方家族史和遗传病史等；③体格检查，测量身高、体重、血压，进行常规体检及妇科检查等；④注意孕妇需要关注的表现特征及病史。建议进行检查的项目包括血常规、血型、尿常规、血糖、心电图、肝功能、肾功能检查，以及艾滋病、梅毒和乙肝筛查等。

对于筛查未见异常的孕妇，应在其母子健康手册上标注绿色标识，按照要求进行管理。对于筛查结果阳性的孕妇，应当在其母子健康手册上标注筛查阳性。如筛查机构为基层医疗机构，还应告知筛查阳性妇女在 2 周内至上级医疗机构接受妊娠风险评估。

（2）妊娠风险评估：妊娠风险评估原则上在开展助产服务的二级以上医疗机构进行。风险按照严重程度分为 5 种颜色，分别为绿（低风险）、黄（一般风险）、橙（较高风险）、红（高风险）和紫（传染病）。

1）绿色：妊娠风险低。孕妇基本情况良好，未发现妊娠合并症、并发症。

2）黄色：妊娠风险一般。孕妇基本情况存在一定危险因素，或患有孕产期合并症、并发症，但病情较轻且稳定。

3）橙色：妊娠风险较高。孕妇年龄≥40岁或BMI≥28 kg/m²，或患有较严重的妊娠合并症、并发症，对母婴安全有一定威胁。

4）红色：妊娠风险高。孕妇患有严重的妊娠合并症、并发症，继续妊娠可能危及孕妇生命。

5）紫色：孕妇患有传染性疾病。孕妇可同时伴有其他颜色的风险。

医疗机构应当结合孕产期保健服务，发现孕产妇健康状况有变化时，立即进行妊娠风险动态评估，根据病情变化及时调整妊娠风险分级和相应管理措施。

2. 妊娠风险管理

各级医疗机构应当根据孕妇妊娠风险评估分级情况，对孕妇进行分类管理。

（1）对妊娠风险分级为"绿色"的孕产妇，应当按照《孕产妇保健工作规范》以及相关诊疗指南、技术规范，规范提供孕产期保健服务。

（2）对妊娠风险分级为"黄色"的孕产妇，应当建议其在二级以上医疗机构接受孕产期保健和住院分娩。如有异常，应当尽快转诊到三级医疗机构。

（3）对妊娠风险分级为"橙色""红色"和"紫色"的孕产妇，医疗机构应将其作为重点人群纳入高危孕产妇专案管理，合理调配资源，保证专人专案、全程管理、动态监管、集中救治，确保做到"发现一例、登记一例、报告一例、管理一例、救治一例"。对妊娠风险分级为"橙色"和"红色"的孕产妇，应在3日内将"孕产妇妊娠风险评估分级报告单"报送辖区妇幼保健机构。如孕产妇妊娠风险分类为"红色"，应当在24小时内报送。

3. 产后风险评估与管理

医疗机构在进行产后访视和产后42天健康检查时，应当落实孕产妇健康管理服务规范有关要求，再次对产妇进行风险评估。如发现阳性症状和体征，应当及时进行干预。

（二）高危孕产妇的专案管理

1. 登记高危信息

各级医疗保健机构对筛查出的每一例高危孕妇，均要在母子健康手册、门诊病历上做出标记及记录相关信息，并建立高危孕产妇专案。

2. 开设高危门诊

县级以上医疗保健机构必须开设高危妊娠门诊，固定主治医师及以上职称人员专人负责处理及随诊。对高危孕妇，预约登记返诊时间，并有针对性地进行健康教育。

3. 随访

（1）医疗保健机构承担高危门诊的人员负责追访预约登记的高危孕妇，督促其复诊。还要负责追访转会诊高危孕妇的会诊结果，并记录在案。

（2）追访工作主要包括：督促高危孕妇按时进行产前检查、服药或入院治疗，对高危孕妇及家属进行相关孕期保健知识的宣传教育，动员不宜妊娠者终止妊娠，动员合并内科疾病者转往综合医院分娩等。

4. 转诊和会诊

通过必要的转诊和会诊，保证不同危险程度的高危孕妇得到相应的医疗保健服务。基层医疗保健机构对本级不能处理的高危孕产妇，应当转至上级医疗保健机构或专科医院做进一步检查、确诊。对转回的孕产妇应当按照上级医疗保健机构的处理意见进行观察、治疗与随访。

四、危重孕产妇救治

各辖区应建立危重孕产妇救治网络，明确网络中各级各类医疗保健机构和人员的职责，建立完善孕产妇危重症的评估、分类、转运、交接、诊治与结果跟踪反馈的转诊流程。

乡镇卫生院进行孕期管理和高危筛查，二、三级综合医院和妇幼保健院承担转诊和危重孕产妇救治的职责。基层医疗机构对本级不能处理的高危孕产妇，应转至上级医疗保健机构做进一步检查和确诊。各级救治中心接收辖区内危重孕产妇并将本级救治中心不能处理的危重孕产妇通过绿色通道及时转运至上级救治中心，确保有效衔接和绿色通道畅通，形成分级负责、上下联动、应对有序、运转高效的危重孕产妇急救、会诊、转诊网络。

对转诊的危重孕产妇，转诊前，转诊医疗机构应主动联系接诊医疗机构，并进行转诊前的初步处理。转诊机构要指派具备急救能力的医师护送，携带相关病情资料，准备好转运途中急救物品。要建立危重孕产妇会诊、转诊、技术指导等双向协作关系，确保救治网络覆盖全部助产机构。

五、孕产妇危重症评审

孕产妇危重症是指妊娠至产后 42 天内，因患疾病濒临死亡，经抢救后存活下来的孕产妇病例。孕产妇危重症评审是指由多学科专业人员应用孕产妇危重症评审流程，对医疗机构救治的孕产妇危重症病例的全程管理与服务进行回顾性分析和评审，总结经验，寻找问题，并提出改进建议和方法。开展孕产妇危重症评审工作能够获得大量真实的孕产期管理、保健和救治信息，有助于行政管理部门了解区域孕产期保健的主要问题，提高医疗保健机构管理水平和服务质量，提高医务人员对孕产妇危重症的早期识别、干预和救治能力，规范孕产期保健服务。

（一）评审目的

孕产妇危重病评审是对威胁孕产妇生命的危重症的救治过程进行评审，对需要改进的环节提出具体针对性的意见，以更好地改善医疗服务。

（二）评审范围

发生在医疗机构内的从妊娠开始至产后 42 天内濒临死亡，但被成功救治或由于偶然因素而继续存活的孕产妇病例。

（三）组建孕产妇危重症评审组

评审组成员主要由卫生管理、妇幼保健、妇产科、麻醉科、内科、外科、重症监护、护理、急诊/急救等多学科专业人员和管理人员组成。每次评审时评审组成员不应少于5人（卫生管理、妇幼保健、妇产科、麻醉科、护理人员每次均需参加）。

（四）评审原则

1. 明确评审目的，遵循评审纪律

参加评审人员应充分认识到评审目的是改进服务质量，评审结论不作为医疗事故、医疗过错鉴定和处理依据。评审信息不能随意对外传播。

2. 多学科人员参与

专家组成员应是来自不同领域的相关专家；参与医疗救治的医务人员应该在评审现场，鼓励其他医务人员到场听评。

3. 提供充分、真实的医疗信息

医疗机构应为评审专家提供完整的评审病历复印件，评审现场能够呈现原始的评审病历，以便及时核实相关信息。

（五）评审内容

主要涉及4个方面的内容：

1. 回顾医疗服务全过程

针对评审对象所经历的每个医疗环节（从入院至出院），确定其环节中恰当或不恰当的医疗服务行为。

2. 原因/因素分析

分析不恰当的医疗服务行为产生的原因，是知识技能问题还是管理水平问题。

3. 提出改进建议

明确在医疗服务过程中需要改进的方面，提出改进建议和措施。

4. 总结成功经验

在病例评审过程中，不仅要找到存在的不足之处，同时要总结成功经验和好的医疗服务实践，表扬和鼓励正确的、规范的医疗行为，以便继续保持并给其他人提供借鉴经验。

六、孕产妇死亡评审

孕产妇死亡评审是指通过对每一例死亡孕产妇进行深入的调查，以了解导致死亡发生的医学和社会因素，汇总相关信息，提出针对个体或群体的改进措施，避免类似悲剧再次发生，从而为政府部门或医疗保健机构制定干预决策提供科学依据，最终达到提高孕产期保健和产科服务质量，有效降低孕产妇死亡率的目的。

（一）评审目的

孕产妇死亡评审的目的是为了揭示死因，寻找可以避免死亡发生的环节，以减少类似死亡的发生，拯救更多的生命。

（二）评审范围

从妊娠开始至产后42天内，不论妊娠时间和部位，包括任何与妊娠或妊娠处理有关原因、内外科疾病、计划生育手术、宫外孕、葡萄胎等导致死亡的妇女，但不包括意外原

因（如车祸、中毒、自杀等）导致死亡的妇女。

（三）组建孕产妇死亡评审委员会

孕产妇死亡评审可在县、地市和省或国家级进行。各级应成立孕产妇死亡专家评审委员会。专家组成员应由各级卫生行政、相关部门领导人员和多学科专家组成。多学科专家成员主要应包括产科、内科和外科医师，麻醉师，病理医师，统计、公共卫生和社会工作者。

（四）评审原则

遵守原卫生部《医疗机构病历管理规定》，遵循保密原则、少数服从多数原则、相关学科参评原则、回避原则，保护调查和评审参与者，保护被调查者，评审结论不作为医疗事故鉴定的依据。

（五）评审内容

1. 确定死亡原因

评审专家应依据国际疾病分类（ICD-10）对孕产妇死亡疾病进行诊断和分类。死亡证明、病历记录和尸解报告是死因诊断的主要依据。按照孕产妇常见疾病死因，死亡分类可分为两大类：

（1）直接产科死亡：指由于妊娠状态（妊娠、分娩和产褥期）下的产科并发症，或由于医疗的操作干预、疏忽遗漏、处理不当，或由于上述情况的任何一个而引起的一系列事件导致的死亡。

（2）间接产科死亡：指由于以前已经存在的疾病或者在妊娠期新发生的疾病，这些疾病虽并非由直接产科原因所引起，却由于妊娠的生理影响而加重，从而导致的死亡。

2. 评审结论

主要包括可避免死亡和不可避免死亡。

（1）可避免死亡：根据本地区医疗保健设备条件和技术水平以及孕产妇个人身心状况，死亡是可以避免的，但因某一环节处理不当或失误造成的死亡，或由于本地区医疗保健设施、条件、技术尚未达到应有的水平，或因个人或家庭条件困难、缺乏基本卫生知识而未能及时寻求帮助造成的死亡。这些死亡可通过改善上述条件而避免发生。

（2）不可避免死亡：由于本地区特别是高级别医疗保健技术水平所限，尚无法避免的死亡。

3. 寻找主要影响因素

根据世界卫生组织推荐的对孕产妇死亡个案评审的要求（十二格表评审方法），找出影响每例孕产妇死亡的主要因素。但有的不可避免死亡无明确的影响因素，可不评审此项。详见表 6-1-1。

表 6-1-1　十二格表评审的内容

	知识技能	态度	资源	管理系统
个人、家庭及居民团体				
医疗保健系统				
社会其他相关部门				

4. "三个延误"的评审

"三个延误"的评审对分析可避免死亡的影响因素，制定有效的干预措施很有帮助。主要包括：决定就诊时间的延误、到达医疗保健地点的延误和提供保健服务时间的延误。

参考文献

[1] 熊庆，王临虹. 妇女保健学. 2版. 北京：人民卫生出版社，2014.

[2] 黄醒华，王临虹. 实用妇女保健学. 北京：中国协和医科大学出版社，2006.

[3] 吴久玲. 孕产妇危重症评审指南. 北京：人民卫生出版社，2013.

[4] 国家卫生计生委妇幼健康服务司，全国妇幼卫生监测办公室. 中国妇幼卫生监测工作手册. 2013.

[5] 王临虹. 孕产期保健技术指南. 北京：人民卫生出版社，2013.

[6] 全国人民代表大会常务委员会. 中华人民共和国母婴保健法. 1994-10-27.

[7] 中华人民共和国国务院. 中华人民共和国母婴保健法实施办法. 2001-06-20.

[8] 卫生部. 卫生部关于印发《孕产期保健工作管理办法》和《孕产期保健工作规范》的通知（卫妇社发［2011］56号）. 2011.

[9] 国家卫生计生委. 国家卫生计生委办公厅关于印发孕产妇妊娠风险评估与管理工作规范的通知（国卫办妇幼发［2017］35号）. 2017.

第二节　婚前保健

> **学习目标：**
>
> 1. 掌握婚前医学检查内容。
> 2. 熟悉婚前保健常见问题的咨询与指导。
> 3. 熟悉有关疾病的婚育医学意见。
> 4. 了解婚前保健管理。

婚前保健是国家为准备结婚的男女在结婚登记前提供的，以充分尊重公民隐私权及知情权为原则的医学服务。婚前保健服务介于青春期和孕前期保健服务，是预防传染病蔓延、遗传病延续的重要关口。

一、婚前医学检查

婚前医学检查是对准备结婚的男女双方可能患有影响结婚和生育的疾病进行的医学检查。

（一）检查疾病

影响婚育的疾病包括：严重遗传性疾病、指定传染病、有关精神病以及其他与婚育有关的疾病。

1. 严重遗传性疾病

指由于遗传因素而先天形成，患者全部或部分丧失自主生活能力，子代再发风险高，医学上认为不宜生育的严重遗传性疾病。

2. 指定传染病

指《中华人民共和国传染病防治法》中规定的艾滋病、淋病、梅毒以及医学上认为影响结婚和生育的其他传染病。

3. 有关精神病

指精神分裂症、躁狂抑郁型精神病及其他重型精神病。

4. 其他与婚育有关的疾病

如重要脏器疾病和生殖系统疾病。

（二）检查项目

包括询问病史，全身检查、生殖器官及第二性征检查，以及辅助检查。

1. 询问病史

（1）疾病史：一般情况、现存疾病及治疗情况，既往是否患有有关精神病、指定传染病、性病，以及重要脏器疾病、泌尿生殖系统疾病。

（2）月经史：初潮年龄、月经周期、经期、经量、有无痛经等。

（3）婚育史：有无流产、死胎、早产、死产及生育过先天性缺陷儿史。

（4）家族史：以父母、祖父母、外祖父母及兄弟姐妹为主的家庭成员中有无遗传性疾病。如已病故，也要了解其患病情况，必要时绘制家系谱。

（5）近亲婚配史：包括直系和三代以内旁系血亲之间的婚配。

2. 体格检查

（1）全身检查除常规检查外，应注意有无特殊面容、体态、身材、语言表达及智力状况，精神状态和行为有无失常等。重点检查心、肺、肝、肾等重要器官。

（2）第二性征

女性第二性征：除检查乳房、阴毛、腋毛成熟发育的特征外，还应注意音调较高、骨盆宽大以及肩、胸、臀部皮下脂肪丰满等女性体表征象。

男性第二性征：除生殖器发育成熟特征外，应注意声音低沉、有胡须、喉结突出、体毛多、肌肉发达、肩膀宽大魁梧、健壮的男性体形。

（3）生殖器官检查

女性：观察外阴发育及阴毛分布、大小阴唇和阴蒂发育，内生殖器检查原则上采用肛门腹部双合诊方法。重点检查有无生殖器官发育不良或畸形、生殖道感染、盆腔包块等。若需做阴道检查，应征得受检者或家属同意。

男性：取直立位查阴茎头、阴囊皮肤、睾丸位置、精索等有无异常。

3. 辅助检查

（1）常规检查项目：系《婚前保健工作规范》的规定，包括血常规、尿常规、梅毒、转氨酶和乙肝表面抗原（HBsAg）、阴道分泌物滴虫和假丝酵母菌、胸部 X 线检查等。女性受检者已孕或近期有怀孕要求者，应避免胸部 X 线检查；男性受检者近期有怀孕要求者，应该做好生殖器官的放射防护。

（2）特殊检查项目：系医生建议或服务对象自愿选择的检测项目，如艾滋病抗体、丙肝抗体、淋球菌、乙肝病毒血清学检测、肝肾功能、乳腺检查、精液和染色体检查、妊娠试验、B超、心电图、智力筛查等。还可以根据地区疾病流行特点决定检查项目，如筛查地中海贫血等。

（三）转诊服务

婚前医学检查实行逐级转诊制度。对不能确定的疑难病症，原婚检单位要填写统一的转诊单，转至设区的市级卫生计生行政部门指定的医疗保健机构进行确诊。原婚检单位根据确诊结果填写《婚前医学检查证明》，并保留原始资料。

（四）提出医学意见

婚前保健医生应综合受检者的检查结果，从有利于本人、对方以及后代健康出发，提出有关婚育的医学建议。《婚前保健工作规范》中对各种情况下提出的医学建议做出了规定：

1."未发现医学上不宜结婚的情形"

是指经过婚前医学检查，未发现影响婚育的疾病或异常情况。

2."建议不宜结婚"

指婚姻法规定的禁止结婚的情形，包括：直系血亲及三代以内旁系血亲，重型精神病在病情发作期并有攻击危害行为，及一方或双方患有重度、极重度智力低下，不具有婚姻意识能力等医学上认为不宜结婚的疾病。

3."建议暂缓结婚"

发现指定传染病在传染期内、有关精神病在发病期内或其他医学上认为应暂缓结婚的疾病时，注明"建议暂缓结婚"；对婚检发现的可能会终生传染的不在发病期的传染病患者或病原携带者，在出具婚前检查医学意见时，应向受检者说明情况，提出预防、治疗及采取其他医学措施的意见。若受检者坚持结婚，应充分尊重受检双方的意愿，注明"建议采取医学措施，尊重受检者意愿"。

4."建议不宜生育"

发现医学上认为不宜生育的严重遗传性疾病或其他重要脏器疾病，以及医学上认为不宜生育的疾病的，注明"建议不宜生育"。

二、婚前卫生指导

婚前卫生指导是婚前保健医师主动为每一对准备结婚的男女，提供有关婚育的健康教育服务。

（一）指导内容

婚前卫生指导的主要内容包括：有关性保健和性教育、新婚避孕知识及计划生育指导、孕前保健知识、影响婚育疾病的基本知识、遗传病的基本知识，以及其他生殖健康知识。

（二）指导方法

要根据当地的经济发展水平、习俗、服务对象的文化程度，确定适合的婚前卫生指导形式。形式应多样化，如播放录像、讲座、个别指导、环境宣教等，并向婚检对象提供婚前保健宣传资料。

三、婚前卫生咨询

婚前卫生咨询是婚检医师针对医学检查发现的异常情况以及服务对象提出的具体问题进行解答、交换意见、提供信息，帮助受检对象在知情的基础上做出适宜的决定。医生在咨询中要遵循尊重、知情、保密、负责、参与和互动的原则。

（一）咨询内容

咨询内容依受检者需要以及医学检查结果而决定。

1. 婚育指导

婚育指导包括对医学检查中检出疾病的就诊指导、对生育保健的指导、避孕方法和终止妊娠的指导。

2. 医学意见咨询

医学意见咨询是指对医学建议中提出的建议不宜结婚和可以结婚但不宜生育的原因给予解答和指导。

3. 有关生殖健康咨询

有关生殖健康咨询包括对性问题的讲解、指导和教育，对性功能障碍及性传播疾病的预防指导。

4. 遗传咨询

遗传咨询是对有关遗传性疾病方面的问题进行解答，对患有遗传性疾病但可以生育的情况提出产前诊断的具体建议等。

（二）咨询方法

根据婚前保健工作特点和服务对象需求，婚前卫生咨询基本可以分为指令性咨询与非指令性咨询。婚前保健医生需要熟练掌握人际交流技巧，运用专门的知识与通俗的语言进行分析和解答，并提供相关的信息、建议和医学指导。

1. 指令性咨询

指咨询者为服务对象做出相关决定并直接告诉受检对象，如直系血亲和三代以内的旁系血亲禁止结婚等问题。

2. 非指令性咨询

咨询者对服务对象提出的问题进行分析和解答后，仅提供相关的信息以及建议和医学指导，让受检对象根据具体情况自己做出决定。

四、有关疾病的婚育医学意见

（一）遗传性疾病的婚育医学意见

对于所有遗传性疾病，只要一方或双方患有重度、极重度智力低下，不具有婚姻意识能力，医学意见只有一种"建议不宜结婚"。对于可以结婚的严重遗传性疾病患者是否生育的医学建议，必须根据具体情况进行分析后提出医学意见（详见本章第五节"医学遗传与产前筛查"），建议患者进行相关遗传咨询。

（二）有关精神病的婚育医学意见

男女双方或任何一方确诊重型精神病，在发病期内应建议暂缓结婚；已经结婚的，在治疗期间不宜妊娠；已经妊娠的，建议不宜继续妊娠。重型精神病多为多基因遗传性疾病，建议不宜生育。对于精神疾病患者的婚育时机，应结合专科医生的意见。

（三）指定传染病的婚育医学意见

指定传染病在传染期内，建议暂缓结婚。对于婚检发现的可能会终生传染的不在发病期的传染病患者或病原体携带者，在出具婚前检查医学意见时，应向受检者说明情况，提出预防、治疗及采取其他医学措施的意见。若受检者坚持结婚，应充分尊重受检双方的意愿，注明"建议采取医学措施，尊重受检者意愿"。

（四）常见生殖系统发育异常的婚育医学意见

根据具体情况，向准备结婚的男女双方讲清楚双方所患生殖器官异常对性生活及生育能力有什么影响及影响程度，是否可以进行治疗、治疗的方法以及治疗后对性生活及生育能力恢复的程度。让男女双方在充分知情的情况下自己做出是否结婚的决定。

（五）其他重要脏器疾病的婚育医学意见

1. 心脏病

根据疾病的程度及心脏功能状况决定建议暂缓结婚、建议不宜生育或可以结婚但应该慎重决定是否生育，生育时机应结合专科医生的意见。如各类心脏病伴明显的肺动脉高压患者不宜妊娠，已妊娠的应在孕 12 周前终止妊娠。不宜妊娠的心脏病类型还有：慢性心房颤动等难以控制的快速型心律失常、高度房室传导阻滞、心脏明显扩大或有过脑梗死史、近期有风湿活动或并发感染性心内膜炎等。

2. 糖尿病

糖尿病患者应该在血糖控制比较理想的情况下结婚。女方患糖尿病且有并发症者建议不宜妊娠。糖尿病患者必须在血糖控制正常的情况下妊娠，并且应该在内科医生和妇产科医生的密切配合下监测疾病情况，及时调整药物，密切监测胎儿生长发育情况，同时应充分考虑药物对胎儿的影响。

3. 甲状腺功能异常

一般不影响结婚，但甲状腺功能亢进或甲状腺功能减低患者必须在疾病治愈或缓解的情况下妊娠，并且应该在内科医生和妇产科医生的密切配合下监测疾病情况，及时调整药物，密切监测胎儿生长发育情况，同时应充分考虑药物对胎儿的影响。

4. 肾疾病

肾疾病患者在急性期或活动期应建议暂缓结婚。女方患肾疾病伴有肾功能不全时可以在内科医生指导下选择结婚时机，但不宜生育。慢性感染性肾疾病且肾功能正常不影响婚育。

五、婚前保健管理

（一）相关法律法规

《中华人民共和国母婴保健法》《中华人民共和国母婴保健法实施办法》以及原卫生部

《婚前保健工作规范（修订）》对婚前保健工作提出了明确的要求。

（二）机构和人员的管理

1. 资质审批

从事婚前医学检查的机构，必须是取得"医疗机构执业许可证"的医疗、保健机构，经其所在地设区的地（市）级卫生行政部门审查，取得"母婴保健技术服务执业许可证"。从事涉外婚检的机构应是具备上述条件的省级机构。

从事婚前医学检查的人员，必须取得"执业医师证书"和"母婴保健技术考核合格证书"，主检医师应具备主治医师以上专业技术职称。

2. 机构的基本要求

（1）房屋要求：分别设置专用的男、女婚检室，有条件的机构设置综合检查室、婚前卫生宣传教育室和咨询室、辅助检查科室等。环境应温馨、整洁，布局合理，方便群众，能保护婚检对象的隐私。

（2）设备要求：男、女婚检室内备有必需的检查设施和消毒物品，检查室符合医院感染管理要求，能够保护婚检对象的隐私。宣教室内配有男女生殖器模型、生殖健康知识的挂图以及其他的宣教设备。咨询室内配有挂图、咨询教具及常用的避孕药具等。机构能完成婚前医学检查中要求的辅助检查项目。

3. 人员的基本要求

必须配备男婚检医师、女婚检医师、主检医师、有资质的护士、有资质的检验人员。婚检人员必须经过婚前保健的专业培训。涉外婚检的医务人员应该具备一定的外语水平。

（三）工作质量的管理

1. 服务质量管理

建立健全各项工作制度，如婚前保健业务学习制度、疑难病例讨论制度、转诊与会诊制度、质量和安全管理制度等。成立科室婚前保健质量和安全管理小组，定期开展质量与安全管理活动，书写分析报告，不断提高服务质量。定期开展婚前保健业务人员的培训，提高服务水平。

2. 实验室质量管理

婚前医学检查中的各项检验项目，应按照临床检验规范及质量控制标准进行。检验人员应严守操作规程，出具规范的检验报告。

3. 信息资料管理

建立"婚前医学检查登记本""婚前医学检查疾病登记和咨询指导记录本""婚前保健业务学习、讨论记录本"等原始本册。有专人负责收集、整理、统计分析和上报各种数据及报表。

4. "婚前医学检查表"和"婚前医学检查证明"的管理

"婚前医学检查表"和"婚前医学检查证明"格式由国家卫生计生行政部门统一规定。

"婚前医学检查证明"由婚检医师填写，主检医师审核签名，婚检单位加盖婚前医学检查专用章。"婚前医学检查证明"分两联，存根联由婚前保健服务机构存档保存，另一联交受检者。

"婚前医学检查表"必须妥善保存不得少于30年，"婚前医学检查证明"保存不得少于15年。

参考文献

［1］卫生部. 婚前保健工作规范（修订）（卫基妇发［2002］147 号）. 2002.

［2］苏穗青. 围婚期保健. 北京：中国协和医科大学出版社，2008.

［3］熊庆，王临虹. 妇女保健学. 2 版. 北京：人民卫生出版社，2014.

［4］黄醒华，王临虹. 实用妇女保健学. 北京：中国协和医科大学出版社，2006.

［5］姚中本. 新编实用婚育保健技术指导. 上海：复旦大学出版社，2003.

第三节 孕前保健

学习目标：

1. 掌握孕前医学检查的内容和方法。
2. 掌握影响妊娠常见疾病的识别与指导。
3. 熟悉孕前健康评估与咨询指导。

孕前保健是以预防出生缺陷发生，提高出生人口素质为宗旨，以改善计划怀孕夫妇健康状况，降低或消除导致出生缺陷等不良妊娠结局的危险因素，提高计划怀孕夫妇优生科学知识水平，增强孕前风险防范意识，提高计划妊娠比例为目的，为准备怀孕的夫妇提供的医疗保健服务。服务内容包括：孕前医学检查、孕前卫生指导、孕前咨询等。

一、孕前医学检查

孕前医学检查（包括体格检查、实验室和影像学等辅助检查）应在知情选择的基础上进行，同时应保护服务对象的隐私。

（一）询问病史

除询问基本信息外，要了解计划怀孕夫妇和双方家庭成员的健康状况，识别影响生育的危险因素。重点询问与优生有关的孕育史、疾病史、家族史、用药情况、生活习惯、饮食营养、职业状况及工作环境、社会心理和人际关系等。

（二）体格检查

按常规进行男女双方体格检查，包括常规体检，如身高、体重、血压、心率等，甲状腺触诊、心肺听诊、肝脾触诊、四肢脊柱检查等操作，进行男女生殖系统专科检查。

（三）辅助检查

实验室检查：血常规、尿常规、阴道分泌物检查（白带常规、淋球菌、沙眼衣原体检测）、血型（含 ABO、Rh 血型）、血糖、肝肾功能、乙肝两对半、甲状腺功能、TORCH、梅毒螺旋体筛查、艾滋病筛查等，必要时行宫颈细胞学检查。

影像学检查：妇科超声、胸片，必要时行乳腺 B 超等。

其他：根据需要可检查染色体核型、地中海贫血、精液常规、心理量表测评等。

（四）综合评估与建议

根据孕前医学检查结果，结合孕前医学咨询，对准备怀孕夫妇进行综合评估，提出有关妊娠的医学建议。医学建议包括：

1. 适宜妊娠

适宜妊娠指孕前检查未发现夫妇双方患有医学上认为不宜妊娠的疾病或情况。医生应给予一般性的孕前卫生指导。

2. 建议暂缓妊娠

暂缓妊娠的情况主要包括：

（1）传染病或性传播疾病传染期。

（2）精神病发作期。

（3）其他重要脏器严重疾病，病情不稳定者；脏器功能受损且不能承受妊娠者；服药期，药物影响妊娠结局或有可能导致胎儿畸形者。

（4）现有疾病尚未诊断明确者。

（5）行为、生活方式、环境有可能影响妊娠结局，尚未改变者，比如酗酒、接触有毒有害环境等。

（6）存在其他可能影响妊娠结局或有可能导致胎儿畸形的因素且尚未消除者。

3. 建议不宜妊娠

主要是指：妇女患有某些疾病，一旦妊娠，不仅病情加重，造成重要脏器的严重损害，甚至危及母婴生命；夫妇患有某些严重遗传性疾病，无法产前诊断者。对于建议不宜妊娠的夫妇，医生应该给予耐心咨询，并提供避孕指导。建议不宜妊娠的情况主要包括：

（1）重度慢性高血压合并重要脏器功能严重损害者。

（2）糖尿病已有严重的合并症者。

（3）肾脏疾病、肾功能严重受损者。

（4）心血管病变：心功能Ⅲ～Ⅳ级、青紫型先天性心脏病、风湿性心脏病活动期、细菌性心内膜炎等。

（5）严重遗传性疾病，不能产前诊断者。

（6）极重度智力低下。

（7）晚期恶性肿瘤患者。

（8）有遗传倾向或攻击行为的严重精神疾病者。

（9）其他严重危及母婴安全的情况。

二、孕前卫生指导

孕前卫生指导是在医学建议的基础上，医生指导准备怀孕的夫妇从心理、生理、营养、行为方式、环境等各方面做好怀孕的准备。

1. 制订妊娠计划。建议有准备、有计划地妊娠，避免高龄生育，介绍计划受孕方法和避孕措施。

2. 合理营养。平衡膳食，保证营养均衡，根据情况科学补充营养素及微量元素。

3. 积极预防慢性疾病和感染性疾病。对于特定病毒易感人群，指导接种风疹、乙肝疫苗。

4. 谨慎用药。计划受孕期间尽量避免使用药物，如必须服药，需调整药物，避免使用可能影响胎儿正常发育的药物。

5. 避免接触生活及职业环境中的有毒有害物质，避免接触家畜，不养宠物。

6. 保持健康的生活方式，戒除毒麻药品，改变吸烟、饮酒行为，适当运动。

7. 保持心理健康，缓解精神压力，消除不良情绪。

8. 告知早孕征象及孕早期保健要点

9. 告知检查后 6 个月或更长时间仍未怀孕，夫妇双方应来院检查。

10. 对于高遗传风险的夫妇，指导接受遗传咨询、产前筛查和诊断。

三、孕前咨询

孕前咨询的服务对象主要是曾经生育过出生缺陷的患儿或者曾经发生过胎儿畸形的夫妇，评估本次妊娠再次发生上述问题的风险。"全面两孩"政策实施后，高龄孕妇和瘢痕子宫再次妊娠的问题比较多见，也应该做好孕前咨询。

（一）造成出生缺陷的遗传性因素

造成出生缺陷的遗传性因素包括染色体病、单基因病、多基因病等。对于生育过出生缺陷患儿、曾经发生过胎儿畸形、不明原因死胎等夫妇，建议夫妻双方孕前进行染色体检查。有遗传病家族史者，建议到产前诊断门诊进行遗传咨询，并了解产前诊断的相关情况。

（二）高龄孕妇的咨询

孕妇年龄是发生出生缺陷的高危因素，针对年龄≥35 岁的妇女，需要告知流产、胎儿发育异常、死胎死产、妊娠期并发症等风险均增加，建议进行产前诊断。某些妇女卵巢功能出现衰退，不孕和自然流产的风险明显增加。建议年龄 40 岁以上的妇女，在准备怀孕之前首先评估卵巢功能。

（三）复发性流产

我国通常将 2 次或 2 次以上在妊娠 28 周之前的胎儿丢失称为复发性流产（RSA）。RSA 病因十分复杂，主要包括遗传因素、解剖因素、内分泌因素、感染因素、免疫功能异常、血栓前状态、孕妇的全身性疾病及环境因素等。妊娠不同时期的 RSA，其病因有所不同。妊娠 12 周之前的早期流产多由遗传因素、内分泌异常、生殖免疫功能紊乱及血栓前状态等所致。妊娠 12~28 周的晚期流产且出现胚胎停止发育者，多由于血栓前状态、感染、妊娠附属物异常、严重的先天性异常所致。晚期流产但胚胎组织新鲜，甚至娩出胎儿仍有生机者，多数是由于子宫解剖结构异常所致，根据具体情况又可分为两种：一种是宫口开大或胎膜破裂之前没有宫缩，其病因主要为宫颈机能不全；二是先有宫缩，其后出现宫口开大或胎膜破裂，其病因多为生殖道感染、胎盘剥离等。

（四）瘢痕子宫再次妊娠的咨询

瘢痕子宫是指剖宫产术、子宫肌瘤剔除术、子宫穿孔或破裂修复术、子宫成形术等妇产科手术后子宫组织留存瘢痕者。瘢痕子宫再次妊娠存在子宫破裂风险，具体程度与前次子宫手术术式、术后瘢痕恢复、此次妊娠距子宫手术间隔时间等多个因素有关，必要时需提前终止妊娠。由于前次手术（尤其是子宫下段剖宫产）瘢痕有可能形成憩室，使宫腔内膜不平整，妊娠时受精卵易着床于瘢痕处，可能发生切口妊娠、凶险性前置胎盘、胎盘植入、子宫瘢痕处穿透破裂出血等严重危及孕妇生命的事件。一般建议患者前次手术后避孕2年左右再计划妊娠，孕期定期产前检查，密切监测。

四、常见疾病的孕前医学意见

（一）细菌性阴道病

目前尚无有效的预防措施，需注意经期卫生和个人卫生，避免阴道冲洗。推荐治疗方案（选其中一种）：甲硝唑 400 mg，口服，每日两次，连续服用 7 日；甲硝唑 2 g，顿服。

（二）外阴阴道假丝酵母菌病

去除有关易感因素，如若有糖尿病，应给予积极治疗，及时停用广谱抗生素、雌激素及皮质类固醇激素。勤换内裤，用过的内裤、盆及毛巾均应用开水烫洗。局部用药常选用咪康唑栓剂、克霉唑栓剂等；全身用药可选用氟康唑 150 mg，顿服。

（三）衣原体感染

若存在衣原体感染，应于治愈后再怀孕。治疗可选择以下方案：①阿奇霉素 1 g，顿服；②红霉素 500 mg，口服，qid×7 天；③红霉素 500 mg，口服，bid×14 天。有接触史或高危因素者在妊娠早期检测，若检测为阳性，应及时治疗。妊娠期发现衣原体感染，选择红霉素方案治疗。夫妇双方应该同时治疗。

（四）生殖器疱疹

一般轻型生殖器疱疹属自限性疾病，无需特殊治疗。必要时可选用局部用药对症治疗。严重感染者，需要抗病毒治疗。建议加强锻炼，增强抵抗力，防止复发。对于原发性感染又准备怀孕的女性，应在症状消除一段时间后再考虑怀孕。

（五）风疹病毒、巨细胞病毒及弓形虫感染

孕妇感染风疹病毒、巨细胞病毒及弓形虫等病原体，可导致胎儿畸形，流产、早产、胎死宫内发生率高。

计划妊娠时，女方应做相应病原体的 IgG 和 IgM 抗体检测。IgG 抗体阳性者，说明既往已经感染过，已经具备免疫力。IgM 抗体阳性，提示近期感染，暂缓怀孕。

对于风疹病毒目前尚无特效治疗药物，建议妇女加强锻炼，提高免疫力，1 个月后复查 IgM 抗体，转阴后再计划怀孕。风疹初愈的妇女 6 个月内最好不要怀孕。风疹病毒 IgG 抗体和 IgM 抗体均阴性者，建议排除妊娠后接种风疹疫苗，接种疫苗 3 个月后再计划怀孕。巨细胞病毒 IgM 阳性妇女治疗可选用丙氧鸟苷，每天 5～15 mg/kg，分 2～3 次静脉滴注，10～14 日为一疗程。注意个人卫生，勤洗手，避免与巨细胞病毒感染者接触。弓形虫 IgM 阳性妇女治疗可选用乙酰螺旋霉素，每次 1 g，4 次/日，连用 2 周，间隔 2 周后可重复服用，复查治愈后再妊娠。

（六）慢性高血压

慢性高血压的妇女妊娠时发生先兆子痫、胎盘早剥、胎儿生长受限（FGR）的概率增

加。孕前需了解年龄、高血压程度、病程、有无靶器官损害（如心脏、肾、眼底）、是否合并其他疾病（如糖尿病）等。需做全面体检，包括生化检查、心电图、心功能情况、眼底检查、糖代谢筛查及口服葡萄糖耐量试验（oral glucose tolerance test，OGTT）。必要时转诊至相关专科。如肥胖，则需在孕前通过调整饮食及运动降低体重，以减少妊娠期母胎的并发症。

（七）糖尿病

糖尿病可合并视网膜病变、肾和心脏损害，增加妊娠并发症，如先兆子痫、FGR、巨大儿、医源性早产等，尤其是使不明原因死胎率增加。孕前需了解糖尿病病程、病情，血糖控制情况，是否合并心、肾、视网膜和外周神经病变，需做全面体检及实验室检查，必要时建议到综合性医院内分泌科进一步评估并咨询专科医生意见。

（八）甲状腺疾病

因甲状腺功能异常对妊娠影响较大，且在疾病早期可能没有临床症状，建议有条件的医院在孕前开展甲状腺功能筛查。甲状腺功能异常患者，其妊娠时机应咨询专科医生意见。

1. 甲状腺功能亢进

甲状腺功能亢进（简称甲亢）未控制的孕产妇易发生流产、早产、死胎等，可诱发妊娠期高血压疾病，增加不良妊娠结局风险，建议暂不怀孕。丙硫氧嘧啶为首选药。治疗停药后妊娠较安全或用药以最小剂量能控制病情为好。治疗时可母乳喂养，但要监测新生儿甲状腺功能。已患甲亢的妇女最好在甲状腺功能控制至正常后考虑妊娠，[131]碘治疗的甲亢患者需要在治疗结束至少 6 个月后妊娠。

2. 甲状腺功能减退

甲状腺功能减退增加先兆子痫、胎盘早剥、贫血、产后出血等的发生风险，故甲状腺功能未恢复正常时建议暂不怀孕。如经正规治疗，胎儿及新生儿一般无甲状腺功能异常，预后好。左甲状腺素为首选药，通过胎盘量少，不影响胎儿甲状腺功能。促甲状腺激素（TSH）水平可作为药物治疗的监测指标。已患临床甲状腺功能减退的妇女计划妊娠时，需要将血清 TSH 控制到＜2.5 mIU/L 水平后再怀孕，一旦怀孕，要立即调整左甲状腺素片的剂量。

（九）心脏病

孕前需至专科评估心脏病种类和心功能。妊娠后从早孕起需注意监测心功能，孕期注意血压及心功能监测，必要时专科就诊。

（十）癫痫

癫痫如控制不好，可增加低氧、低血压的风险，造成新的癫痫病灶。癫痫本身可增加胎儿畸形率。抽搐发作时胎盘血流减少，导致宫内缺氧，造成子代抽搐性疾病发生风险增加。其妊娠时机及用药应咨询专科医生意见。

参考文献

［1］卫生部. 孕前保健服务工作规范（试行）（卫妇社发［2007］56 号）. 2007.

［2］熊庆，王临虹. 妇女保健学. 2 版. 北京：人民卫生出版社，2014.

［3］黄醒华，王临虹. 实用妇女保健学. 北京：中国协和医科大学出版社，2006.

［4］王临虹. 孕产期保健技术指南. 北京：人民卫生出版社，2013.

［5］李芬，王和. 优生学. 北京：人民卫生出版社，2014.

［6］国家人口计生委科技司. 孕前优生咨询指南. 北京：中国人口出版社，2010.

［7］中华人民共和国国家人口和计划生育委员会. 国家免费孕前优生检查项目试点工作技术服务规范（试行）（国人口发［2010］31 号）. 2010.

第四节　孕期保健

学习目标：

1. 掌握孕期保健服务内容。
2. 掌握孕期营养指导与咨询方法和孕期营养问题的评估与干预技术。
3. 掌握妊娠风险筛查与管理方法。
4. 掌握常见妊娠并发症/合并症的识别、诊断与处理。
5. 熟悉孕期危重症识别与处理原则。
6. 了解孕期母体生理变化。
7. 了解孕产期常见心理问题咨询与指导原则。

妊娠是非常复杂、变化极为协调的生理过程。全面了解孕期母体生理变化，有助于做好孕期保健。

一、孕期母体主要生理变化

（一）生殖系统

1. 子宫

体积增大，血流量增加，子宫下段形成。

2. 阴道

伸展性不断增加。

3. 卵巢

卵巢略增大，排卵和新卵泡发育停止。

（二）乳腺

孕早期女性多感觉乳房发胀，孕 8 周后乳房明显增大。乳头增大，乳晕着色，出现散在的皮脂腺肥大隆起（蒙氏结节）。

（三）血液及循环系统

1. 血容量

从孕 6～8 周起血容量开始增加，孕 32～34 周达到高峰，平均增加约 1450 ml。其中血浆增加约 1000 ml，红细胞增加约 450 ml，出现生理性血液稀释。

2. 循环改变

心率逐渐加快，心排血量逐渐增加，心肌耗氧量增大，心脏负担加重。孕 32～34 周后，是心脏病孕妇发生心力衰竭的危险时期。

（四）泌尿系统

可能出现生理性尿糖、尿频、肾盂积水，易患急性肾盂肾炎，且右侧居多。

（五）消化系统

1. 孕早期常有食欲缺乏、恶心、呕吐、偏食及唾液分泌增多等现象，数周后多自愈。

2. 胃贲门括约肌松弛，胃内容物反流产生烧灼感；胃排空时间延长，出现上腹部饱胀感。

3. 胆囊排空时间延长，胆汁淤积易诱发胆囊炎及胆石病。

4. 肠蠕动减弱，易引起胃肠胀气与便秘，加之孕后期直肠静脉压升高，孕妇易发生痔疮或原有痔疮加重。

5. 逐渐增大的子宫可使胃、肠管向上及两侧移位，病变时体征往往有变异，如孕期阑尾炎的压痛点可随子宫的增大而不断上移。

（六）呼吸系统

呼吸深大，耗氧量于孕中期增加明显，有过度通气现象。动脉血氧分压升高、二氧化碳分压降低，以利于母儿供氧，通过胎盘排出胎儿血中二氧化碳。孕晚期妇女以胸式呼吸为主，当肺部出现炎症时，胸式呼吸减弱，肺功能降低，易导致重症肺炎。

（七）内分泌系统及新陈代谢

1. 垂体及肾上腺分泌激素

①雌、孕激素负反馈抑制卵泡刺激素及黄体生成素分泌。②催乳素分泌逐渐增加，刺激乳腺发育，做好泌乳准备。③睾酮略增加，致腋毛、阴毛增多及增粗。

2. 糖代谢

雌、孕激素增加母体对葡萄糖的利用，孕妇空腹血糖值略低，餐后有高血糖和高胰岛素血症，以利于对胎儿的葡萄糖供给。孕中晚期，拮抗胰岛素样物质进一步增加，胰岛素需求量增加。

3. 甲状腺

甲状腺中度增大，血清甲状腺素水平升高，促甲状腺素（TSH）水平降低。

4. 甲状旁腺

孕早期血清甲状旁腺素水平降低，孕中晚期逐渐升高，以利于为胎儿提供钙。

5. 能量代谢

遇到能量消耗过多时，易发生酮血症。蛋白质的需要量明显增加，如果储备不足，血浆蛋白质减少，组织间液增加，出现水肿。

6. 矿物质与微量元素代谢

钙、铁的需要量明显增加，碘的需要量也增加。

（八）皮肤、骨骼、关节和韧带

1. 皮肤

常有色素沉着，在面部、腹白线、乳头、乳晕及外阴等处较明显。皮脂腺及汗腺功能亢进，分泌增多。由于弹力纤维变性及伸展过度，腹壁、乳房以及大腿外侧面和臀部的皮肤可因弹力纤维断裂而出现"妊娠纹"。

2. 骨骼、关节、韧带

部分孕妇出现腰骶部及肢体疼痛不适，甚至耻骨联合松弛、分离，导致明显疼痛、活动受限。

二、孕期保健服务内容与要求

孕期保健是指从妊娠开始至临产前为孕妇及胎儿提供的一系列保健服务，包括定期检查、综合评估、健康教育及咨询指导。对于正常孕妇检查次数，《孕产期保健工作规范》和《国家基本公共卫生服务规范（第三版）》要求至少 5 次，其中孕早期 1 次，孕中期分别在孕 16～20 周和 21～24 周各 1 次，孕晚期在孕 36 周前、后各 1 次；中华医学会妇产科分会产科学组制定的《孕前和孕期保健指南（2018）》推荐 7～11 次检查，分别在孕 6～13 周$^{+6}$、14～19 周$^{+6}$、20～24 周、25～28 周、29～32 周、33～36 周、37～41 周，有高危因素者，酌情增加检查次数。孕期检查的时间安排应根据检查目的而确定。

（一）孕早期保健

孕 12 周$^{+6}$之前为孕早期，是胚胎形成、胎儿器官分化的关键时期。保健的主要目的是全面评价孕妇健康状况，确定孕周，进行妊娠风险筛查与评估，提供保健指导与咨询，预防出生缺陷发生。这一时期应制订孕期检查计划，建立《母子健康手册》。

1. 检查内容

（1）询问：了解孕妇及其丈夫的年龄、职业等基本情况，询问孕妇的孕前体重并计算体质指数（BMI，BMI＝体重/身高^2），询问本次妊娠经过、既往史、个人史、月经史、婚育史、夫妇双方家族史等。根据末次月经（LMP）推算预产期（EDC）。

（2）体格检查：观察孕妇发育、营养、精神状态等一般情况，注意步态。测量血压、身高、体重（并了解孕早期体重增长情况）；听诊心肺，检查乳房发育情况及是否有乳头凹陷；检查腹壁、双下肢有无水肿，脊柱、骨盆及下肢有无畸形等。

（3）专科检查：常规妇科检查。

（4）辅助检查

1）基本检查项目：血常规、血型、尿常规、空腹血糖、肝功能、肾功能、乙肝表面抗原、梅毒血清学筛查、艾滋病病毒抗体筛查。

2）建议检查项目：根据需要可行盆腔 B 超、心电图、甲状腺功能检查，以及胎儿染色体非整倍体异常的早孕期（孕 10～13 周$^{+6}$）血清学筛查或孕 12 周后孕妇外周血胎儿游离 DNA 检测（NIPT）等。

必要时进行下列检查：阴道分泌物及（或）宫颈分泌物检查或宫颈细胞学检查、地中海贫血筛查、血栓前状态筛查等。

2. 筛查危险因素，综合评估，分类指导与管理

见本节"妊娠风险筛查与管理"。

3. 保健指导与健康教育

遵循普遍性健康教育与个性化指导相结合的原则，全面介绍孕期检查计划、检查的内容和意义，提供孕期营养、心理、卫生指导和预防出生缺陷的指导。

（1）饮食与营养：孕早期胚胎生长发育速度相对缓慢，饮食重点在于均衡营养，避免偏食，量的需求增加不明显。膳食应清淡、适口、少量多餐。继续补充叶酸 $0.4\sim0.8$ mg/d。除选用碘盐外，每周还应摄入 $1\sim2$ 次含碘丰富的海产品。不用或慎用营养补品，控制含有咖啡因、糖分过高的食物和饮料。孕吐严重者，可少量多餐，保证摄入含必要量碳水化合物的食物。

（2）运动指导：孕期适宜的运动包括散步、慢步交谊舞、瑜伽、游泳等。

通过合理饮食和适当运动，正常孕妇孕早期体重增加控制在 $0.5\sim2$ kg。

（3）健康教育：①补充小剂量叶酸。②保证良好的生活和工作环境，避免接触有毒有害物质，远离噪声、振动、高温或极低温的工作环境。③禁烟酒，避免被动吸烟。不饮浓茶、咖啡等饮料。④不用电热毯，不长时间洗热水澡，不洗桑拿浴。⑤预防病毒感染，保持居室内空气清新，不在人员密集、空气污浊的场所如商场、舞厅、医院长时间逗留。⑥慎用药物，患病时必须在医生指导下用药。⑦注意饮食卫生，不吃未经煮熟的肉、鱼、蛋。⑧不接触未经免疫注射的猫、狗等宠物。⑨有破伤风、狂犬病等感染危险时，应接种疫苗。

（4）心理保健：引导孕妇自我心理调适，保持稳定、乐观的良好心境，善于控制和缓解不良情绪。

（5）卫生指导：保持会阴清洁，禁忌性生活。生活起居规律，每日保证 $8\sim9$ 小时睡眠，适当做家务。

（6）口腔卫生：常规进行口腔检查，发现异常，及时处理。餐后及时漱口，每天早、晚刷牙不少于 3 分钟。

（二）孕中晚期保健

孕 $13\sim27$ 周末为孕中期，孕 28 周后为孕晚期。孕中晚期是胎儿生长和各器官发育成熟的重要时期，常见的妊娠并发症与合并症多发生在此阶段。保健的重点是监测胎儿生长发育，进行出生缺陷产前筛查及产前诊断，做好并发症与合并症的预防及筛查，并进行保健指导。加强自然分娩、母乳喂养等健康教育，全面做好分娩前准备。

1. 检查内容

（1）询问并查阅记录：询问饮食、睡眠、大小便等生理情况，有无头晕、头痛、视物不清，水肿，心悸，气短，皮肤瘙痒，腹痛，阴道流血、流液及异常分泌物等情况。了解初感胎动时间及胎动情况。每次产前检查应查阅《母子健康手册》既往记录结果，了解孕期主要情况的变化。

（2）体格检查：①测量体重，评估体重增长是否合理。②测量血压。③检查双下肢有无水肿。

（3）产科检查：测量宫高、腹围，检查胎位，听胎心；孕 20 周开始绘制妊娠图，动态观察胎儿生长发育情况。

（4）辅助检查：血、尿常规检查为每次检查基本项目。建议开展如下有针对性的特殊辅助检查：①孕 16～20 周，胎儿染色体非整倍体异常的血清学筛查。②孕 16～21 周，预产期时年龄≥35 岁的孕妇及唐筛结果异常者行羊膜腔穿刺检查胎儿染色体。③孕 26 周前，NIPT。④孕 18～24 周，行胎儿系统超声检查；孕 28～32 周，复查胎儿系统超声检查；分娩前期超声检查，评估胎儿大小，了解胎盘、羊水、脐带等。⑤孕 24～28 周，75 g 葡萄糖耐量试验（OGTT）。⑥孕 32～34 周，孕期肝内胆汁淤积症（ICP）高发地区孕妇行肝功能、血清胆汁酸检测。⑦孕 34 周，每周一次无应激试验（NST）电子胎儿监护。⑧孕 35～37 周，对糖尿病、前次妊娠分娩新生儿有 B 族链球菌（GBS）感染等高危因素孕妇筛查 GBS。⑨孕 37 周后，进行全面辅助检查，为分娩做准备。

2. 综合评估与处理原则

根据询问病史、体格检查、产科检查和各项辅助检查结果，对孕妇进行综合评估。对存在危险因素者，给予分类指导与处理。见本节"妊娠风险筛查与管理"。

3. 保健指导

继续提供营养、心理及卫生指导，孕中期告知产前筛查及产前诊断的重要性、预防妊娠合并症及并发症等。尽早进行自然分娩、母乳喂养等知识宣传，帮助孕妇树立科学孕育理念。有危险因素者应按照高危妊娠分级管理原则到具有相应处理能力的医疗保健机构分娩，有严重并发症或合并症者应酌情提前入院待产。

（1）饮食与营养：与孕早期相比，孕中期和孕晚期每天热量需要量分别增加 300 kcal 和 450 kcal（多胎妊娠还需要再增加 200 kcal/d），蛋白质需要量分别增加 15 g 和 30 g。铁、钙等矿物质需求也明显增加，应在孕早期饮食基础上适当补充：①适当增加鱼、禽、蛋、瘦肉等优质蛋白质摄入量。②适当增加动物血、肝、瘦肉等富含血红素铁且吸收率较高的动物蛋白质，及黑木耳、海带、紫菜等富含铁元素的食物。摄入富含维生素 C 的水果和蔬菜可促进铁的吸收。非贫血孕妇血清铁蛋白低于 30 μg/L 时，应补充铁元素 60 mg/d。③摄入高钙饮食，如牛奶、豆类及豆制品、海带等。孕中期开始常规补充钙剂 600 mg/d；多晒太阳，促进钙剂的吸收和利用。

（2）适当运动：继续散步、游泳、瑜伽等运动，可开展孕妇操运动。

通过合理饮食和适当运动，控制体重合理增长。孕妇体重增加推荐范围见表 6-4-1。

表 6-4-1　不同 BMI 孕妇孕中晚期体重增长推荐表（WHO）

孕前 BMI（kg/m²）	单胎		双胎总增长范围（kg）
	总增长范围（kg）	孕中晚期增长率范围（kg/W）	
消瘦　＜18.5	12.5～18.0	0.51（0.44～0.58）	暂无
标准　18.5～24.9	11.5～16.0	0.42（0.35～0.50）	16.7～24.3
超重　25.0～29.9	7.0～11.5	0.28（0.23～0.33）	13.9～22.5
肥胖　≥30.0	5.0～9.0	0.22（0.17～0.27）	11.3～18.9

（3）卫生指导：选择合适的乳罩，以支托逐渐增大的乳房，有利于乳房血液循环；因汗腺、皮脂腺分泌旺盛，应勤洗澡、更换衣被，衣着宽松、透气；注意口腔卫生。

（4）自我监测胎动：方法一，每天计数 2 小时内胎动次数，超过 6 次为正常。方法二，每天早、中、晚在相对固定时间计数 1 小时内胎动次数，3 小时次数相加乘 4 为 12 小时胎动数。小于 20 次，存在胎儿缺氧可能；小于 10 次，提示胎儿明显缺氧。

（5）继续提供心理保健。

（6）指导孕妇识别异常情况和临产征兆：①出现阴道流血或流液、腹痛、头痛、头晕、视物不清、心慌气短、呼吸困难、平卧位困难、恶心、呕吐、上腹不适、胎动减少或异常活跃等异常症状，及时到医院就诊。②阴道排出血性分泌物，俗称"见红"，为临产征兆，多数将于 24～48 小时临产。

三、孕产期心理保健

（一）孕产期心理评估

心理评估一般采用定性和定量两种评估。常用的心理定量评估即心理测查包括各种心理测验和评定量表。

常用孕产期心理健康状况测评量表包括：自评量表如自评抑郁量表（SDS）、自评焦虑量表（SAS）、患者健康问卷（PHQ-9）、广泛性焦虑量表（GAD-7）、症状自评量表（SCL-90）、Beck 抑郁问卷（BDI）、爱丁堡产后抑郁量表（EPDS），他评量表如汉密尔顿抑郁量表（HAMD17）、汉密尔顿焦虑量表（HAMA）等。这些量表可用于对孕产妇在孕期、产时和产后（1 年内）进行心理健康筛查，及时识别高危人群或有心理问题的孕产妇。

1. 患者健康问卷

患者健康问卷（primary health questionnaire，PHQ-9）主要用于评估是否存在抑郁症状及其严重程度。问卷有 9 个条目，了解患者在过去 2 周内有多少时间受到包括兴趣缺乏、心情低落等 9 个问题的困扰。

2. 广泛性焦虑量表

广泛性焦虑量表（general anxiety disorder，GAD-7）主要用于筛查焦虑症状，并可判断焦虑的严重程度。它有 7 个条目，了解患者在过去 2 周内有多少时间受到包括感觉紧张、担忧等 7 个问题的困扰。

3. 爱丁堡产后抑郁量表（EPDS）

爱丁堡产后抑郁量表（Edinburgh postnatal depression scale，EPDS）属于疾病专属自评量表，专门用于评估产后妇女的抑郁情绪。评定时间框架为最近 1 周，包含内疚感、睡眠紊乱、精力下降、快感缺失和自杀观念等 10 个条目。

（二）孕产期心理保健指导

1. 健康教育和保健指导

可利用产前检查、产后访视或孕妇学校对孕产妇及其家人进行有关心理保健的健康教育和咨询指导，让孕妇及其家人了解妊娠的相关生理和心理卫生知识，给予孕妇更多家庭和社会支持。临近产期，教育孕妇做好产时的心理准备，通过转移注意力及积极心理暗示等方法消除孕妇紧张心理，克服分娩恐惧。

2. 识别并重点关注高危孕产妇

对于妊娠合并有以下情况的孕产妇，需重点关注她们的心理问题：青少年妊娠、未婚；非意愿妊娠或初产妇；婚姻关系不和；有死胎死产史、习惯性流产史等不良产史；有精神病史或家族史；有孕期合并症/并发症、产期住院、手术产；婴儿生病、虚弱或住院；贫穷或无经济来源，住房拥挤和缺乏私人空间；有配偶或家庭暴力；产后缺乏支持、照顾和护理。

3. 指导孕产妇调整情绪

指导孕产妇保持自身积极乐观的情绪；增加夫妻间的"容忍度"，有效释放烦恼；引导孕产妇学会自我调节，营造健康的怀孕环境等。如果孕产妇情绪异常明显，必要时，可找心理医生进行咨询及疏导。

4. 心理咨询和保健指导

对识别出的高危孕产妇或量表测评分值较高者，要根据不同孕周和不同问题给予咨询指导，提高孕产妇的认知能力和水平，并指导孕产妇学习自我调整心态的方法，如转移情绪、释放烦恼、与好友或有妊娠分娩经历的人交流、改变形象、放松训练（如瑜伽、冥想）等。

5. 心理治疗

对于轻度至中度的焦虑障碍、抑郁障碍，可进行健康宣教及心理治疗，包括认知行为治疗、人际关系治疗、身体动力学治疗以及团体治疗等，需要由有相关资质的专业人员进行。

6. 综合治疗

当前治疗围产期抑郁障碍、严重焦虑障碍等疾病需采用包括药物治疗、心理治疗和物理治疗在内的综合治疗方案。根据妊娠不同时期以及症状程度进行个体化选择，需精神科专业治疗。

（三）孕产期常见心理问题

1. 围产期抑郁症（peripartum depression，PDN）

围产期抑郁症指孕期及（或）产后或流产后的抑郁发作。围产期抑郁症常会增加产科并发症如妊娠剧吐、子痫前期、早产、产力异常或难产、产后出血等发生率，孕妇长期处在抑郁、焦虑和食欲减退状态时，会导致胎儿营养不良，发生胎儿生长受限的可能性增加，因此增加了成年后患慢性非传染性疾病的风险。

影响围产期抑郁症的主要因素有：个人抑郁史、家族抑郁史，孕期过度焦虑，缺乏社会援助，家庭贫困，感情问题或家庭冲突，近期遭受过挫折，婴儿患有疾病，性格暴躁，患慢性/急性产期疾病等。

PND的临床表现复杂多样，异质性较大，主要分为核心症状群、心理症状群和躯体症状群3个方面。

（1）核心症状群：情感低落、兴趣和愉快感丧失、导致劳累感增加和活动减少的精力降低。诊断PND时至少应包括3个症状中的2个。

（2）心理症状群：常见的有焦虑、集中注意和注意的能力降低、自我评价和自信度降低、自罪观念和无价值感、认为前途暗淡悲观、自杀或伤婴的观念或行为、强迫观念等，严重的可出现精神病性症状。

（3）躯体症状群：常见的躯体症状有睡眠障碍、食欲及体质下降、性欲下降，此外常见的非特异性躯体症状有头痛、腰背痛、恶心、口干、便秘、胃部烧灼感、肠胃胀气等。

PND 患者常常将其归因为"月子里受凉，没有养好，得了月子病"。

2. 产后心绪不良

产后心绪不良（baby blues）是一种短暂性的适应不良状态，常在产后 7～10 天内发生，发生率为 26%～85%，持续时间多为几天，一般不超过 10 天。常见症状为情绪不稳定、易哭泣、易激动、悲哀、焦虑、注意力不集中、失眠和食欲缺乏。产后心绪不良有自限性，对产妇的社会功能影响不大，通常并不需要特殊干预。

3. 产褥期精神病

产褥期精神病是产后发生的各种精神障碍的总称。临床特征为伴发精神症状的躁狂症或抑郁症、急性幻觉妄想和一时性精神病性障碍、分裂情感性障碍。因为有杀害婴儿和自杀的风险，产后精神病是一种需要立即干预的精神病学急症，常常在产后 2 周内发病，症状特点是极度激越、谵妄、意识错乱、睡眠减少、幻觉和（或）妄想。对这种患者应请精神科医生会诊治疗，需注意全身检查，以排除躯体或脑部疾患引起精神症状。

四、妊娠风险筛查与管理

妊娠风险可能发生于每位孕妇，也可能出现在孕期的各个阶段，应对所有孕妇进行妊娠风险筛查，做好风险评估与管理，全面落实《孕产妇妊娠风险评估与管理工作规范》。

（一）妊娠风险筛查

应在孕妇建立《母子健康手册》或首次产前检查时，常规进行妊娠风险筛查。筛查项目及妊娠危险因素包括：

1. 基本情况

产妇年龄≥35 岁或≤18 岁、身高≤145 cm、BMI>25 kg/m² 或<18.5 kg/m²、Rh 血型阴性、存在对生育可能有影响的躯体残疾等。

2. 异常妊娠及分娩史

生育间隔<18 个月或>5 年、剖宫产史、不孕史、不良孕产史（各类流产≥3 次、早产史、围产儿死亡史、出生缺陷、异位妊娠史、滋养细胞疾病史、既往妊娠并发症及合并症史）、本次妊娠异常情况（如多胎妊娠、辅助生殖妊娠等）。

3. 妇产科疾病及手术史

生殖道畸形、子宫肌瘤或卵巢囊肿≥5 cm、阴道及宫颈锥切手术史、宫/腹腔镜手术史、瘢痕子宫（如子宫肌瘤或肌腺瘤挖除术后、子宫整形术后、宫角妊娠后、子宫穿孔史等）、附件恶性肿瘤手术史。

4. 家族史

高血压家族史且孕妇目前血压≥140/90 mmHg、糖尿病（直系亲属）、凝血因子缺乏、严重的遗传性疾病（如遗传性高脂血症、血友病、地中海贫血等）。

5. 既往疾病及手术史

各种重要脏器疾病史、恶性肿瘤病史、性病史、其他特殊或重大手术史、药物过敏史、吸毒史。

6. 辅助检查

血红蛋白（Hb）＜110 g/L、血小板计数（PLT）≤100×10^9/L、梅毒筛查阳性、人类免疫缺陷病毒（HIV）筛查阳性、清洁中段尿常规异常（如蛋白质、管型、红细胞、白细胞）持续两次以上、尿糖阳性且空腹血糖异常（妊娠 24 周前≥7.0 mmol/L，妊娠 24 周起≥5.1 mmol/L）、血清铁蛋白＜20 μg/L 等。

7. 其他提示可能存在全身各系统疾病的表现特征及病史

（二）妊娠风险管理

对于妊娠风险筛查阳性的孕妇，按照风险严重程度分别以"绿""黄""橙""红""紫"5 种颜色进行分级管理，并在《母子健康手册》封面上标识相应颜色。

1. 绿色（低风险）

基本情况良好，未发现妊娠合并症、并发症。

2. 黄色（一般风险）

存在一般危险因素或妊娠合并症及并发症，但病情较轻。

（1）一般情况：产妇年龄≤18 岁或≥35 岁但＜40 岁、BMI＜18.5 kg/m^2 或＞25 kg/m^2 但＜28 kg/m^2、生殖道畸形、骨盆狭小、不良孕产史、辅助生殖妊娠、瘢痕子宫、子宫肌瘤或卵巢囊肿≥5 cm、盆腔手术史、吸毒史等。

（2）妊娠合并症：心脏病或呼吸、泌尿、内分泌、免疫等系统疾病，经内科诊治无需药物治疗，各系统功能正常；携带肝炎病毒但肝功能正常；血小板减少 [PLT（50～100）×10^9/L] 但无出血倾向、贫血（Hb 60～110 g/L）；神经系统疾病，如癫痫（部分性发作）、重症肌无力（眼肌型）等；尖锐湿疣、淋病等性传播疾病。

（3）妊娠并发症：双胎、先兆早产、胎儿生长受限、巨大儿、妊娠期高血压疾病（除外红色或橙色）、妊娠期肝内胆汁淤积症、胎膜早破、羊水过少或过多、孕周≥36 周且胎位不正、低置胎盘、妊娠剧吐等。

3. 橙色（较高风险）

存在比较严重的危险因素或妊娠合并症及并发症。

（1）一般情况：产妇年龄≥40 岁、BMI≥28 kg/m^2。

（2）妊娠合并症：较严重的心血管系统疾病（心功能 Ⅱ 级，轻度左心功能障碍或左心室射血分数 40%～50%；需药物治疗的心肌炎后遗症、心律失常等；轻度的瓣膜性心脏病；主动脉直径＜45 mm 的主动脉疾病，或主动脉缩窄矫治术后；经治疗后稳定的心肌病；轻度肺动脉高压等）、呼吸系统疾病（哮喘、轻度肺功能不全）、消化系统疾病（原因不明的肝功能异常，仅需要药物治疗的肝硬化、肠梗阻、消化道出血等）、泌尿系统疾病（慢性肾脏疾病伴肾功能不全代偿期）、内分泌系统疾病（需药物治疗的糖尿病、甲状腺疾病、垂体泌乳素瘤等）、肾性尿崩症、血液系统疾病 [PLT（30～50）×10^9/L]、Hb 40～60 g/L、凝血功能障碍但无出血倾向、抗磷脂综合征及肾病综合征等易栓症）、免疫系统疾病（应用小剂量激素 6 个月以上，无临床活动表现）、恶性肿瘤治疗后无转移及复发、智力障碍、精神病缓解期、神经系统疾病（癫痫失神发作、重症肌无力）等。

（3）妊娠并发症：三胎及以上、Rh 血型不合、瘢痕子宫距末次子宫手术间隔＜18 个月、瘢痕子宫伴中央性前置胎盘或伴有可疑胎盘植入、子宫手术史≥2 次、双胎或羊水过多伴发心肺功能减退、重度子痫前期、慢性高血压合并子痫前期、原因不明发热等。

4. 红色（高风险）

存在十分严重的危险因素或妊娠合并症及并发症。

（1）妊娠合并症：严重心血管系统疾病（肺动脉高压≥50 mmHg、复杂先天性心脏病和未手术的发绀型心脏病、Fontan 循环术后、严重的心脏瓣膜病、各类心肌病、感染性心内膜炎、急性心肌炎、风湿性心脏病风湿活动期、妊娠期高血压性心脏病等）、呼吸系统疾病（哮喘反复发作、肺纤维化、胸廓或脊柱严重畸形等影响肺功能者）、消化系统疾病（重型肝炎、肝硬化失代偿、严重消化道出血、急性胰腺炎、肠梗阻等影响孕产妇生命的疾病）、泌尿系统疾病（肾脏疾病伴高血压、肾功能不全）、内分泌系统疾病（糖尿病、甲状腺或垂体泌乳瘤等出现严重并发症；中枢性尿崩症伴有明显的多饮、烦渴、多尿症状，或合并有其他垂体功能异常；嗜铬细胞瘤等）、血液系统疾病（再生障碍性贫血、PLT<$30×10^9$/L 或进行性下降或伴有出血倾向、Hb≤40 g/L、白血病、凝血功能障碍伴有出血倾向、血栓栓塞性疾病）、免疫系统疾病活动期、精神病急性期、恶性肿瘤（妊娠期间发现的恶性肿瘤、治疗后复发或发生远处转移）、神经系统疾病（脑血管畸形及手术史、癫痫全身发作、重症肌无力）、吸毒以及其他严重内外科疾病等。

（2）妊娠并发症：三胎及以上妊娠伴发心肺功能减退、凶险性前置胎盘、胎盘早剥。

5. 紫色（孕妇患有传染性疾病）

包括所有妊娠合并传染性疾病，如病毒性肝炎、梅毒、HIV 感染及艾滋病、结核病、重症感染性肺炎、特殊病毒感染（H1N7、寨卡病毒等）。

根据妊娠风险评估的分级，转诊至各级卫生行政部门指定的、具有相应服务能力的医疗保健机构进行孕期保健服务。

五、常见妊娠合并症/并发症的识别、诊断与处理

（一）妊娠合并糖尿病

妊娠合并糖尿病包括孕前糖尿病（PGDM）和孕期糖尿病（GDM）。高危因素：肥胖、一级亲属患 2 型糖尿病、GDM 史或巨大儿分娩史、多囊卵巢综合征、孕早期空腹尿糖反复阳性等。

1. 筛查与诊断

（1）PGDM 的筛查与诊断：符合以下两项中任意一项者，可确诊为 PGDM。

1）孕前已确诊为糖尿病的患者。

2）孕期血糖升高达到以下任何一项：①空腹血糖（FPG）≥7.0 mmol/L（126 mg/dl）。②75 g OGTT 服糖后 2 小时血糖≥11.1 mmol/L（200 mg/dl）。③伴有典型的高血糖症状或高血糖危象，同时随机血糖≥11.1 mmol/L（200 mg/dl）。④糖化血红蛋白（HbA1c）≥6.5%。

（2）GDM 的筛查与诊断：

1）正常孕妇 OGTT，空腹、服糖后 1 小时和 2 小时血糖值应分别低于 5.1 mmol/L（92 mg/dl）、10.0 mmol/L（180 mg/dl）和 8.5 mmol/L（153 mg/dl），任何一项达到或超过上述标准为 GDM。

2）具有 GDM 高危因素或者无条件进行 OGTT 时，孕 24～28 周首先检查 FPG，

FPG＜4.4 mmol/L（80 mg/dl）者不必行 OGTT，4.4 mmol/L≤FPG＜5.1 mmol/L 者行 OGTT，FPG≥5.1 mmol/L 者诊断 GDM。

（3）具有 GDM 高危因素者，虽首次 OGTT 结果正常，也需要在孕晚期再次复查 OGTT。

2. 孕期保健要点与处理原则

孕期保健包括控制饮食、适当运动、药物治疗、病情监测、糖尿病教育与心理保健等综合措施。

（1）控制饮食：根据孕妇身高与孕前 BMI 计算每日摄入总能量，分 5～6 餐，定时定量。

（2）适当运动：宜在餐后 30 分钟后，选择步行等简单的有氧运动。

（3）药物治疗：经饮食、运动等生活方式的干预血糖控制不达标者，需应用药物治疗，首选胰岛素和二甲双胍。

（4）孕期监测：孕期糖尿病患者要纳入高危妊娠管理，对孕妇和胎儿进行监测与评估。

（二）妊娠期高血压疾病

妊娠期高血压疾病是妊娠与血压升高并存的一组疾病，包括妊娠期高血压、子痫前期-子痫、妊娠合并慢性高血压和慢性高血压并发子痫前期，发生率为 5％～12％。

1. 分类与诊断

（1）妊娠期高血压：产后方可确诊。孕 20 周后首次出现收缩压≥140 mmHg（1 mmHg＝0.133 kPa）和（或）舒张压≥90 mmHg，并于产后 12 周内恢复正常，尿蛋白阴性。收缩压≥160 mmHg 和（或）舒张压≥110 mmHg，为重度高血压。

（2）子痫前期-子痫：孕 20 周后出现血压升高，收缩压≥140 mmHg 和（或）舒张压≥90 mmHg，并伴有以下两种情况之一：①尿蛋白≥0.3 g/24 h 或随机尿蛋白（＋）；②虽无蛋白尿，但有心脏、肺、肝、肾、血液系统、消化系统、神经系统或胎盘-胎儿等任何一项受累。存在如下任何一项，应诊断重度子痫前期：收缩压≥160 mmHg 或舒张压≥110 mmHg，血小板＜100×10⁹/L，肝或肾功能损害，肺水肿，新发生的中枢神经系统异常或视觉障碍。在子痫前期基础上发生不能用其他原因解释的抽搐即为子痫。

（3）妊娠合并慢性高血压：既往存在高血压或在孕 20 周前发现收缩压≥140 mmHg 和（或）舒张压≥90 mmHg，孕期无明显加重；或孕 20 周后首次诊断高血压并持续到产后 12 周以后。

（4）慢性高血压并发子痫前期：慢性高血压孕妇孕 20 周前无蛋白尿，孕 20 周后出现尿蛋白≥0.3 g/24 h 或随机尿蛋白≥（＋）；或孕 20 周前有蛋白尿，孕 20 周后尿蛋白明显增加，或出现血压进一步升高等上述重度子痫前期的任何一项表现。

2. 孕期保健要点与处理原则

预防为主，早发现、早干预，评估和动态监测贯穿始终。

（1）预防为主，加强健康教育。指导孕妇合理进食富含蛋白质、维生素、铁、钙、镁、硒、锌等食物，减少动物脂肪和过量盐的摄入。适当运动，控制体重合理增长。保证足够的睡眠时间，习惯采取左侧卧位以保证胎盘血液循环。保持心情愉快，避免焦虑等。

（2）筛查高危因素，纳入重点管理。子痫前期高危因素包括：①初孕或分娩间隔时间≥10 年；②既往子痫前期病史；③年龄≥40 岁；④BMI≥28 kg/m²；⑤子痫前期母系家族史；⑥孕早期或首次产检舒张压≥80 mmHg；⑦孕早期尿蛋白≥0.3 g/24 h；⑧尿蛋白持续存在［随机尿蛋白≥（＋＋）］；⑨多胎妊娠；⑩潜在的内科疾病或病史，如高血压、肾脏疾病、糖尿病和自身免疫性疾病等。

（3）提供个性化指导，降低患病风险。①对超重以及糖尿病、高脂血症等糖脂代谢紊乱者，给予饮食和运动等对症管理。②低钙摄入人群，口服钙剂至少 1 g/d。③存在子痫前期、胎儿生长受限及胎盘早剥等病史，以及肾脏疾病、血液高凝状况等子痫前期高危因素者，孕 12 周开始服用小剂量阿司匹林。④孕妇存在高凝和易栓因素等，应用低分子量肝素等抗凝药物。⑤合并基础疾病者尽早请专科会诊、评估，开展针对性治疗，预防子痫前期。

（4）动态监测和评估，及时了解病情。①基本检查：了解有无头痛、眼花、胸闷、上腹疼痛等症状及胎动情况。②孕妇特殊检查：眼底检查，凝血指标、心肝肾功能、血脂、血尿酸及电解质等检查，必要时行头颅 CT 或 MRI 检查。③胎儿特殊检查：B 超监测胎儿生长发育和脐动脉血流等。

（5）治疗原则：休息、镇静，预防抽搐，有指征时降压和利尿，密切监测母儿情况，适时终止妊娠。应根据病情的轻重缓急和分类进行个体化治疗。

（三）妊娠合并肝脏疾病

孕期肝病主要包括病毒性肝炎、妊娠期肝内胆汁淤积（ICP）以及妊娠期急性脂肪肝（AFLP）等。孕期重症肝炎发生率较非孕期升高。乙肝等病毒性肝炎可发生母婴传播，ICP 增加围产儿病死率，AFLP 的围产期病死率较高。

1. 识别与诊断要点

（1）病毒性肝炎：有肝炎接触史，有消化系统症状，经实验室检测肝功能异常，并有甲型肝炎病毒（HAV）、乙型肝炎病毒（HBV）、丙型肝炎病毒（HCV）、丁型肝炎病毒（HDV）或戊型肝炎病毒（HEV）阳性。

（2）ICP：多发生在孕 30 周后，以皮肤瘙痒、黄疸为主要表现。血清总胆汁酸明显升高，肝功能检测结果轻中度异常。分娩后数日内症状消失，肝功能恢复正常。

（3）AFLP：常发生于孕 35 周后，多见于初产妇和妊娠期高血压疾病患者。常有上腹部疼痛、恶心、呕吐等消化道症状或头痛等，黄疸常在起病后 1 周内出现并迅速加重。如不结束妊娠，疾病进展迅速，发生急性肝功能衰竭。辅助检查特点：血尿酸升高出现早，尿酸明显增加，而尿胆红素多为阴性。肝酶轻中度升高，胆红素升高以直接胆红素为主，常有低血糖、凝血功能障碍的表现。B 超呈特有的"亮肝"表现。

2. 孕期保健要点与处理原则

（1）加强指导，切断传播途径。加强营养，合理运动，提高机体免疫力。注意饮食卫生，预防甲型和戊型肝炎病从口入。不与人共用牙刷，不文眉或文身，身体必需的侵袭性操作应用一次性用品，预防乙型、丙型和丁型肝炎通过血液和体液传染。

（2）孕早期及时筛查，发现肝脏异常孕妇。请专科医生评估，共同严格管理，给予保肝、对症、支持治疗，密切监测肝功能和凝血功能等。对于急性活动性肝炎、肝功能严重异常、难以顺利度过孕期者，建议及时终止妊娠。

（3）对 HBV 感染孕妇进行预防母婴传播的健康教育。我国为乙肝产妇所生新生儿免费注射乙肝免疫球蛋白（HBIG）和乙肝疫苗。经过主动＋被动免疫，保护了新生儿不被 HBV 感染，母乳喂养也是安全的。

（4）孕晚期常规进行 ICP 和 AFLP 等知识的健康教育。出现皮肤瘙痒、黄疸、上腹部疼痛、恶心、呕吐或头痛等不适，尽早到医院就诊。对于诊断为 ICP 的孕妇，对症处理，缓解瘙痒症状，改善肝功能，降低血胆汁酸水平，加强胎儿监护，延长孕周，改善围产儿结局；对于疑似 AFLP 病例，尽早转至具有救治能力的助产机构，以便尽快确诊，立即终止妊娠，同时做好预防产后出血、多脏器功能衰竭等准备。

（四）妊娠合并心脏病

临床上将妊娠合并心脏病分为结构性心脏病（主要包括先天性心脏病、瓣膜性心脏病、心肌病等）和功能异常性心脏病两类。妊娠期高血压疾病性心脏病和围产期心肌病属于妊娠特有心脏病。我国妊娠合并心脏病发病率约为 1‰，位居孕产妇非直接产科死因的首位。

1. 筛查与诊断要点

（1）注意既往有无心脏病病史。

（2）症状和体征：轻者可无症状。重者可出现以下表现：①明显乏力、心慌、气短，休息时呼吸困难或运动时呼吸困难加重，胸闷、胸痛，夜间不能平卧、端坐呼吸、呛咳等。②发绀、杵状指、持续性颈静脉怒张、明显水肿。心脏听诊舒张期 2 级以上杂音或收缩期 3 级以上粗糙杂音，以及心包摩擦音、舒张期奔马律和交替脉等。

（3）辅助检查：心电图有严重心律失常，X 线检查心脏明显扩大，超声心动检查显示心肌肥厚、瓣膜运动异常、心脏结构畸形等。

（4）心功能评估：我国目前临床上判断孕妇心功能仍然以纽约心脏病协会（NYHA）的分级为标准，依据患者生活能力状况和辅助检查（心电图、超声心动图、X 线、负荷试验等）结果，分别按主观和客观评估依据，将心脏病孕妇心功能各分为 4 级，见表 6-4-2。

表 6-4-2　心脏病孕妇心脏功能评估分级（NYHA）

根据患者生活能力状况分级	根据辅助检查结果分级
Ⅰ级：一般体力活动不受限	A 级：无心血管病变
Ⅱ级：一般体力活动轻度受限，活动后心悸、轻度气短，休息时无症状	B 级：轻度心血管病变
	C 级：中度心血管病变
Ⅲ级：一般体力活动明显受限，休息时无不适症状，轻微日常工作即感心悸、呼吸困难等不适，或既往有心力衰竭病史	D 级：重度心血管病变
Ⅳ级：一般体力活动严重受限	

评估心脏病孕妇心功能时要将两种结果并列分级，如Ⅱ级 B、Ⅰ级 B。

2. 孕期保健要点与处理原则

按照《孕产妇妊娠风险评估表》，根据不同风险程度分级管理。与心脏科共同监测，加强管理和保健指导，预防心力衰竭，保障母婴安全。

（1）孕早期，告知妊娠风险和可能发生的严重并发症，综合评估心脏功能，判断是否胜任继续妊娠。心功能Ⅲ或Ⅳ级、肺动脉高压、发绀型心脏病、严重心律失常、感染性心内膜炎、急性心肌炎等孕妇，妊娠期极易发生心力衰竭，应建议终止妊娠。

（2）对于继续妊娠者，孕 20 周前每 2 周产前检查 1 次，孕 20 周后每周产前检查 1

次。每次检查除常规项目外，要对心功能变化进行动态评估分级。

（3）加强保健指导，预防心力衰竭。①做到充分休息，每日保证 10 小时睡眠。每日活动安排以无疲劳感为宜。②保证合理高蛋白质、高维生素饮食，食盐摄入每日 4～5 g。孕 20 周后预防性应用铁剂以防止贫血。适当控制体重。③防治心力衰竭诱发因素，预防上呼吸道、皮肤、口腔等各种感染，避免发热。纠正贫血，防治妊娠期高血压、甲亢等疾病，避免过劳、情绪紧张或激动、便秘等。

（4）加强对胎儿生长发育的监测。孕晚期增加胎儿脐血流、羊水量和无应激试验（NST）等检查。对先天性心脏病孕妇，进行胎儿心脏病的筛查。注意心脏病孕妇用药对胎儿的影响。

（5）发现早期心力衰竭征象，应立即住院。孕期经过顺利、心功能 I 级者，亦应根据不同心脏病类型确定提前住院待产孕周。

（五）胎儿生长受限

胎儿生长受限（FGR 或 IUGR）指无法达到其应有生长潜力的小于孕龄儿（SGA）。其患病率、死亡率均高于正常体重儿。SGA 中有 25%～60% 为"健康小样儿"。

1. 筛查与诊断

FGR 往往需要分娩后才能确诊，孕期很难准确诊断。

（1）临床指标：①宫高、腹围测量连续 3 周均在第 10 百分位以下。②胎儿发育指数小于－3。③孕晚期孕妇体重增长停滞或缓慢。

（2）辅助检查：包括 B 超、彩色多普勒超声和抗心磷脂抗体（ACA）。

2. 孕期保健要点与处理原则

筛查高危因素，重点监测与预防。积极寻找病因，补充营养，改善胎盘循环，加强胎儿监测，适时终止妊娠。

（1）高危因素包括：①孕妇瘦小、年龄偏小或偏大、偏食、妊娠剧吐、营养摄入不足等。②妊娠并发症及合并症、多胎妊娠、胎盘或脐带异常。③宫内感染、接触过放射线或有毒有害物质或有吸烟、酗酒等不良嗜好。④孕妇社会、经济地位低。从孕早期开始对高危因素者加强监测，尽早发现异常。

（2）积极寻找病因，对因处理。①积极治疗妊娠期高血压疾病等妊娠并发症或合并症。②对营养摄入不足者加强营养指导，必要时给予母体静脉营养。③对抗磷脂抗体综合征患者给予低分子量肝素、阿司匹林等治疗。④对宫内感染者综合评估。如孕妇患有梅毒、艾滋病，可通过积极治疗改善围产儿预后。TORCH 感染者应根据产前诊断胎儿感染的不同情况让孕妇做出知情选择。

（3）综合治疗措施：①卧床休息，建议左侧卧位，以促进胎盘血液循环。②吸氧。③β-肾上腺素受体激动剂、硫酸镁、丹参等药物治疗都有助于维持胎盘功能。

（4）胎儿监测与评估

1）临床指标：监测孕妇体重、宫高、腹围，胎儿发育指数等动态变化。

2）辅助检查：包括 B 超、彩色多普勒、NST 等。应用 Manning 评分法进行生物物理（BPP）评分（表 6-4-3），监测评估胎儿是否缺氧或酸中毒情况。满分为 10 分，8～10 分提示胎儿无缺氧，6～8 分提示可能缺氧，4～6 分提示缺氧，2～4 分提示有急性缺氧伴慢性缺氧，0 分提示有急性缺氧。

表 6-4-3　Manning 评分

项目	2 分（正常）	0 分（异常）
无应激试验（20 分钟）	≥2 次胎动伴胎心音加速≥15 bpm，持续≥15 秒	<2 次胎动；胎心加速<15 bpm，持续<15 秒
胎儿呼吸运动（30 分钟）	≥1 次，持续≥30 秒	无或持续<30 秒
胎动（30 分钟）	≥3 次躯干和肢体活动（连续出现 1 次）	≤2 次躯干和肢体活动，无活动或肢体完全伸展
肌张力	≥1 次躯干和肢体伸展、复屈，手指摊开、合拢	无活动；肢体完全伸展；伸展缓慢，部分复屈
羊水量	最大羊水暗区垂直直径≥2 cm	无或最大暗区垂直直径<2 cm

（5）适时终止妊娠，孕周小于 34 周者，应先行促胎肺成熟。

（六）母婴传播性疾病的预防

母婴传播性疾病指妇女感染了某些病毒或其他微生物，在孕产期通过胎盘、产道或产后哺乳期通过母乳传染给胎婴儿，造成儿童感染的一组疾病。其中乙肝、梅毒、艾滋病可以通过综合干预（见表 6-4-4），有效预防母婴传播。

表 6-4-4　母婴传播性疾病的孕期综合干预

疾病	主要筛查与诊断项目	保健要点与处理原则
乙肝	乙肝表面抗原（HBsAg）阳性	1. 进行预防母婴传播的措施宣传（包括新生儿主、被动免疫） 2. 与感染专科共同管理与指导
梅毒	血清学梅毒螺旋体试验和非梅毒螺旋体试验两项检查均为阳性	1. 孕早期提供面对面咨询，使孕妇及其家人了解感染危害及预防母婴传播的措施。继续妊娠孕妇纳入妊娠风险管理 2. 尽早提供规范治疗 3. 密切观察与感染有关的症状、体征及治疗效果 4. 监测胎儿发育 5. 做好分娩前转介，为其新生儿诊治做好准备
艾滋病	人类免疫缺陷病毒（HIV）抗体筛查试验结果有反应者，进行补充试验，结果为"有反应"	1. 孕早期提供面对面咨询，使孕妇及其家人了解感染危害及预防母婴传播的措施。继续妊娠孕妇纳入妊娠风险管理 2. 评估感染状况，确定疾病分期。尽早选择合适的抗病毒用药方案 3. 密切观察与感染有关的症状、体征及治疗效果 4. 提供心理支持和综合关怀，尊重患者，保护隐私 5. 孕晚期尽早确定分娩医院，准备好新生儿用药

六、孕期危重症识别与处理原则

1. 危重孕产妇定义

根据《中国危重孕产妇医院监测方案》，我国采用 WHO 危重孕产妇的判定标准，即孕产妇的临床症状和体征、实验室检查或治疗措施具备表 6-4-5 中情况之一者，定义为危重孕产妇。

表 6-4-5 WHO 危重孕产妇判定标准

系统功能障碍	临床症状和体征	实验室检查	治疗措施
心血管系统	休克	pH<7.1	持续使用血管活性药物
	心搏骤停	乳酸盐>5 mmol/L（>45 mg/dl）	心肺复苏（CPR）
呼吸系统	呼吸频率>40 次/分或<6 次/分	持续 60 分钟氧饱和度<90%	与麻醉无关的气管插管及机械通气
	发绀	PaO_2/FiO_2<200 mmHg	
泌尿系统	少尿或无尿	肌酐≥300 μmol/L 或≥3.5 mg/dl	针对急性肾衰竭的血液透析
凝血功能	凝血障碍	血小板减少（<50×10^9/L 或<50 000/μl）	输红细胞悬液≥5 单位或全血≥1000 ml
肝功能	子痫前期患者发生黄疸	胆红素>100 μmol/L 或>6.0 mg/dl	
神经系统	子痫抽搐		
	中度或重度昏迷		
	脑卒中		
	全身性抽搐持续状态		
其他			感染或大出血后切除子宫

2. 孕期危重症识别与处理原则

尽早识别异常表现，快速评估、判断，紧急处理，按照《孕产妇妊娠风险评估与管理工作规范》及其他相关文件要求，安全转诊。

孕期主要危重症识别与处理原则见表 6-4-6。

表 6-4-6 孕期主要危重症识别与处理原则

症状和体征	考虑诊断	主要检查项目	处理原则
腹痛伴阴道流血	孕早期：流产，异位妊娠	腹部及妇科临床检查超声、血绒毛膜促性腺激素（HCG）等	明确流产类型，对症治疗，急诊转妇科治疗
	孕中期：晚期流产	超声、血常规、尿常规等	明确流产类型，针对性处理
	孕中晚期：胎盘早剥	超声、血常规、尿常规、凝血功能、肝功能等	纠正休克，及时终止妊娠
无痛性阴道流血	前置胎盘	超声、血常规、尿常规、凝血功能、肝肾功能、MRI 等	根据流血量、前置类型等综合决定。预估、预判是否为凶险型，做好相应准备
腹痛、恶心、呕吐等	孕期急腹症（卵巢囊肿蒂扭转、子宫肌瘤红色变性、急性阑尾炎、肠梗阻、胆囊炎、胃穿孔、腹膜炎、肾结石、胰腺炎等）	超声、血常规、尿常规、肝肾功能、凝血功能、电解质等	急诊专科会诊/转诊

续表

症状和体征	考虑诊断	主要检查项目	处理原则
腹痛、恶心、呕吐和（或）黄疸	重症肝炎 妊娠期急性脂肪肝(AFLP) HELLP 综合征	肝炎病毒学、肝肾功能、血常规、尿常规、凝血功能、超声等	转至具有救治能力的助产机构，做好预防产后出血、多脏器功能衰竭等准备。重症肝炎，专科联合诊治；AFLP，尽快终止妊娠；HELLP 综合征，同子痫前期，必要时给予肾上腺皮质激素、血小板等
头痛、视物模糊/抽搐	子痫前期重度-子痫 颅脑、眼科疾病	超声、血常规、尿常规、凝血功能、心肝肾功能、颅脑 CT、电解质等	镇静、解痉、有指征时降压，密切监测母儿，适时终止妊娠，必要时急诊专科会诊/转诊
呼吸困难	合并心脏病心力衰竭 合并呼吸系统疾病	心肺功能等根据基础疾病针对性检查	急诊专科会诊/转诊

　　危重孕妇需要转诊时，须在病情允许、且保证患者呼吸和循环畅通情况下，经治医生护送并携带相关病情资料。

参考文献

[1] 谢幸，苟文丽．妇产科学．8 版．北京：人民卫生出版社，2013.

[2] 王临红．孕产期保健技术指南．北京：人民卫生出版社，2013.

[3] 卫生部．卫生部关于印发《孕产期保健工作管理办法》和《孕产期保健工作规范》的通知（卫妇社发〔2011〕56 号）．2011.

[4] 国家卫生和计划生育委员会．关于印发《国家基本公共卫生服务规范（第三版）》的通知．2017.

[5] 国家卫生和计划生育委员会．国家卫生计生委办公厅关于全面开展预防艾滋病、梅毒和乙肝母婴传播工作的通知（国卫办妇幼发〔2015〕23 号）．2015.

[6] 中华医学会围产医学分会．孕期铁缺乏和缺铁性贫血诊治指南．中华围产医学杂志，2014，17（7）：451-454.

[7] 中国营养学会．中国孕期妇女膳食指南（2016）．中华围产医学杂志，2016，19（09）：641-648.

[8] 中华医学会妇产科学分会产科学组．孕前和孕期保健指南（2018）．中华妇产科杂志，2018，53（1）：7-13.

[9] 中华医学会妇产科学分会产科学组，中华医学会围产医学分会妊娠合并糖尿病协作组．妊娠合并糖尿病诊治指南（2014）．中华围产医学杂志，2014，17（8）：426-428.

[10] 中华医学会妇产科学分会妊娠期高血压疾病学组．妊娠期高血压疾病诊治指南（2015）．中华围产医学杂志，2016，19（03）：161-169.

[11] 中华医学会妇产科分会产科学组．乙型肝炎病毒母婴传播预防临床指南（第 1 版）．中华妇产科杂志，2013，48（2）：151-156.

[12] 中华医学会内分泌学分会，中华医学会围产医学分会．妊娠和产后甲状腺疾病诊治指南．中华内分泌代谢杂志，2012，28（5）：354-373.

[13] 中华医学会妇产科学分会产科学组．妊娠合并心脏病的诊治专家共识（2016）．中华妇产科杂志，2016，51（6）：401-409.

[14] 国家卫生和计划生育委员会．国家卫生计生委办公厅关于印发产妇妊娠风险评估与管理工作规范的通知（国卫办妇幼发〔2017〕35 号）．2017.

第五节　医学遗传与产前筛查

学习目标：

1. 掌握有先天缺陷和遗传病儿妊娠史者的指导。
2. 掌握先天性缺陷及遗传性疾病的产前筛查方法。
3. 掌握常见先天性缺陷及遗传性疾病的产前诊断方法。
4. 熟悉孕前及孕期优生与遗传咨询。
5. 了解产前筛查和产前诊断转诊网络。

目前我国出生缺陷的发生率达到 5.6%，以全国年出生婴儿数 1600 万计算，每年新增出生缺陷约 90 万例。出生缺陷产生的原因包括遗传、环境及二者的共同作用。提高人口素质、实行优生优育是我国一项重要国策。医学遗传咨询、产前筛查及产前诊断是减少出生缺陷儿出生的重要手段。医学遗传咨询、产前筛查及产前诊断是防治出生缺陷一级预防和二级预防中的重要方法。

一、孕前及孕期优生与遗传咨询

（一）孕前及孕期卫生指导

内容详见第六章第三节"孕前保健"及第四节"孕期保健"。

（二）孕前及孕期优生及遗传咨询

遗传咨询是指咨询医师应用遗传学和临床医学的基本原理和技术，与咨询者（患者或其亲属）讨论某种遗传性疾病的发病原因、遗传方式、诊断、预后、再发风险及防治等问题，并就咨询者提出的婚育问题提供医学建议，供咨询者参考以选择最适当的决策。遗传咨询是预防遗传病和开展优生的重要措施之一。

1. 遗传咨询的对象

（1）夫妇双方或家系成员已确诊或怀疑患有遗传病或先天畸形者，曾生育过有遗传病或先天畸形患儿的夫妇。

（2）不明原因智力低下或先天畸形患儿的父母。

（3）不明原因反复流产或有死胎死产等情况的夫妇。

（4）不孕不育症夫妇。

（5）近亲结婚的夫妇。

（6）35 岁及以上的高龄孕妇。

（7）长期接触或使用过环境致畸物者。

（8）孕期接触环境致畸物或患有某些慢性病的孕妇。

（9）常规遗传病筛查发现异常者或其他需要遗传咨询的情况。

2. 遗传咨询的指导原则

遗传性疾病是由于体细胞或生殖细胞遗传物质的缺陷而导致的疾病。这种缺陷可以发生在生长过程中的任何阶段,其中生殖细胞中的遗传物质缺陷才会遗传给下一代。所有的遗传病只要能够进行有效的产前诊断,都可以选择是否生育。根据遗传方式,遗传性疾病大致分为染色体病、单基因遗传病、多基因遗传病。具体咨询意见需要由遗传专科医生提供。

具体咨询内容详见第六章第三节"孕前保健"。

二、有先天缺陷和遗传病儿妊娠史者的指导

常见遗传性疾病的类型和常见疾病的指导意见见表 6-5-1。

表 6-5-1　常见先天缺陷和遗传疾病的指导意见

类型	常见疾病	指导意见
染色体病	1. 染色体数目异常 　（1）多倍体 　（2）非整倍体 　（3）嵌合体 2. 染色体结构异常 　（1）平衡性异常（相互易位和倒位） 　（2）非平衡性异常（缺失、重复、插入、等臂染色体、环状染色体）	生育过该病患儿的夫妇应对夫妇染色体进行检查,再次妊娠后应进行产前诊断;如因染色体异常造成反复生育异常或不能正常生育,可以采取辅助生育技术
单基因遗传病	1. 常染色体显性遗传病:成人多囊肾、软骨发育不全、家族性高胆固醇血症、Huntington 舞蹈病、遗传性球形红细胞症、Marfan 综合征、脊髓小脑性共济失调、成骨发育不全Ⅰ型等	检查双方是否携带导致患儿的致病基因。如双方或之一携带有导致患儿疾病的基因且可以进行产前诊断,则可以生育;如为严重遗传病,又不能进行产前诊断,则不宜采用自身配子生育;如双方未携带该基因,则可能是新的基因突变所致,可以生育
	2. 常染色体隐性遗传病:白化病、镰状细胞贫血、苯丙酮尿症、酪氨酸血症Ⅰ型、半乳糖血症、肝豆状核变性、地中海贫血等	检查双方是否携带导致患儿的致病基因。如可以进行产前诊断,则可以生育;如为严重遗传病,又不能进行产前诊断,则不宜采用自身配子生育
	3. X 连锁隐性遗传病:血友病、假性肥大性进行性肌营养不良、红绿色盲等	检查女方是否携带导致患儿的致病基因。如可以进行产前诊断,则可以生育;如为严重遗传病,又不能进行产前诊断,则只能检查胎儿性别,选择生育女性后代
	4. X 连锁显性遗传病:抗维生素 D 佝偻病、高氨血症Ⅰ型、色素失调症、葡萄糖-6-磷酸脱氢酶缺乏症等	检查双方是否携带导致患儿的致病基因。如女方患有严重遗传病,可以进行产前诊断,则可以生育;如不能进行产前诊断,则不宜采用自身配子生育。如男方患有严重遗传病,可以进行产前诊断,则可以生育;如不能进行产前诊断,只能检查胎儿性别,选择生育男性后代
多基因遗传病	神经管缺陷、精神分裂症、强直性脊柱炎、先天性幽门狭窄、先天性巨结肠、大多数先天性心脏病等	根据患儿患病的严重程度决定,若属于严重的遗传病,又不能进行产前诊断,则不宜生育

三、先天性缺陷及遗传性疾病的产前筛查

产前筛查是通过可行的方法，对一般妊娠妇女进行筛查，发现子代具有患遗传性疾病高风险的可疑人群。筛查出可疑者后进一步确诊是预防遗传性疾病患儿出生的重要步骤。

（一）产前筛查的原则

1. 被筛查疾病在被筛查人群中应有较高的发病率并严重影响健康，筛查出后有治疗或预防的方法。

2. 筛查方法应是非创伤性的、容易实施且性价比好。

3. 筛查方法应统一，易于推广；易被筛查者接受，被筛查者应自愿参与，做到知情选择。

4. 为被筛查者提供全部有关的医学信息和咨询服务。建立相应的质量控制系统用于保证筛查的质量。

（二）常见产前筛查方法

常见产前筛查的方法、目的、检查时间和指标见表 6-5-2。

表 6-5-2　常见产前筛查方法

检查方法	目的	孕周	指标
非整倍体染色体异常的产前血清学检查	通过检验孕妇的血清，判断胎儿患病的危险程度	孕早期筛查：孕 10～14 周	孕妇血清妊娠相关蛋白 A（PAPP-A）＋β-HCG＋超声检查胎儿颈项透明层（NT）
		孕中期筛查：孕 16～20 周	孕妇血清甲胎蛋白（AFP）＋β-HCG＋游离雌三醇（uE$_3$）＋孕妇年龄
胎儿畸形的超声筛查	通过胎儿系统性机构畸形检查及遗传学超声软指标筛查，排除大部分胎儿畸形	通常在孕 20～24 周，针对胎儿体表及内脏的大体结构进行系统观察	严重颅脑畸形、严重淋巴水囊瘤、单腔心、严重胸腹壁缺失内脏外翻、严重脐膨出、直径超过 5 cm 的畸胎瘤、致死性软骨发育不良、严重开放性脊柱裂，以及股骨、腓骨、胫骨、肱骨、桡骨、尺骨严重缺失等
无创产前检查技术	通过检测母亲外周血胎儿游离 DNA，诊断染色体倍数异常和基因突变		目前临床用来筛查的疾病有 21、18、13-三体综合征。其临床应用价值有待进一步评估

四、先天性缺陷及遗传性疾病的产前诊断

产前诊断是指在胎儿出生之前应用各种检测手段，如影像学、生化、细胞遗传学及分子生物学技术，了解胎儿在宫内的发育状况，对先天性、遗传性疾病做出诊断，为胎儿宫内治疗及选择性终止妊娠创造条件。进行产前诊断的医疗机构必须是取得产前诊断服务资质的机构。

（一）产前诊断指征

1. 35 岁以上的高龄孕妇；

2. 曾生育过染色体病患儿的孕妇；

3. 夫妇一方为染色体异常携带者；

4. 孕妇为性连锁隐性遗传基因携带者；

5. 有遗传性疾病家族史或曾经分娩过严重先天性缺陷患儿的孕妇；

6. 在孕早期接触过明确致畸物或严重病毒感染的孕妇；

7. 产前筛查后的高危人群；

8. 本次妊娠有持续性羊水过多、羊水过少、胎儿生长受限或胎儿有可疑畸形的孕妇；

9. 医师认为有必要进行产前诊断的其他情形。

(二) 产前诊断方法

产前诊断方法主要包括细胞遗传学、分子细胞遗传学、分子遗传学、生化遗传学等方法。

细胞遗传学方法，即染色体核型分析，是确诊染色体病的主要方法。分子细胞遗传学方法是将细胞遗传学和分子遗传学结合起来，使染色体核型分析更加准确、快速，对常见的重大胎儿染色体异常进行诊断。分子遗传学方法称为基因诊断，是应用分子生物学方法检测胎儿基因的核苷酸序列，诊断胎儿基因疾病。生化遗传学方法是定性或定量检测人体体液或组织中的某种代谢物、测定酶的活性，是生化代谢性遗传病筛查或确诊的常用方法，临床已开展了先天性甲状腺功能减低、苯丙酮尿症、地中海贫血、葡萄糖-6-磷酸脱氢酶缺乏症（glucose-6-phosphate dehydrogenase deficiency，G-6-PD）等常见疾病的群体筛查及诊断。

(三) 产前诊断取材技术

1. 羊膜腔穿刺术

羊膜腔穿刺术采用穿刺针经腹壁和子宫壁进入羊膜腔，抽取羊水。获取的羊水细胞可进行染色体分析、酶和蛋白质检测、提取 DNA 做基因分析等。羊膜腔穿刺术导致胎儿流产的风险不超过 1%。适宜穿刺时间为孕 16~22 周。

2. 绒毛取材术

绒毛取材术是指在超声引导下经宫颈或腹部穿刺抽取适量的绒毛组织，以供细胞遗传学检查、基因分析或者生化检查等。绒毛取材活检导致流产的风险约为 1%，一般在孕 10~13^{+6} 周进行。

3. 胎儿脐血管穿刺术

胎儿脐血管穿刺术是指在超声引导下经过母体腹壁穿刺胎儿脐血管，对脐血取样检测或进行宫内输血纠正贫血。适用于胎儿核型分析、宫内感染的诊断、胎儿血液系统的产前诊断、胎儿宫内输血治疗，多在孕 20~28 周进行。胎儿并发症主要有感染、出血、严重胎儿心动过缓、脐带血栓形成、流产、早产及死胎等，发生率为 1%~1.9%。

4. 植入前诊断

植入前诊断（preimplantation genetic diagnosis，PGD）是在体外受精基础上，从卵裂期胚胎采集 1~2 个细胞进行遗传病诊断的一种方法。

五、产前筛查和产前诊断转诊网络

对一般孕妇实施产前筛查及应用产前诊断技术应坚持知情选择。开展产前筛查的医院要与经许可开展产前诊断的医院建立工作联系，保证筛查病例能落实后续诊断。产前筛查医院对筛查出高风险的孕妇应建立疑似病例档案，填写转诊单，转诊到经许可的产前诊断中心进行产前诊断，并完成对该转诊病例进行追访。对于拒绝转诊的孕妇，由孕妇或其家属在转诊单上签字。产前诊断中心对转诊患者根据情况进行产前诊断，并将产前诊断的结果告知转诊医院。产前诊断医师向孕妇或家属告知技术的安全性、有效性、风险性及结果的不确定性；对终止妊娠娩出的异常胎儿，征得家属同意后，进行尸体病理学解剖及相关的遗传学检查。对筛查出的疑似病例进行会诊和病例追踪。对严重的出生缺陷，估计转诊单位无条件处理时，应转诊至有条件的医疗机构治疗，并追踪随访其治疗及结局。

参考文献

［1］秦怀金，朱军. 中国出生缺陷防治报告. 北京：人民卫生出版社，2013.

［2］陈竺. 医学遗传学. 北京：人民卫生出版社，2012.

［3］李芬，王和. 优生学. 北京：人民卫生出版社，2014.

［4］曹泽毅，乔杰. 妇产科学. 北京：人民卫生出版社，2014.

［5］陆国辉，许湘民. 临床遗传咨询. 北京：北京大学医学出版社，2007.

［6］Gregg AR. Noninvasive prenatal screening for fetal aneuploidy, 2016 update：a position statement of the American College of Medical Genetics and Genomics. Genetics in Medicine，2016，18（10）：1056-1065.

［7］Verlinsky Y. Over a decade of experience with preimplantation genetic diagnosis：a multicenter report. Fertility and Sterility，2004，82（2）：292-294.

［8］Ghi T. ISUOG Practice Guidelines：invasive procedures for prenatal diagnosis. Ultrasound in Obstetrics & Gynecology，2016，48（2）：256-268.

第六节　分娩期保健

学习目标：

1. 掌握先兆临产及临产的诊断。
2. 掌握分娩期常见并发症的诊断及治疗原则。
3. 熟悉产程的划分及产程时限。
4. 熟悉分娩期的胎儿监测方法（胎心监护、羊水）。
5. 熟悉分娩期不同产程的母体监测及保健要点。
6. 了解分娩机转。
7. 了解分娩镇痛方法及选择。

妊娠满28周及以上，胎儿及其附属物自临产开始到由母体娩出的全过程，称为分娩。分娩期是很重要的一个阶段，产程中会有许多异常情况发生，只有熟练掌握产程中母儿监测方法，掌握产程时限及异常的处理方法，掌握分娩期并发症的识别及诊治，才能保证母儿安全。

一、先兆临产及临产

出现预示不久将临产的症状（如假临产、胎儿下降感、见红）称为先兆临产。

1. 假临产

孕妇在分娩发动前常出现假临产。假临产的特点是：宫缩持续时间短（<30 秒）且不恒定，间歇时间长且不规律，宫缩强度不增加；宫缩时宫颈不缩短，宫口不扩张；常在夜间出现，清晨消失；给予强镇静药物能抑制宫缩。

2. 胎儿下降感

胎儿下降感又称轻松感。多数孕妇自觉上腹部较前舒适，进食量较前增多，呼吸较前轻快，系胎先露部进入骨盆入口，使宫底位置下降所致。

3. 见红

大多数孕妇在临产前 24～48 小时内，少数在 1 周内，因宫颈内口附近的胎膜与该处的子宫壁剥离，毛细血管破裂后有少量出血并与宫颈管内黏液栓相混，经阴道排出，称为见红，是分娩即将开始比较可靠的征象。若阴道流血量较多，超过平时月经量，不应视为见红，应考虑妊娠晚期出血，如前置胎盘、胎盘早剥等。

临产开始的标志为规律且逐渐增强的子宫收缩，持续约 30 秒，间歇 5～6 分钟，同时伴随进行性宫颈管消失、宫口扩张和胎先露部下降，用强镇静药物不能抑制宫缩。

二、总产程及产程分期

总产程即分娩全过程，指从开始出现规律宫缩直到胎儿、胎盘娩出的全过程，分为 3 个产程。

第一产程：又称宫颈扩张期，指临产开始直至宫口完全扩张即开全 10 cm 为止。初产妇宫颈较紧，宫口扩张缓慢，需 11～12 小时；经产妇的宫颈较松，宫口扩张较快，需 6～8 小时。第一产程分为潜伏期和活跃期。潜伏期指从临产出现规律宫缩至宫口扩张 3 cm。活跃期是指宫口扩张 3～10 cm。目前国际上将宫口扩张 6 cm 作为活跃期起点，且不主张在此之前过多干预产程。

第二产程：又称胎儿娩出期，指从宫口开全到胎儿娩出的全过程。初产妇需要 1～2 小时，不应超过 2 小时；经产妇通常数分钟即可完成，也有长达 1 小时者，但不应超过 1 小时。目前新产程管理中，在严密监测下，第二产程时限可延长至 3 小时。

第三产程：又称胎盘娩出期，指从胎儿娩出后到胎盘、胎膜娩出，即胎盘剥离和娩出的全过程，需 5～15 分钟，不应超过 30 分钟。

第四产程：近几年来，有学者提出第四产程的概念，指胎盘娩出后 2～4 小时，这段时间加强对产妇的观察和处理对预防产后并发症具有重要意义。

三、分娩机转

分娩机转指胎儿先露部随母体骨盆各平面的不同形态，被动进行一连串适应性转动，以其最小径线通过产道的全过程，以枕左前位最多见。胎儿通过衔接、下降、俯屈、内旋转、仰伸、复位及外旋转、肩娩出等一连串适应性转动，以其最小径线通过产道。

四、分娩期的胎儿监测方法

临产后胎儿宫内情况主要根据胎心监护和羊水性状来判断。胎心监护虽间断进行，但贯穿整个分娩过程。

胎心监护时机包括：

1. 临产后

了解宫缩强度、频率和每次宫缩持续时间，了解胎心率变异与宫缩和胎动的关系，观察时间应至少持续 20 分钟。评估胎儿在宫内的状态。

2. 宫口开大 2 cm 时

进入产房待产，此时应做胎心监护，观察胎心率变异情况，了解临产后胎儿宫内情况。

3. 进入活跃期后

进入活跃期后，尤其进入活跃晚期，即宫口近开全时行胎心监护。此时宫缩间隔时间缩短，强度增加，胎心监护有时会出现早期减速，是胎头受压的表现。进入第二产程后要根据之前胎心情况决定胎心监护时间间隔。

4. 胎膜破裂时

一旦发生胎膜破裂，应行胎心监护，并观察羊水性状和流出量。如出现羊水胎粪污染，需要持续胎心监护。

若有异常情况，随时增加监护次数及时间。

五、不同产程的母体监测及保健要点

不同产程的母体监测及保健要点见表 6-6-1。

表 6-6-1　不同产程的母体监测及保健要点

产程	监测要点	保健要点
第一产程	1. 每隔 2 小时测量 1 次生命体征 2. 每小时听 1 次胎心，监测宫缩 3. 每 4 小时左右阴道检查宫口扩张、胎头下降程度 4. 记录胎膜破裂时间及性状	1. 解除产妇恐惧与精神紧张 2. 鼓励进食，少量多次进食 3. 叮嘱产妇每 2～4 小时排尿 1 次 4. 鼓励产妇室内活动
第二产程	1. 每隔 1 小时测量 1 次生命体征 2. 密切监听胎心，监测胎头下降程度、胎膜破裂时间及性状	1. 指导产妇正确使用腹压，屏气用力是第二产程的关键 2. 当初产妇宫口开全、经产妇宫口扩张 5 cm 且宫缩规律有力时，应做好接产准备工作 3. 做好会阴冲洗和消毒，接产时掌握好接产要领，熟识接产步骤，把握好会阴侧切指征
第三产程	监测血压、脉搏、出血情况	1. 嘱咐产妇休息 2. 胎盘排出后应检查胎盘、胎膜的完整性及产道有无裂伤，并注射催产素预防产后出血 3. 如新生儿有异常，应及时处理，但要避开产妇，以免增加其精神负担 4. 胎儿娩出后应尽早趴在母亲胸前，让产妇与新生儿早接触，新生儿早吸吮
第四产程	1. 观察产妇一般情况，以及子宫收缩情况、宫底高度、宫腔内有无积血、膀胱是否充盈、阴道流血量、会阴和阴道有无血肿等 2. 每半小时测量血压、心率	产后在产房内观察 2 小时，无异常者送休养室

六、分娩镇痛

分娩痛可导致胎儿缺氧、酸中毒；而且紧张、疼痛综合征使产妇神经介质分泌增加，会影响子宫有效收缩，使产程延长，造成心理创伤，与产后抑郁有关。分娩镇痛可以缩短产程，降低手术产率和产后出血率，减少胎儿缺氧及新生儿窒息，提高分娩期母婴安全，支持产妇心理健康。

1. 分娩镇痛的要求

（1）对产程无影响或可加速产程。

（2）对母婴无害。

（3）起效快，作用可靠，方法简便。

（4）产妇需清醒，能配合分娩。

2. 常用分娩镇痛方法

不同产程中应用的常用分娩镇痛方法见表 6-6-2。

表 6-6-2　常用分娩镇痛方法及应用产程

分类	方法	应用产程
非药物性镇痛	Lamaza 法	第一产程
	陪伴分娩、自由体位	第一产程
	针灸	第一产程
	电磁刺激：TANS、HANS	第一产程
药物镇痛	肌内注射或静脉注射：哌替啶 50～100 mg，im；地西泮 0.2～0.3 mg/kg，im 或 iv	第一产程
	局部麻醉：双侧阴部神经阻滞	第二产程
	椎管内阻滞	第一、二产程

七、分娩期并发症

（一）产后出血

1. 定义

产后出血（postpartum haemorrhage，PPH）是指胎儿娩出后 24 小时内，阴道分娩者出血量≥500 ml，剖宫产分娩者出血量≥1000 ml。它是目前我国孕产妇死亡首要原因。

2. 产后出血的原因

产后出血的原因包括子宫收缩乏力、胎盘因素、产道损伤和凝血功能障碍。这四大原因可以并存，也可以互为因果。

3. 产后出血的诊断

诊断产后出血的关键在于对失血量有正确的测量和估计，错误低估将丧失抢救良机。WHO产后出血技术小组指出，临床估计和测量的失血量比实际失血量低 30%～50%。

正确估计失血量的常用方法包括：①称重法：产后产包、手术包、辅料包等所称重量与产前产包、手术包、辅料包等所称重量相减（1.05 g＝1 ml 血液）。②容积法：将收集的血用量杯实测（应扣除羊水）。③面积法：如浸湿的 10 cm×10 cm 的四层纱布为 10 ml。④休克指数：休克指数＝心率/收缩压（mmHg）（正常＜0.5）。⑤根据血常规的变化：血红蛋白每下降 10 g/L，失血 400～500 ml。但是在出血早期，由于血液浓缩，血红蛋白值常不能准确反映实际出血量。

4. 产后出血的治疗原则

（1）一般处理：边处理边查原因。

1）求助：向产科上级医生、有经验的助产士、麻醉医生和血液科医生求助，通知血库和检验科。

2）复苏：

静脉补液：开放至少两条静脉通道，输晶体液补充血容量，同时给予宫缩剂。

呼吸管理：维持气道通畅，必要时给氧。

监测出血和生命体征（体温、脉搏、呼吸、血压和血氧饱和度）。

3）积极寻找原因：检查子宫、胎盘和生殖道，检查病史记录，观察血凝块。

4）实验室检查：血常规、凝血功能和交叉配血检查。

（2）积极补充血容量。

（3）针对出血原因的治疗：参考"产后出血预防与处理指南"。

5. 产后出血的预防

（1）认识产后出血的高危因素

1）全身因素：产妇体质虚弱或合并慢性全身性疾病，精神紧张，过多使用麻醉剂、镇静剂或宫缩抑制剂。

2）产科因素：产程延长或滞产，体力消耗大；试产失败；产科并发症（妊娠期高血压疾病、宫腔感染、妊娠贫血等）。

3）子宫因素：子宫过度膨胀（多胎妊娠、羊水过多、巨大儿等），子宫肌壁损伤（多产、剖宫产史、子宫肌瘤挖除后等），子宫发育异常（双子宫、双角子宫、残角子宫等），子宫肌病理状态，子宫肌对催产素敏感性较低等。

4）胎盘因素：多次人工流产和既往胎盘粘连史，前置胎盘，胎盘早剥，胎盘、胎膜残留等。

5）产道裂伤：急产，产程长，手术产，头盆不称，软产道弹性差、水肿或瘢痕等。

6）凝血功能障碍：血液性疾病、弥散性血管内凝血（disseminated intravascular coagulation，DIC）诱因（羊水栓塞、重型胎盘早剥、死胎滞留 2 周以上、重度妊娠期高血压综合征、绒毛膜羊膜炎及休克晚期）等。

（2）积极处理第三产程：胎儿娩出后，常规预防性使用宫缩剂；延迟钳夹脐带 1～3 分钟；控制性轻轻牵拉脐带，使胎盘及时娩出。产后常规触摸宫底。

（二）羊水栓塞

1. 定义

羊水栓塞系指分娩过程中，羊水及其内容物进入母体血循环后引起的肺栓塞、休克、DIC、肾衰竭或骤然死亡等一系列严重症状的综合征，为极其严重的分娩并发症，亦为造成孕产妇死亡的重要原因之一。本病起病急、发展快，发生在孕足月分娩病死率可高达

70%～80%。

2. 诊断

羊水栓塞发病迅速，诊断主要根据临床表现，再参考辅助检查。

（1）临床表现：根据羊水栓塞发生的时间，可分为发生在孕晚期分娩过程中，或发生在胎儿、胎盘娩出后。

羊水栓塞发生在产程中约占 70%，按症状出现先后可分为四个阶段，但由于发展迅速，有时难于划分。

1）前驱期：产妇多在临产羊膜破裂时或破裂后先有短期烦躁不安、寒战、气急、发绀，甚至呕吐等前驱症状，但很易被误认为宫缩痛所致，故易被忽视。

2）休克期：继上述前驱症状后，产妇突然发绀加重、呼吸困难，肺部出现湿啰音，心率加快，血压下降，出现呼吸、循环衰竭。由于脑缺氧严重，可出现昏迷和抽搐。严重者突然尖叫一声后死亡。

3）出血期：发病后，血液由高凝转为低凝状态，临床出现以子宫大出血为主要表现的全身性出血，如鼻出血，皮肤、黏膜、注射针孔处出血，且流出的血液不凝。

4）急性肾衰竭和多脏器衰竭期：由于患者长期处于休克及低血压状态，且肾小球微血管内有微血栓存在，引起肾缺血，而出现少尿、血尿至无尿的急性肾衰竭，继而发展到脑、肝、心等重要器官的多脏器衰竭。

胎儿、胎盘娩出后发生羊水栓塞的临床表现：羊水栓塞发生在产后者约占 30%，此时患者很少有典型的呼吸、循环衰竭症状，而主要表现为子宫出血不凝，出血时多时少，呈持续性且不易控制，出血量与休克不符，用宫缩剂治疗无效，最后死于 DIC 及多脏器衰竭。这也就是临床上所说的迟发型羊水栓塞。

（2）辅助检查

1）血液沉淀试验：取腔静脉血沉淀分层后取上层物质做图片染色，查找上皮细胞、毳毛等。

2）X 线胸片表现为全心扩大，肺野见片状阴影。

3）心电图：右房、右室扩大，心肌劳损。

4）凝血功能及 DIC 筛查：血小板$<100\times10^9$/L 或进行性下降，凝血酶原时间>15 秒或超过对照组 3 秒以上，纤维蛋白原<1.5 g/L，D-二聚体>400 ng/ml。

5）尸体解剖检查。

3. 治疗原则

强调"早"，即早期识别、早期诊断、早期治疗。当出现大量子宫出血、短时间不能控制时，应积极创造条件，果断及时切除子宫。这是治疗羊水栓塞的根本，可以阻断羊水内容物继续进入母体循环系统，控制病情的进一步恶化。

（1）纠正缺氧：立即面罩正压高浓度供氧，昏迷者行气管插管，保持血氧饱和度在 90% 以上。心搏骤停者立即徒手心肺复苏。

（2）抗肺动脉高压：阻断迷走神经反射引起的肺血管痉挛及支气管痉挛。

1）罂粟碱 30～90 mg 静脉小壶内滴注，每日总量不超过 300 mg。

2）阿托品 0.5～1 mg 静脉小壶内滴注。

3）氨茶碱 250 mg＋5% 葡萄糖 100 ml 静脉滴注。

（3）抗过敏：地塞米松 20 mg 静脉缓注，必要时重复给药 20 mg，或氢化可的松 200～

300 mg 静脉滴注。

（4）抗休克：以补充血容量为主。血容量基本补足、血压仍不上升时可用血管活性药物。

（5）纠正酸中毒：5％$NaHCO_3$ 80～100 ml 静脉点滴，少量多次，根据血气结果必要时重复。

（6）补充凝血因子及血管内容量：维持血小板＞100×10^9/L，维持纤维蛋白原＞1.5 g/L。

（7）防止心力衰竭：毛花苷 C（西地兰）0.2～0.4 mg 静脉小壶内滴注。

（8）防止肾衰竭：呋塞米 40～100 mg 静脉推注。

（9）应用抗生素：使用大剂量广谱抗生素，积极预防肺部感染和宫腔感染。

（10）产科处理：发生在第一产程，胎儿不能立即娩出，则立即行剖宫产；发生在第二产程，则立即产钳助产娩出，产后如大量出血不能控制，在输血止血情况下尽早行子宫切除术。

八、分娩期新生儿保健

分娩期新生儿保健相关内容参见本书其他章节，如：新生儿疾病筛查参见第七章第二节"新生儿疾病筛查"，新生儿复苏、出生缺陷筛查、预防接种参见第七章第十一节"新生儿保健"，母乳喂养促进参见第七章第四节"儿童营养与喂养"、第六章第七节"产后保健"。

参考文献

[1] 张为远. 中华围产医学. 北京：人民卫生出版社，2012：590-661.

[2] 中华医学会妇产科分会产科学组. 新产程标准及处理的专家共识. 中华妇产科杂志，2014，49（7）：486.

[3] 中华医学会妇产科分会产科学组. 产后出血预防与处理指南. 中华妇产科杂志，2014，49（9）：641-646.

[4] 中华医学会妇产科分会产科学组. 孕前和孕期保健指南. 中华妇产科杂志，2014，49（2）：150-153.

第七节　产后保健

学习目标：

1. 掌握产后保健主要内容。
2. 掌握常见妊娠合并症/并发症及分娩并发症的产后保健措施。
3. 熟悉产褥期生理变化。

产后保健分为住院期间保健、产后访视、产后 42 天检查、产后康复及母乳喂养、产后营养保健、产后心理保健等。产后保健的主要目的是了解产妇及新生儿的健康状况，进行卫生宣教和保健，积极预防和处理各种产后异常情况。

一、产褥期生理变化

产褥期是指从胎盘娩出至产妇除乳腺外全身各器官恢复或接近正常未孕状态的一段时期，一般为 6 周。产褥期内，生殖器官、乳房、内分泌系统均发生显著变化。

1. 生殖器官变化

（1）子宫：产后子宫逐渐收缩恢复到正常大小，称为子宫复旧。产后 1 周子宫缩小至约妊娠 12 周大小，10 天左右降入盆腔，6～8 周后恢复到未孕时的大小。

（2）恶露：产后自阴道排出的内含血液、坏死蜕膜的组织等称为恶露。最初 3～4 天内含血液较多，色红，称为"血性恶露"；以后血渐减少，呈褐色，为"浆液性恶露"；10 天左右时，因含多量白细胞及黏液而呈黄白色，称为"白色恶露"，可持续 3 周。

（3）宫颈：产后 2～3 天宫口仍可通过两指；产后 1 周左右，宫颈管复原，内口缩小；产后 4 周左右恢复至未孕状态，呈"一"字形。

（4）内分泌系统：不哺乳的产妇于产后 6～10 周恢复月经，产后 10 周左右恢复排卵。哺乳的产妇月经复潮延迟，平均在产后 4～6 个月恢复排卵。产后较晚月经复潮者，在首次月经来潮前多已有排卵。

2. 乳房变化

产后 7 日内分泌的乳汁称为"初乳"。初乳中含蛋白质、矿物质及多种抗体，是新生儿早期最理想的天然食物。此后 4 周内乳汁逐步转为成熟乳。初乳和成熟乳均含有大量免疫抗体，有助于新生儿抵抗疾病。

3. 全身其他变化

（1）体温：产后体温多正常，如产程延长、产妇过度疲劳，可出现低热，但多不超过 38℃，大都在 24 小时后恢复正常。

（2）脉搏与血压：产后脉搏多较慢，每分钟 60～70 次。血压一般都正常。

（3）循环及血液系统：产后 72 小时内循环血量增加，2～3 周内恢复至未孕状态；产褥早期血液呈高凝状态，2～4 周内降至正常。

二、产后保健主要内容

（一）住院期间保健

1. 产妇保健

（1）正常分娩的产妇至少住院观察 24 小时，及时发现产后出血等异常情况。

（2）对孕产期合并症和并发症的产后病情进行监测与处理。

（3）进行母乳喂养知识和技能指导，及时发现乳汁少、乳汁淤积等情况，在勤吸吮的基础上进行催乳及乳腺疏通。

（4）产妇出院时，通过母乳喂养联系卡将产妇转交至其居住地社区保健机构。

2. 新生儿保健

详见第七章第十一节"新生儿保健"。

3. 保健指导

（1）饮食起居

1）合理饮食：详见本节"产后营养指导"。

2）保持室内空气清洁：定时开窗通风，保持室内适宜温度。

3）身体清洁：早期可热水擦浴，伤口愈合后即可淋浴，及时更换内衣。

4）会阴清洁：0.05％聚维酮碘液擦洗外阴，每日2～3次。会阴部水肿可用50％硫酸镁湿热敷。产后24小时可用红外线照射外阴。

（2）口腔卫生：早晚刷牙、饭后漱口，或遵循每天刷牙3次、餐后3分钟内刷牙3分钟（"333"刷牙）。

（3）休息与睡眠：产后第一周以与新生儿同步休息为主，可下床适当活动，每次10分钟左右，下床次数依据体力情况而定。1周后可正常生活起居，保持好的睡眠。

（4）适当活动及产后操：产后早期即可下床活动，一可促进恶露排出，二可促进肠蠕动、减轻便秘，促进形体恢复，三可促进下肢肌力的恢复，且可避免或减少静脉栓塞。产后第一天即可开始练习产后操，循序渐进，持之以恒。

（二）产后访视

产后访视（产妇）：一般健康状况、心理状况、子宫复旧情况、恶露情况、伤口愈合情况、母乳喂养、饮食与营养状况、运动情况、妊娠合并症或并发症的恢复情况。

产后访视（婴儿）：详见第七章第十一节"新生儿保健"中新生儿访视相关内容。

（三）产后42天健康检查

产妇检查内容包括一般健康状况、心理量表测评、妇科检查、恶露情况、盆底功能筛查、伤口愈合情况、母乳喂养、营养状况；对有妊娠合并症或并发症者，需进行相关项目复查并给予避孕指导。

（四）产后康复

产后康复主要包括康复前评估、健康咨询与指导、康复运动与治疗以及盆底康复。

1. 康复前评估

包括询问病史、体格检查、辅助检查、特殊检查等。

2. 健康咨询与指导

包括产后营养指导、性生活与避孕指导、母乳喂养指导等。

3. 康复运动与治疗

包括子宫复旧理疗、催乳与乳腺疏通、盆底功能评估、形体恢复、排尿功能康复、心理康复、运动指导（产后操）等。

4. 盆底康复

盆底康复指综合运用有关康复治疗技术，恢复、改善或重建女性在妊娠和分娩过程受到不同程度损伤的盆底功能，预防和治疗盆底功能障碍相关疾病。首先对患者盆底功能状况进行评估，根据评估结果制订个性化康复方案，选择适宜的康复方法。

（1）康复评估：包括病史收集、盆底组织损伤及功能评估。询问病史，了解症状和体征，进行尿常规、阴道分泌物检查以及盆底功能筛查。必要时增加专科检查，包括：下尿路评估、下消化道评估、棉签试验、压力诱发试验、神经反射（球海绵体反射）、盆底有关症状问卷调查、排尿日记、尿垫试验、盆底影像学检查等。

（2）康复方法：①普遍性指导：健康教育、手法辅助、凯格尔训练。②运用盆底康复器、电刺激、生物反馈等方法，注意不同方法的适应证与禁忌证。

（五）产后营养指导

1. 保证充足的优质蛋白质

乳母要比孕前增加 25 g 的蛋白质摄入量，达到每日 80 g 的标准，相当于比孕前约增加 120 g 的鱼、禽、瘦肉等动物性食品。如果条件有限，可选富含植物蛋白质的大豆及其制品等来部分替代。

2. 补充适宜的维生素

维生素的补充有利于维持乳母的健康及促进乳汁分泌。应根据乳母的需要补充维生素 A、E、B_1、B_2 和 B_3。乳母维生素 A 推荐摄入量应该在孕前基础上增加 600 μgRAE，达到每天 1300 μgRAE。一般膳食很难满足，建议每周增加摄入 1～2 次猪肝，总量约 100 g，或鸡肝，总量约 50 g。

3. 适当食用海产品，选用碘盐

婴儿在出生后 1 年，大脑仍然快速发育，脂类对婴儿脑的发育、中枢神经系统的髓鞘化尤其重要，特别是 n-3 长链多不饱和脂肪酸（如 DHA），它占人脑脂肪含量的 10%。海产品如三文鱼、沙丁鱼、鲳鱼的脂肪中含有较为丰富的 DHA，如果婴儿没有对海产品过敏的问题，乳母可适当食用。此外，哺乳期碘的需求量比非孕时增加 1 倍（孕前为 120 μg/d，产后为 240 μg/d），乳母为碘缺乏的高危人群，建议乳母应选用碘盐烹调食物，每周再食用 1～2 次富含碘的海产品，如海带、紫菜、裙带菜等。

4. 保证充足的钙和铁

乳母每天通过乳汁分泌的钙约为 200 mg，其膳食钙推荐摄入量比孕前增加 200 mg，总量为每天 1000 mg。要多选用一些奶制品、海产品、芝麻酱、豆制品等含钙丰富的食品，乳母每天总奶量应达到 400～500 ml。为了补充分娩时由血液丢失的铁，膳食中应多供给富含铁的食物。

5. 产褥期食物多样但不过量，重视整个哺乳期营养

产妇因体力消耗较大，脾胃功能虚弱，而应先吃一些流质或半流质的清淡饮食，如小米粥、蛋花汤、馄饨、鸡蛋面等；1～2 天后，可过渡到普通饮食，但要求为热、软、低盐、带汤，不要太油腻。产褥期膳食应保证多样化的平衡饮食，无须特别禁忌。重视蔬菜、水果的摄入，增加膳食纤维及维生素。还应重视整个哺乳期营养，食不过量且营养充足，以保障乳汁的质和量，持续地进行母乳喂养。

剖宫产术后 6 小时内，产妇应平卧、禁食。6 小时后，可进食萝卜汤以促进肛门排气。在肛门排气之前，忌用牛奶、甜豆浆、大量蔗糖等胀气食品。肛门排气后，产妇就可以进食半流质饮食 1～2 天，再转为普通膳食。为了促进伤口愈合，产妇应适当增加高蛋白质的食物，如乌鱼汤、鸽子汤等。

（六）产后心理保健

见第六章第四节"孕期保健"中心理保健的相关内容。

（七）产后避孕方法

母乳喂养者以工具避孕为首选。阴道分娩者可于产后 42 天后恢复性生活，产后 42 天后可放置宫内节育器。剖宫产者禁止性生活 3 个月，3 个月后可考虑放置宫内节育器或使用避孕套避孕。

三、常见妊娠合并症/并发症及分娩并发症的产后保健措施

（一）妊娠期高血压疾病

重度子痫前期者产后应继续使用硫酸镁 24～48 小时，产后 3～6 日应每日监测血压及尿蛋白，有异常者应给予降压治疗；哺乳期可继续应用产前使用的降压药，禁用血管紧张素转化酶抑制剂（angiotensin converting enzyme inhibitors，ACEI）和血管紧张素受体阻滞药（angiotensin receptor blockers，ARB）（卡托普利、依那普利除外），监测产后出血量。

产后 6 周血压未恢复者应于产后 12 周继续复查血压，以排除慢性高血压，必要时建议内科诊治。

（二）妊娠期糖尿病

产后根据空腹血糖水平调整胰岛素用量。产后 6～12 周行 OGTT 检查，如仍异常，转糖尿病专科进一步诊治。

产后空腹血糖反复≥7.0 nmol/L 应视为 PGDM，建议转内分泌专科治疗。

鼓励母乳喂养。非胰岛素治疗的 GDM 产妇，产后可恢复正常饮食，但应避免高糖、高脂饮食。

（三）晚期产后出血

1. 定义

分娩 24 小时后，在产褥期内发生的子宫大量出血，称为晚期产后出血。以产后 1～2 周发病最常见，亦有迟至产后 2 个月余发病者。

2. 临床表现

阴道流血少量或中等量，持续或间断，亦可表现为急骤大量流血，同时有血凝块排出。产妇多伴有寒战、低热，且常因失血过多导致贫血或失血性休克。

3. 处理

（1）少量或中等量阴道流血，应给予广谱抗生素、子宫收缩剂及支持疗法。

（2）疑有胎盘、胎膜、蜕膜残留者，应在静脉输液、备血及准备手术的条件下刮宫，操作应轻柔，以防子宫穿孔。刮出物应送病理检查，以明确诊断。术后继续给予抗生素及子宫收缩剂。

（3）疑剖宫产子宫切口裂开者，仅少量阴道流血也应住院，给予广谱抗生素及支持疗法，密切观察病情变化；若有大量阴道流血，可行剖腹探查。

（4）肿瘤引起的阴道流血，应按肿瘤性质、部位做相应处理。

（5）瘢痕憩室引起的出血：症状较轻者可采用保守治疗；保守治疗效果不佳或病情加重者，可考虑手术治疗。

4. 预防

加强健康教育，减少或避免人工流产；严格剖宫产指征，积极预防感染，有合并症的患者在围手术期要积极治疗基础疾病。

（四）产褥感染

1. 定义

产褥感染是指分娩及产褥期生殖道受病原体侵袭，引起局部或全身感染。产妇体质虚弱、孕期贫血、营养不良、胎膜早破、羊膜腔感染、慢性疾病、产科手术、产程延长、产前及产后出血过多、多次宫颈检查等均可诱发产褥感染。

2. 临床表现

发热、疼痛、异常恶露为产褥感染三大主要症状，可表现为：急性外阴、阴道、宫颈炎，子宫感染，急性盆腔结缔组织炎和急性输卵管炎，急性盆腔腹膜炎及弥漫性腹膜炎，血栓静脉炎，脓毒血症及败血症等。

3. 诊断

结合病史及分娩过程、体格检查及相关辅助检查并确定病原体。

4. 治疗

包括支持疗法、切开引流、抗感染后清宫、应用抗生素等，必要时手术治疗。

5. 预防

临产前 2 个月避免性生活及盆浴，加强营养，增强体质；及时治疗外阴炎、阴道炎及宫颈炎等慢性疾病和并发症；避免胎膜早破、滞产、产道损伤与产后出血；消毒产妇用品，严格无菌操作，正确掌握手术指征，保持外阴清洁。

四、母乳喂养常见问题及处理

1. 乳汁淤积

乳汁淤积由未做到勤吸吮，婴儿含接不正确，添加代乳品干扰吸吮导致。应保证早吸吮，勤吸吮，按需哺乳，确保正确的含接姿势，严格掌握加代乳品指征以预防乳汁淤积。通过手法挤奶或乳腺疏通缓解乳汁淤积。一旦发生乳腺局部的红、肿、热、痛伴全身发热等，就可能出现乳腺炎，需及时抗感染治疗并行乳腺疏通。

2. 母乳不足

一是指导母亲采用正确的哺乳姿势；二是让婴儿勤吸吮，保证夜间哺乳；三是母亲与婴儿同步休息，调整好心情与睡眠；四是催乳理疗。

3. 乳头皲裂

母亲喂奶时先喂健康一侧，再喂患侧，减少对患侧乳头过度刺激而引起的疼痛，也可用乳头防护罩来进行喂哺。

4. 艾滋病、病毒性肝炎患者的母乳喂养问题

母亲分娩时乙肝病毒 e 抗原呈阳性者，不适合母乳喂养。只表面抗原阳性者，在接种

乙肝疫苗的情况下，可进行母乳喂养，同时应充分征求母亲本人意愿。针对患有艾滋病的母亲，我国的婴儿喂养政策是提倡人工喂养。

参考文献

［1］谢幸，苟文丽. 妇产科学. 8 版. 北京：人民卫生出版社，2013.

［2］江苏省卫生厅. 江苏省产后康复服务规范（试行）（苏卫社妇函发〔2013〕51 号）. 2013.

［3］马乐，刘娟，李环，等. 产后盆底康复流程第一部分——产后盆底康复意义及基本原则. 中国实用妇科与产科杂志，2015，31（4）：314-321.

第七章　儿童保健

第一节　儿童群体保健

学习目标：

1. 掌握高危儿筛查管理的方法。
2. 掌握新生儿死亡评审内容。
3. 熟悉儿童群体保健服务管理内容。
4. 熟悉托幼机构儿童保健主要内容。
5. 了解母子健康手册的运行管理。
6. 了解新生儿转运管理办法。

儿童群体保健是儿童保健工作的重要组成部分。建立辖区儿童保健三级服务网络，熟悉辖区儿童生存状况、主要健康问题及其影响因素，有针对性地制定并落实相关技术规范和工作要求，开展辖区儿童保健业务指导、培训、干预和评估等工作，整体提高辖区儿童保健工作质量，为儿童提供生命保护、健康促进，降低儿童死亡率、提高出生人口素质，减少儿童常见病、多发病，发挥儿童潜能，为儿童一生的发展奠定重要基础。

一、儿童群体保健服务管理内容

1. 儿童群体保健服务主要是利用妇幼保健三级网络；通过制定和落实儿童保健相关工作制度、规范、指南及标准等，对辖区儿童保健服务进行业务指导、工作督导和质量控制。

2. 通过健康监测掌握影响辖区儿童健康的主要因素，为卫生计生行政部门制定辖区儿童保健工作政策、策略提供技术支撑。

3. 建立完善辖区5岁以下儿童死亡监测和儿童健康监测网络，规范儿童死亡监测与健康监测的内容、方法、信息上报与质量要求，提高监测水平和质量。

4. 制订辖区儿童死亡评审制度和规范，组建评审专家组，收集评审资料，定期组织开展5岁以下儿童死亡评审，明确儿童死亡原因，找出儿童死亡影响因素，为制定儿童群体保健工作措施提供科学依据。

5. 制订辖区托幼机构卫生保健工作计划和工作制度，开展托幼机构卫生保健工作综合评估、卫生评价、业务指导和人员培训。

6. 组织开展辖区内儿童保健业务培训，推广适宜技术。

7. 负责指导和开展本辖区儿童健康教育工作，制订健康教育计划，开发适宜健康教育材料。

二、母子健康手册运行管理

母子健康手册包含国家惠民利民卫生计生政策、免费提供的妇幼健康服务内容、重要的医学检查记录、健康教育知识、孕产妇的经历感受及孩子的成长记录五部分内容，有机整合孕前保健、孕期保健、住院分娩、儿童保健、儿童预防接种、计划生育服务内容，主要服务于计划怀孕妇女、孕妇和 0～6 岁儿童。

1. 母子健康手册的发放

发放对象包括计划怀孕的妇女、孕妇及 6 岁以下儿童，初次发放的医疗保健机构由各地卫生计生行政部门本着方便群众领取、便于管理的原则自行确定。常见的发放方式包括：针对计划怀孕妇女，在办理生育登记服务的乡镇（街道）计划生育办公室、提供孕前优生健康检查的服务机构或其他相关机构发放；针对孕妇，在基层医疗卫生机构、助产服务机构和其他相关医疗保健机构进行发放；针对儿童，在进行儿童保健服务时，询问手册领取情况，对于未领取手册的儿童，在基层医疗卫生机构或其他相关医疗保健机构进行补发。

2. 母子健康手册的使用

以计划怀孕妇女、孕妇、儿童家长自我监测和自我记录为主，医务人员健康检查记录为辅。工作人员在发放手册时讲解手册的意义、内容、作用和使用方法，将手册交由计划怀孕妇女、孕妇、产妇、儿童家长保存，并要求其在孕前优生健康检查、每次产前检查、住院分娩、儿童健康检查时携带。医务人员在体检时应当按要求将重要检查结果及主要指导意见记录在手册中，并详细查看手册中的自我记录内容，全面了解计划怀孕妇女、孕妇、儿童相关情况，遇有记录不全的情况，应当及时给予指导。

3. 母子健康手册信息化管理

积极推进母子健康手册信息化管理，掌握母子健康手册发放、使用及妇女儿童健康状况，不断完善妇女儿童健康大数据。开发母子健康手册相关 APP、微信公众号等客户服务端，实现与妇幼健康信息平台互联互通，提供便民惠民的母子健康服务。

做好相关信息的记录、收集和报送工作，包括母子健康手册发放情况记录表、母子健康手册使用情况记录表，填写母子健康手册季报表，发放点要做好相关信息的记录和收集工作。

三、托幼机构儿童卫生保健

托幼机构儿童卫生保健是集体儿童保健工作的重要内容。根据原卫生部、教育部令第76 号《托儿所幼儿园卫生保健管理办法》，托幼机构儿童卫生保健的主要目的是提高托儿所、幼儿园卫生保健工作水平，为集体儿童创造良好的生活环境，预防控制传染病，保障儿童的身心健康。主要包括以下工作内容：

1. 制订辖区内托幼机构卫生保健工作计划并组织实施，制订辖区内托幼机构卫生保健工作评估实施细则，建立完善的质量控制体系和评估制度。

2. 依据《托儿所幼儿园卫生保健管理办法》，对新设立的托幼机构进行招生前的卫生评价工作，并出具卫生评价报告。

3. 对取得办园（所）资格的托幼机构每3年进行一次卫生保健工作综合评估，并将结果上报卫生计生行政主管部门。

4. 对托幼机构卫生保健人员进行岗前培训及定期业务知识培训。

5. 定期对辖区内托幼机构的卫生保健工作进行业务指导。内容包括膳食营养、体格锻炼、健康检查、卫生消毒、疾病预防、伤害预防、健康教育、卫生保健资料管理等工作。

6. 协助辖区内食品药品监督管理、卫生监督和疾病预防控制等部门，开展食品安全、传染病预防与控制等工作。

7. 对辖区内承担托幼机构儿童和工作人员体检服务的单位进行管理，负责相关专业技术的培训和对体检工作的质量控制。

8. 定期组织召开辖区内托幼机构卫生保健工作例会，交流经验，学习卫生保健知识和技能。

9. 收集信息，掌握辖区内托幼机构卫生保健情况，为卫生计生行政部门决策提供相关依据。

四、高危儿筛查管理

高危儿是指在胎儿期、分娩时、新生儿期受到各种高危因素的危害，已发生或可能发生危重疾病的新生儿。

（一）高危儿管理对象

1. 早产（胎龄＜37周）或低出生体重（出生体重＜2500 g）；

2. 宫内、产时或产后窒息，缺氧缺血性脑病，颅内出血；

3. 高胆红素血症，新生儿惊厥，持续性低血糖；

4. 新生儿期严重感染性疾病（如化脓性脑膜炎、败血症等）；

5. 患有遗传病或遗传代谢性疾病（如唐氏综合征、甲状腺功能低下、苯丙酮尿症等）；

6. 母亲患有中度以上妊娠期高血压综合征、糖尿病以及严重感染（如风疹病毒、巨细胞病毒感染）等。

（二）高危儿筛查

主要通过孕产妇分娩孕周、孕母孕期合并症与并发症、新生儿出生体重、临床检验、新生儿遗传代谢性疾病筛查等进行判断和筛检。

（三）高危儿管理

1. 登记管理

社区卫生服务中心（站）或乡（镇）卫生院、村卫生室等建档医疗保健机构在为儿童建立健康档案时，通过询问家长（儿童抚养人）或查阅母子健康手册，确定是否存在高危因素，对疑似高危儿童填写"高危儿童登记表"，转诊至上级妇幼保健机构，并进行随访。

2. 专案管理

县（区）级及以上妇幼保健机构接诊高危儿童，并填写"高危儿童专案管理记录"，纳入到专案管理。

（1）监测次数：对高危儿童进行体格生长、心理行为发育监测及必要的临床辅助检查，并进行评估，每季度至少 1 次，可根据监测手段和实际情况决定生长发育监测密度。

（2）监测方法：体格生长评价可采用均值离差法、中位数百分位法、曲线图法或指数法，评估标准使用 WHO 标准参照值或中国儿童体格生长标准参照值。心理行为发育监测可使用全国标准化的儿童发育量表如新生儿 20 项行为神经评分法（NBNA）、丹佛发育筛查测验量表（DDST）、中国 0～6 岁发育筛查测验量表（DST）等以及儿童心理行为发育问题预警征象进行高危儿童心理行为发育的监测评估。对特定疾病患病儿童应根据疾病诊疗常规、技术规范、诊疗指南等进行评估和干预。

（3）咨询指导：针对筛查中发现的养育及发育问题进行咨询指导。根据评估结果对儿童进行早期综合干预，对儿童抚养人进行健康教育，并为其制订个性化的家庭养育方案。对于需要转诊进行诊断和干预的儿童，向家长解释转诊原因及目的并转往专科门诊进行治疗。通过早发现、早干预，促进高危儿童生长发育及患病儿童康复。

3. 结案与转诊

连续两次评估正常并年满 1 周岁的高危儿童可结案。对于筛查结果可疑或异常者，转诊到妇幼保健机构或其他医疗机构的相关专科门诊进行诊断和早期干预。

五、新生儿转运管理

新生儿转运是指将危重新生儿从基层医疗单位转往新生儿重症监护机构或新生儿抢救中心进行救治的过程。新生儿转运网络包括新生儿抢救或救治中心、基层医疗保健机构、转运工具，以及保障网络有效运转的制度、流程、质量标准等。其意义在于加强危重新生儿管理，提高新生儿救治能力和服务质量，保证救治服务的及时性与安全性，切实保证母婴安全。

新生儿转运管理的要求：一要明确网络中各级各类医疗保健机构和人员的职责，成立危重新生儿抢救专家组；二要建立完善新生儿急危重症的识别、评估分类、转运指征、转运前评估、转运行程、交接、诊治与结果跟踪反馈的转诊流程，畅通转诊绿色通道；三要建立网络运行制度、标准化的转运程序和规范、转运决策与知情同意等基本规章制度；四要加强质量控制，对转运准备工作管理、转运工作过程管理、转运工作质量等进行控制等。

六、新生儿死亡评审

新生儿死亡评审是通过组织专家和相关人员对死亡新生儿病例的诊断、治疗、转诊、喂养及护理等环节进行系统回顾和分析，发现在管理和技术方面存在的问题，提出有针对性的干预措施。

1. 评审目的

新生儿死亡评审的目的主要有：明确新生儿死亡的原因，分析导致新生儿死亡的相关因素；发现在医疗保健服务过程中存在的问题，总结经验教训，推广应用相关的技术服务规范；完善产科与儿科的合作，提高产科和儿科的医疗保健服务质量；提出降低新生儿死亡率的干预措施。

2. 评审范围

新生儿死亡评审的范围包括县级及以上医疗保健机构内死亡的新生儿病例。县（市、区）级对发生在本辖区内各级医疗保健机构的全部新生儿死亡病例进行评审，市（地）级对发生在辖区内各级医疗保健机构的疑难、典型及有共性的病例进行评审，省级进行专题和疑难病例评审。

3. 评审职责

国家对卫生计生行政部门、各级妇幼保健机构、医疗保健机构在评审中的职责进行了明确。

（1）卫生行政部门职责包括负责组织管理新生儿死亡评审工作；成立本辖区内新生儿死亡评审组；提供和保障新生儿死亡评审所需的专项经费；及时反馈评审结果，并向上级卫生行政部门提交新生儿死亡评审总结报告；组织制订相应的管理制度，并监督、指导技术服务规范的实施。

（2）各级妇幼保健机构职责包括在卫生行政部门的领导下，负责新生儿死亡评审工作的具体组织和实施。

县（市、区）级妇幼保健机构按照属地化管理的原则，收集和管理本辖区内医疗保健机构填写的有关表（卡）；组织评审组专家对本辖区内医疗保健机构所有新生儿死亡病例进行评审，并收集评审组负责完成的"新生儿死亡评审分析报告"；向同级卫生行政部门和市（地）级妇幼保健机构上报"新生儿死亡评审分析报告"和"新生儿死亡评审总结报告"，同时将所有"死亡调查表"和"死亡报告卡"上报到市（地）级妇幼保健机构。

市（地）级妇幼保健机构负责组织市（地）级评审组成员参加县（市、区）级评审；审核本辖区内县（市、区）级各妇幼保健机构上报的"死亡调查表""死亡报告卡"及"新生儿死亡评审分析报告"；组织评审组专家对疑难、典型或有共性的病例进行评审及专题培训，并收集评审组负责完成的"新生儿死亡评审分析报告"；完成市（地）级"新生儿死亡评审总结报告"；收集省级评审要求的新生儿死亡病例资料，并上报到省级妇幼保健机构；向同级卫生行政部门和省级妇幼保健机构上报市（地）级"新生儿死亡评审分析报告"和"新生儿死亡评审总结报告"。

省级妇幼保健机构负责组织省级评审组成员参加或指导市（地）级评审；针对全省新生儿死亡的重点问题，组织相应的专题和疑难病例评审及培训；组织省级年度新生儿死亡评审报告会，及时反馈各级评审工作结果、存在的问题和改进意见；完成省级"新生儿死亡评审年度总结报告"并报同级卫生行政部门和中国疾病预防控制中心妇幼保健中心。

（3）医疗保健机构职责包括对发生在本机构的所有新生儿死亡及时填写"死亡调查表"及"死亡报告卡"，并在规定时间内交至辖区内县（市、区）级妇幼保健机构，同时完成院内新生儿死亡病例讨论；选派了解死亡新生儿诊治情况的相关人员参加新生儿死亡评审会，并提供死亡新生儿相关产、儿科病历（包括转诊病历）原件或复印件。

4. 组建新生儿死亡评审组

评审组成员主要包括：卫生行政部门、新生儿或儿科、产科、妇幼保健等相关专家与管理人员。专家组负责对医疗保健机构提供的新生儿死亡病例进行分析，明确死亡原因，做出死亡诊断或推断；根据评审结果，找出在医疗、保健和管理中存在的问题并提出改进意见或干预措施；完成"新生儿死亡评审分析报告"；国家、省、市（地）级评审组成员应参与或指导下一级组织的新生儿死亡评审工作。

5. 评审原则

遵守原卫生部《医疗机构病历管理规定》，遵循保密原则、少数服从多数原则、相关学科参评原则，以及评审结论不作为医疗事故鉴定依据的原则。

6. 评审频率、内容和程序

评审频率原则上省级评审至少每年一次，市（地）级至少每半年一次，县（市、区）级每季度一次，或根据辖区内新生儿死亡的数量来确定。

评审内容及程序包括：

（1）资料收集。各级医疗保健机构在新生儿死亡发生后的 7 天内组织院内死亡新生儿病例讨论；由产、新生儿/儿科医生负责填写"死亡调查表"及"死亡报告卡"，并报至辖区内县（市、区）级妇幼保健机构。

（2）召开评审会。各级妇幼保健机构受卫生行政部门委托，组织召开新生儿死亡评审会。了解死亡新生儿诊治情况的相关人员汇报"死亡调查表"（需携带隐去个人和家庭信息的原始病历或复印件到会，以备专家询问）；评审组专家针对死亡病例进行提问并讨论；评审组专家针对新生儿死前诊治过程中存在的问题提出改进意见，并对每例死亡新生儿完成"新生儿死亡评审分析报告"。

（3）完成"新生儿死亡评审总结报告"。妇幼保健机构对每次评审的所有"新生儿死亡评审分析报告"进行归纳总结，并在评审后 2 周内完成"新生儿死亡评审总结报告"。

（4）各级妇幼保健机构将"新生儿死亡评审总结报告"报至同级卫生行政部门及上级妇幼保健机构。

（5）各级卫生行政部门将评审结果反馈给辖区内各级医疗保健机构，将有典型意义的评审结果逐级向下级卫生行政部门通报。

参考文献

[1] 国家卫生和计划生育委员会妇幼健康服务司. 全国儿童保健工作规范和技术规范. 2014.
[2] 孔祥永, 封志纯. 中国新生儿转运指南解读. 中华实用儿科临床杂志, 2013, 28（2）：158-160.
[3] 国家卫生计生委妇幼健康服务司, 全国妇幼卫生监测办公室. 中国妇幼卫生监测工作手册. 2013.
[4] 国家卫生和计划生育委员会. 母子健康手册推广使用工作方案的通知. 2017.
[5] 国家卫生和计划生育委员会. 新生儿死亡评审规范（试行）. 2016.

第二节　新生儿疾病筛查

学习目标：

1. 掌握新生儿疾病筛查质量管理环节。

2. 掌握筛查阳性病例的随访内容和要求：先天性甲状腺功能减退症、苯丙酮尿症、听力障碍。

3. 熟悉新生儿疾病筛查的种类与方法。

4. 熟悉新生儿疾病筛查网络的管理。

5. 了解新生儿疾病筛查的概念。

6. 了解葡萄糖-6-磷酸脱氢酶缺乏症和先天性肾上腺皮质增生症的治疗原则。

新生儿疾病筛查是指在新生儿期通过血液检查等手段，对某些严重危害新生儿健康的先天性、遗传性代谢疾病及内分泌疾病等进行群体性的筛查，使其在临床症状尚未表现之前或表现轻微时，依据变化比较明显的生化指标及激素水平，得到早期诊断和治疗，避免患儿重要脏器不可逆损害所导致的死亡或生长、智能发育落后。国际经验证明，新生儿疾病筛查是提高出生人口素质、减少出生缺陷的行之有效的措施。

一、新生儿疾病筛查概述

（一）新生儿疾病筛查的概念

1. 理论定义

新生儿疾病筛查指在新生儿群体中，用快速、简便、敏感的检验方法，对一些危害儿童生命、导致儿童体格及智能发育障碍的先天性、遗传性疾病进行筛查，做出早期诊断、早期治疗，防止机体组织器官发生不可逆的损伤，避免儿童发生智力低下、严重疾病或死亡。

2. 法规定义

根据《中华人民共和国母婴保健法》和《中华人民共和国母婴保健法实施办法》，新生儿疾病筛查指在新生儿期对严重危害健康的先天性、遗传性疾病施行专项检查，早期诊断和治疗的母婴保健技术，是目前全世界采用的行之有效的预防保健措施。

（二）新生儿疾病筛查的种类

1. 新生儿遗传代谢病筛查

目前国际公认的新生儿疾病筛查病种的选择标准为：①疾病危害严重，可导致残疾或死亡；②疾病的发生率相对较高，且发病机制与异常产物已阐明；③早期常无特殊症状，但有实验室指标能显示阳性；④有准确可靠、适合在新生儿群体中大规模进行筛查的方法，假阳性率和假阴性率均较低；⑤已建立有效治疗方法，特别是通过早期治疗，能逆转或减慢疾病发展，或者改善其预后；⑥筛查费用、医学治疗效果及社会经济效益的比例合理。2009 年 6 月 1 日起施行的《新生儿疾病筛查管理办法》（卫生部令第 64 号）规定了苯丙酮尿症和先天性甲状腺功能减退症为全国新生儿疾病筛查的病种，部分省根据地区实际情况，按需增加了葡萄糖-6-磷酸脱氢酶缺乏症或先天性肾上腺皮质增生症的筛查。

2. 新生儿听力筛查

听力损失不但影响儿童（言语和认知发育、教育、就业、婚育）及家庭（沟通障碍、心理和经济负担），而且还会成为社会沉重的负担，影响社会经济发展。新生儿听力筛查是通过耳声发射、自动听性脑干反应和声阻抗等电生理学检测，在新生儿出生后进行的客观、快速和无创的检查，可早期发现听力障碍，并能给予及时干预，减少其对语言发育和其他神经精神发育的影响。

3. 其他新生儿疾病筛查

（1）先天性心脏病：先天性心脏病是最常见的先天畸形之一。目前，许多复杂心脏畸形在出生后不久即可根治，因此早期诊断对指导治疗、降低围产期和新生儿死亡率具有重要价值。超声心动图是目前早期发现和诊断新生儿时期先天性心脏病最有价值的方法，优点有：①无损伤；②操作方便；③实时动态观察；④图像清晰；⑤价格相对低廉。

（2）发育性髋关节发育不良：发育性髋关节发育不良（developmental dysplasia of the

hip，DDH）包括髋关节脱位、半脱位和髋臼发育不良，是新生儿下肢畸形中最多见的一种，女性发病率明显高于男性。新生儿临床表现较轻，主要依靠超声检测。体表征象包括：①双大腿皮肤皱褶不对称；②会阴部增宽；③患侧髋关节活动少且受限；④患侧肢体短缩、屈膝、轻度外旋；⑤牵拉患侧有弹响；⑥患侧股动脉搏动减弱。如果能在婴儿 3～6 个月时进行简单治疗，改善包裹方法，有可能获得完全临床治愈。

（三）新生儿疾病筛查基本方法

1. 新生儿遗传代谢病筛查的采样

（1）新生儿遗传代谢性疾病的采血概述。①采血时间：新生儿出生 72 小时后，充分哺乳至少 8 次，对于因疾病入住新生儿重症监护病房（neonatal intensive care unit，NICU）的新生儿，待病情稳定并充分哺乳后再进行采血，采血时间一般不超过出生后 20 天。②采血所需材料：标本卡，由滴血滤纸和新生儿信息记录卡片两部分组成，滤纸部分印有 3～4 个直径 8 mm 大小的圆圈；消毒用品；采血针。③采血步骤：填写信息记录卡；选择足跟作为采血部位；预处理针刺部位；针刺取血，深度约 2 mm；将血液滴到滤纸圆圈上，必须从滤纸一面一次性由中心向四周滴入圆圈；采集后血样分开以水平悬挂，室温下自然干燥。

（2）血标本的递送和验收。样本血滴部分不能重叠，递送最迟不宜超过 5 个工作日；递送方式首选邮寄，且应专人送取；对于已经完成检测的标本，应置于塑料袋（箱）内，在温度 2～8℃、湿度低于 30％的条件下存放 5 年，以便必要时复检。

2. 新生儿听力筛查

主要采用的方法包括：

（1）耳声发射（OAE）：在新生儿听力筛查中常用的是瞬间诱发性耳声发射和畸变产物耳声发射。筛查时间宜选择新生儿出生 3～5 天（72～108 小时）进行，这期间筛查可减少假阳性。

（2）诊断性听性脑干诱发电位（ABR）：为客观测听法，主要诊断患儿听力损失的程度以及听力损失部分，以便进一步治疗。

（3）听觉多频稳态反应（ASSR）：是由多个调幅音作为刺激声，在脑部记录到一组稳态反应，可以客观判断听力障碍者的听力损失程度，具有频率特性，特别是可以应用在年幼患儿对行为测听不合作以及听性脑干反应阈异常者。

3. 其他疾病筛查方法

（1）串联质谱测定方法：具有高灵敏性、高特异性、高选择性及快速检测的优点。可以筛查氨基酸类代谢病、脂肪酸类代谢病、有机酸类代谢病等。

（2）气相色谱质谱分析技术：常用于检测有机酸尿症、氨基酸代谢病、线粒体脂肪酸代谢病等。

（3）分子检测技术：分子诊断又称基因诊断，基因诊断不但可明确基本基因水平的遗传学改变，同时有些突变还可预测表现型，检测杂合子携带者，进行准确的遗传咨询和产前诊断。

（四）新生儿疾病筛查网络管理

1. 新生儿疾病筛查网络建设

新生儿遗传代谢病筛查的管理由国家卫生健康委员会统一规划，各省（自治区、直辖市）人民政府卫生行政部门具体实施。大部分省份新生儿遗传代谢病筛查管理的组织结构如图 7-2-1 所示，新生儿遗传代谢病筛查操作流程如图 7-2-2 所示。

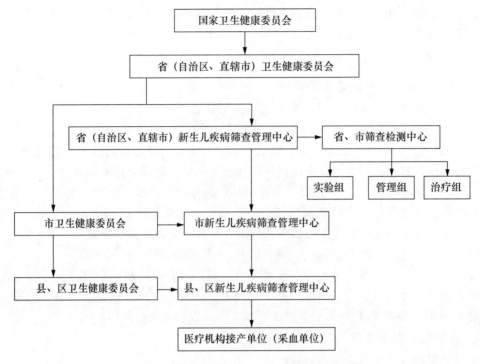

图 7-2-1 新生儿遗传代谢病筛查管理的组织结构

2. 质量控制

（1）省级筛查管理中心从组织管理、血片采集递送以及检测、收费、治疗、资料汇总等各个环节进行分级管理、质量控制，按照有关质量标准进行考评。

（2）承担产科和新生儿医疗保健任务的医疗机构，应严格按照《新生儿疾病筛查技术规范》要求，对各环节把关。凡从事该工作的医疗人员，应当严格执行国家发布的各项操作规范。

（3）实验室检查是整个筛查过程中的一个重要环节，必须定期进行室间和室内质控。

（4）负责诊疗的诊治机构必须严格按照技术规范开展治疗。

（5）各中心和承担新生儿遗传代谢病筛查的医疗机构，应接受省中心专家的质量检查和技术指导。

二、常见新生儿遗传代谢性疾病的诊治

（一）新生儿先天性甲状腺功能减退症

先天性甲状腺功能减退症（简称先天性甲减）是儿科常见的内分泌疾病之一，其主要临床表现为体格和智能发育障碍。先天性甲减国际总体发病率为 $1/4000 \sim 1/3000$，我国目前平均发病率为 $1/2100$。

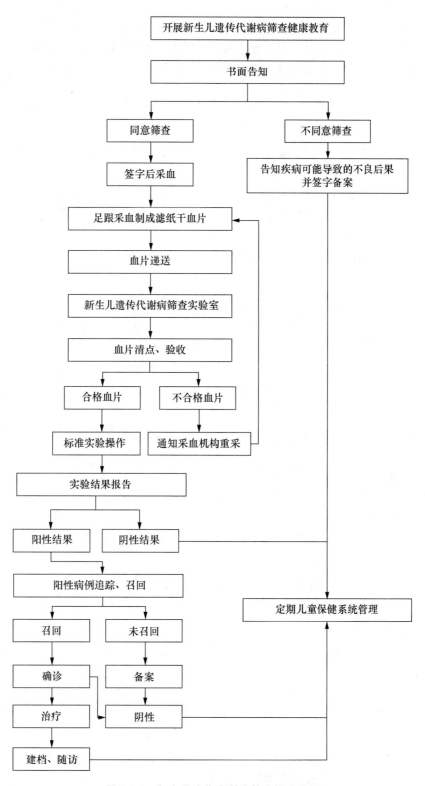

图 7-2-2 新生儿遗传代谢病筛查操作流程

1. 临床表现

患儿主要临床特点是生长发育迟缓、智能落后和代谢功能低下。

（1）新生儿期：母孕期胎动少，常为过期产，出生体重常大于第90百分位数，前后囟门大，胎便排出延迟，生理性黄疸时间延长，伴有腹胀、便秘、嗜睡、脐疝、反应迟钝、喂养困难、体温不升、哭声低下等。

（2）典型症状：多数先天性甲减患儿在出生半年后出现以下典型症状。①特殊面容和体态：表情呆滞，面部及全身臃肿，颈短，眼距宽，眼裂小，舌大而宽厚，常伸出口外，形成特殊面容；患儿身体矮小，四肢短而躯干长，囟门闭合及出牙延迟。②神经功能发育落后：智力发育低下，表情呆板，运动发育迟缓，坐、立、走时间延迟。③生理代谢功能低下：精神差，食欲差，嗜睡，少哭、少动，低体温，脉搏与呼吸缓慢，心音低钝，心脏扩大，腹胀、便秘，第二性征发育延迟等。

（3）地方性甲状腺功能减退症：临床表现可为神经型（出现共济失调、痉挛性瘫痪、聋哑和智力低下）或黏液型（明显甲减表现，伴有黏液性水肿突出）。

2. 诊断与鉴别诊断

诊断主要依靠实验室检查。

（1）甲状腺功能检查。①先天性甲减（临床型）：TSH（促甲状腺激素）$>$20 mIU/L，FT_4（血清游离甲状腺素）、T_4（甲状腺素）下降。②亚临床型甲减症：召回复查时 TSH$\geqslant$20 mIU/L，FT_4、T_4 正常或正常值低限，尚无临床症状者。③高 TSH 血症：TSH 5.6～20 mIU/L，FT_4、T_4、FT_3、T_3 均正常，为轻度甲状腺功能低下的代偿期，大部分患儿可恢复正常，随访过程中小部分患儿可转化为亚临床型甲减或临床型甲减。④暂时性低甲状腺素血症：TSH 正常，T_4 降低，由于下丘脑功能不成熟所致，多见于早产儿。⑤低 T_4 及延迟性 TSH 升高。

（2）其他检查和检验包括 TRH（促甲状腺激素释放激素）兴奋试验、血清甲状腺球蛋白（TG）检测、甲状腺 B 超、骨龄测定、放射性核素检查。

需要与先天性巨结肠、新生儿败血症、生理性黄疸、21 三体综合征、先天性软骨发育不良、黏多糖病、佝偻病等疾病进行鉴别诊断。

3. 治疗原则

（1）尽早治疗，小剂量个性化用药，逐渐调整，定期复查评估。

（2）首选药物左甲状腺素钠（$L\text{-}T_4$），每日口服 1 次，通常为晨起顿服。

4. 患儿追踪随访

患儿及家长良好的依从性很重要，包括长期和规律治疗、检测及随访。医师应向父母提供遗传咨询及解释检测结果。应定期进行生长发育监测及智力发育评估。由于先天性甲减常合并听力障碍及先天性心脏病，应尽早进行听力筛查及心脏 B 超检查。在正规治疗至 3 岁后，停用 $L\text{-}T_4$ 1 个月，如检测 FT_4 及 TSH 正常则为暂时性甲减，可随访观察；如检测 FT_4 低，TSH 升高，则为永久性甲减，应立即恢复治疗。

5. 预防

（1）通过新生儿疾病筛查早期发现先天性甲减患儿。

（2）做好遗传咨询，对于孕母伴甲状腺功能异常者，应及时干预，督促定时复查。

（3）做好健康教育，向家长解释病因、早期诊治预防智力低下的益处、坚持治疗及随访的重要性以及正确的服药方法。

（二）苯丙酮尿症

苯丙酮尿症（phenylketonuria，PKU）是因苯丙氨酸羟化酶基因突变导致的一种儿童智力落后的常染色体隐性遗传病。PKU 的发病率有种族和地区的差异。

1. 临床表现

PKU 患儿出生时大多表现正常，新生儿期无特殊的临床症状，部分患儿可能出现喂养困难、呕吐、易激惹等非特异性症状。未经治疗的患儿 3～4 个月后逐渐表现出智力发育落后和运动发育落后，头发由黑变黄，皮肤白，全身和尿液有特殊鼠臭味，常有湿疹。随着年龄增长，患儿智力落后越来越明显，年长儿约 60% 有严重的智能障碍（IQ 低于 50），2/3 有轻微的神经系统症状，如肌张力升高、腱反射亢进、小头畸形等。约 1/4 的患儿有癫痫发作，常在 18 个月以前出现。患儿除了智能发育落后外，可出现一些行为性格的异常，如忧郁、多动、自卑、孤僻自闭等。

2. 诊断与鉴别诊断

结合临床表现以及实验室检查血苯丙氨酸（Phe）浓度升高，排除四氢生物蝶呤缺乏症后可诊断。新生儿血 Phe 浓度持续＞120 μmol/L 为高苯丙氨酸血症，所有高苯丙氨酸血症者均应当进行尿蝶呤谱分析、血二氢蝶啶还原酶活性测定，以鉴别苯丙氨酸羟化酶（PAH）缺乏症和四氢生物蝶呤（BH$_4$）缺乏症。四氢生物蝶呤负荷试验可协助诊断。

3. 治疗原则

使用低苯丙氨酸饮食治疗，原则如下：①一旦确诊应立即治疗，开始的年龄越小效果越好。②控制食物中 Phe 含量。③提倡个体化治疗，且治疗至少持续到青春发育成熟期，提倡终生治疗。④成年女性怀孕之前半年起严格控制血苯丙氨酸浓度，直至分娩，以避免高苯丙氨酸血症对胎儿的影响。

4. 追踪随访

长期追踪随访，建议终生随访。添加新食物后，进行血或尿 Phe 检测。

5. 预防

避免近亲结婚；对 PKU 高危家庭实施胎儿产前诊断，防止疾病重现；对患儿家长进行日常血 Phe 检测教育、患儿饮食指导，首选母乳喂养，懂得识别低 Phe 食物。

（三）新生儿听力障碍

先天性耳聋系胎儿受到各种因素影响，导致听觉器官发育受损，致使在出生时即存在听力障碍。遗传因素主要包括遗传基因和染色体异常，孕期因素包括母孕期感染、中毒、或妊娠高血压、各种原因导致的缺氧以及新生儿高胆红素血症等。

1. 听力筛查

通过新生儿听力筛查，早期发现、早期诊断、早期干预。

2. 听力障碍的诊断

诊断方法包括：①行为主观听力测定，包括行为条件定向反射测听法、游戏测定法、声场测听。②客观测听法，包括 ABR、ASSR 等方法。

3. 治疗原则

一般患儿先天性感音神经性耳聋的干预最佳年龄为出生后 6 个月。

（1）轻度听力丧失（听力 26～40 db）的患儿：言语和语言能力能自发发育，可根据实际需要，佩戴小功率放大的助听器，帮助患儿纠正口齿不清。

（2）中度和中重度听力丧失（听力 41～70 db）的儿童：必须选配助听器，来帮助提高言语的辨别能力。

（3）重度听力丧失（听力 71～95 db）的儿童：不能正常地听见交流声，通过配置助听器和言语训练，可以重新获得相应能力。

（4）极重度听力丧失（听力 96 db 以上）甚至完全听不到的儿童：如果是内耳耳蜗损伤，应选择人工耳蜗植入。

4. 追踪随访

选配助听器或人工耳蜗植入后，需进行听功能训练和言语-语言康复训练，有条件的最好持续到 6 岁，此期间要做好患儿的追踪随访。

5. 预防

加强健康教育，普及耳毒性药物知识，做好遗传咨询，禁止近亲结婚。

（四）葡萄糖-6-磷酸酶缺乏症

葡萄糖-6-磷酸脱氢酶（glucose-6-phosphate dehydrogenase deficiency，G-6-PD）缺乏症是一种遗传性红细胞酶缺陷病。我国以广东、广西、海南、云南、贵州、四川等地区发病率高，新生儿期有并发高胆红素脑病致死、致残的风险，急性溶血性贫血的风险伴随终生。

1. 临床表现

临床类型包括：①新生儿黄疸；②蚕豆病；③药物或感染诱发的溶血性贫血；④先天性球形细胞溶血性贫血。临床表现与发病年龄有关，发病年龄越小，症状越重。

2. 治疗原则

（1）一般治疗：观察颜面、躯干、皮肤黄疸进展，注意观察小便、大便颜色。

（2）对症处理：处理贫血及高胆红素血症，如行换血治疗，需注意选择葡萄糖-6-磷酸脱氢酶缺乏症活性正常者作为供血者。

（3）去除诱因：避免和停止使用诱发溶血的药物及停食蚕豆，控制感染。告知患儿家长可能引起溶血的食物、药物及日常用品。

3. 追踪随访

每年至少随访两次直至患儿 6 岁；监测血常规、尿常规；记录是否误吃蚕豆或氧化性药物，是否发生溶血；对核黄疸后遗症者，需追踪随访智能发育情况。

（五）先天性肾上腺皮质增生症

先天性肾上腺皮质增生症（congenital adrenal hyperplasia，CAH）是一组先天性常染色体隐性遗传性疾病，临床上可出现肾上腺皮质功能减退，或伴有失盐、女性男性化、男性假性性早熟。

1. 治疗原则

包括：①糖皮质激素治疗：经典型患儿一经诊断应立即给予治疗，越早治疗越好，终生治疗。②盐皮质激素治疗：告知患儿家长治疗量不足或者过量可能引起的后果。

2. 追踪随访

2 岁以内每 3～4 个月随访一次，2 岁以后每 6 个月测量身高、体重，每年测定骨龄，了解年生长速率、性发育等。生长速率及骨龄是糖皮质激素疗效评估的金指标。

参考文献

[1] 赵正言，顾学范. 新生儿遗传代谢病筛查. 2 版. 北京：人民卫生出版社，2015.

[2] 邵肖梅，叶鸿瑁，丘小汕. 实用新生儿学. 4 版. 北京：人民卫生出版社，2011.

[3] 中华人民共和国卫生部. 新生儿疾病筛查管理办法（卫生部令第 64 号）. 2009.

[4] 中华人民共和国卫生部. 新生儿疾病筛查技术规范（2010 年版）（卫妇社发［2010］96 号）. 2010.

第三节　儿童生长发育

学习目标：

1. 掌握儿童体格生长常用评价指标和测量方法。
2. 熟悉儿童体格生长发育规律及其影响因素。
3. 熟悉儿童体格生长偏离的筛查、诊断和干预方法。

儿童的机体处于不断生长发育的动态变化过程中，这是儿童不同于成人的主要特点。生长是指器官、组织和整个身体的长大，是量的变化，如体重、身长和头围的增长，可以测量。发育是指细胞、组织和器官功能的演进与成熟，如神经心理的成熟、性的成熟等，是质的改变。生长和发育彼此密切相关，不能截然分开。儿童生长发育状况是判断其健康状况的主要依据。对儿童的生长发育进行合理的保健指导，促进儿童健康成长是儿童保健的基础内容。

一、生长发育的规律

（一）连续而有阶段性

整个儿童时期生长发育在不断进行，但不同时期其特点却不尽相同。如身长和体重在出生后的前半年增长最快，后半年次之，婴儿期为生后的第一个生长高峰，第二年后逐渐减慢，至青春前期稳定增长，到青春期再度加快，出现第二个生长高峰；又如，从动作发育看，儿童在直立行走之前，必须先经过抬头、翻身、独坐和站立等发育阶段。

（二）不同器官和系统生长发育不平衡

儿童各器官和系统的发育与年龄并不完全同步，具有先后顺序。儿童呼吸系统（肺）、循环系统（心脏）、消化系统（肝）、泌尿系统（肾）的增长基本与体格生长平行；神经系统发育在婴幼儿期最快，如大脑在孕后期及生后 2 年发育较快；淋巴系统在儿童期发育迅速，但在青春期前才达高峰，以后又逐渐减缓；生殖系统发育较晚，至青春期才加速发育。

（三）头尾规律

体格生长速度遵循着头尾规律，即头部生长在先，躯干、四肢生长在后。如胎儿2个月时头长等于身长的1/2，出生时占1/4，成人头长仅为身长的1/8，婴儿期躯干增长最快，2～6岁期间下肢增长幅度超过头颅和躯干。

（四）个体差异

儿童生长发育虽遵循上述规律，但由于受机体内、外因素的影响，每个儿童生长发育达到的水平、生长速度和最终达到的程度显现出很大的个体差异。

（五）生长的轨迹现象

在外环境无特殊变化的条件下，个体儿童的生长过程呈现出一定的轨迹。该轨迹有动态的、复杂的调控系统，其中遗传基因起着关键的控制作用。一旦机体受到疾病、内分泌障碍或营养不良等因素影响，会出现明显的生长发育迟缓，而当上述影响因素被消除，儿童将会立刻表现出向原有生长轨道靠近和发展的强烈倾向（追赶生长）。

二、生长发育的影响因素

遗传因素和环境因素相互作用，共同影响着儿童的生长发育过程。

（一）遗传因素

遗传决定着儿童的生长潜力、发展趋势和限度，形成个体间的差异。种族、民族和家族的遗传信息可影响儿童个体的皮肤及毛发颜色、面容特征、身材高矮、体型、性成熟的早或迟等。一般情况下，遗传对儿童生长发育的影响在5岁以后逐渐显现出来。

不同性别儿童在生长发育速度、限度和特征上也有各自特点。除青春期外，女童的平均身高和体重均低于同龄男童。此外，生长激素、甲状腺激素、胰岛素和性激素等，通过调节机体物质代谢水平，调控骨骼和肌肉的生长，也可直接影响儿童生长发育。

（二）环境因素

环境因素是生长发育的外部条件，在遗传的基础上，影响着儿童生长发育速度和最终达到的程度。

1. 生物性因素

主要包括营养、急性和慢性疾病、药物、地理生态环境、气候、体育锻炼或户外活动、合理的生活制度、精神创伤等。

2. 非生物性因素

主要包括社会经济和医疗保健服务状况、儿童生活和学习环境或保育条件、父母文化水平等。

三、儿童生长的长期变化和生长速率

（一）生长的长期变化

生长的长期变化是指儿童良好的体格生长发育特征遗传给下一代，一代比一代增加，成年体格生长指标逐年增长的趋势。它可真实反映不同国家、不同人群的生长发育水平伴随社会经济发展所经历的一系列变化。生长的长期变化主要体现在身高和体重两个方面，但也可表现在其他方面，是营养、社会经济、文化教育、卫生保健等条件改善综合作用的结果，但长期增长加速的趋势是有一定限度的。

（二）生长速率

生长速率是基于对儿童体格动态、纵向的观察，评价单位时间体格测量值变化的快慢程度。儿童期体格生长速率在不同的年龄阶段并不相同，可以通过连续测量儿童在不同年龄阶段中某项生长指标，并将该值标记在相应的坐标图上，绘成该指标的生长速率曲线。

四、儿童体格测量及评价方法

（一）儿童体格生长常用评价指标和测量方法

1. 体格生长常用评价指标

儿童体格生长评价指标包括身高/长、体重、头围、坐高/顶-臀长、胸围、上臂围、皮下脂肪和指距等，其中最常用的指标为身高/长、体重和头围，在儿童保健实际工作中可根据具体情况选用不同的指标。

2. 体格生长测量方法

（1）身高/长：指从头顶到足底的垂直距离，代表头部、脊柱（躯干）和下肢的总和，是准确评价生长水平、发育特征和生长速度的重要指标。

1）测量前准备：2岁及以下儿童测量身长，2岁以上儿童测量身高。儿童测量身长（身高）前应脱去外衣、鞋、袜、帽。

2）测量方法：测量身长时，儿童仰卧于量床中央，助手将头扶正，头顶接触头板，两耳在同一水平。测量者立于儿童右侧，左手握住儿童两膝使腿伸直，右手移动足板使其接触双脚跟部，注意量床两侧的读数应保持一致，然后读数。

测量身高时，应取立位，儿童两眼直视正前方，胸部挺起，两臂自然下垂，脚跟并拢，脚尖分开约60度，脚跟、臀部与两肩胛间三点同时接触立柱，头部保持正中位置，使测量板与头顶点接触，读测量板垂直交于立柱上刻度的数字，视线应与立柱上刻度的数字平行。

儿童身长（身高）记录以厘米（cm）为单位，至小数点后1位。

（2）体重：代表身体各器官、系统和体液的重量总和，在一定程度上表明儿童的骨骼、肌肉、体脂肪和内脏重量增长的综合情况，是衡量体格生长的重要指标，也是判断营养状态的灵敏指标及计算奶量、液体量和药量的主要依据。

1）测量前准备：每次测量体重前需校正体重秤零点。儿童脱去外衣、鞋、袜、帽，排空大小便，婴儿去掉尿布。冬季注意保持室内温暖，让儿童仅穿单衣裤，准确称量并除去衣服重量。

2）测量方法：测量时儿童不能接触其他物体。使用杠杆式体重秤进行测量时，放置的砝码应接近儿童体重，并迅速调整游锤，使杠杆呈正中水平，将砝码及游锤所示读数相加；使用电子体重秤称重时，待数据稳定后读数。记录时需除去衣服重量。体重记录以千克（kg）为单位，至小数点后1位。

（3）头围：指自眉弓上缘经枕骨枕外隆凸最高点绕头一周的最大周径，反映脑和颅骨的发育。一般应用于 2 岁以下儿童。

1）测量前准备：量具为软尺，女童应松开发辫。

2）测量方法：儿童取坐位、立位或仰卧位，测量者位于儿童右侧或前方，用左手拇指将软尺零点固定于头部右侧眉弓上缘处，经枕骨隆凸及左侧眉弓上缘回至零点，使软尺紧贴头皮。儿童头围记录以厘米（cm）为单位，至小数点后 1 位。

（二）生长评价

生长发育评价主要是对儿童生长发育水平、生长发育速度、生长发育趋势及生长发育各个指标的相互关系进行评估，其目的是了解个体或群体儿童生长发育状况和今后发展趋势，并可用于诊断儿童生长发育偏离或障碍、评价营养状况及提供保健咨询建议等。

1. 评价指标和参数

包括体重/年龄、身长（身高）/年龄、头围/年龄、体重/身长（身高）和体质指数（BMI）/年龄等。

2. 评价内容

（1）生长水平（横断面评价）：指个体儿童在同年龄、同性别人群中所处的位置，为该儿童生长的现况水平（表 7-3-1）。生长水平是通过将某一年龄时点的体重、身高（长）、头围或胸围等单项体格生长指标测量值与参考人群值比较所获得。

（2）身体匀称度（两两指数评价）：是对体格发育各项指标之间关系的评价，包括体形匀称或身材匀称，通过体重/身长（身高）可反映儿童的体型和人体各部分的比例关系（表 7-3-1）。

表 7-3-1　生长水平和匀称度的评价

指标	测量值		评价
	百分位法	标准差法	
体重/年龄	$<P_3$	$<M-2SD$	低体重
身长（身高）/年龄	$<P_3$	$<M-2SD$	生长迟缓
体重/身长（身高）	$<P_3$	$<M-2SD$	消瘦
	$P_{85}\sim P_{97}$	$M+1SD\sim M+2SD$	超重
	$>P_{97}$	$\geqslant M+2SD$	肥胖
头围/年龄	$<P_3$	$<M-2SD$	过小
	$>P_{97}$	$\geqslant M+2SD$	过大

注：P，百分位数；M，均数；SD，标准差。

（3）生长速度（纵向评价）：将个体儿童不同年龄时点的测量值在生长曲线图上描记并连接成一条曲线，与生长曲线图中的参照曲线比较，判断该儿童在此阶段的生长速度。动态纵向观察儿童生长速度还可掌握个体儿童自身的生长轨迹。

正常增长：与参照曲线相比，儿童自身生长曲线与参照曲线平行上升即为正常增长。

增长不良：与参照曲线相比，儿童自身生长曲线上升缓慢（增长不足，即增长值为正数，但低于参照速度标准）、持平（不增，即增长值为零）或下降（增长值为负数）。

增长过速：与参照曲线相比，儿童自身生长曲线上升迅速（增长值超过参照速度标准）。

3. 评价方法

体格生长评价方法分为纵向评价和横向评价两种类型。纵向评价是通过定期、连续的身高或体重测量，以观察、分析个体身高或体重的增长情况和增长速度；横向评价是将个体儿童某时的生长发育水平与可供参考的生长发育标准进行比较，了解该儿童当时的发育状况和发育水平。评价方法具体如下：

（1）单项指标评价：常用的有身高（长）、体重和头围等单一指标评价，是目前评价儿童体格生长发育较常用的方法，主要包括等级评价法和曲线图法两种。

等级评价法：包括标准差等级法和百分位数等级法。标准差等级法又称离差法，用标准差（SD）与均值（M）相离的位置远近划分等级来评价儿童体格生长，可采用五等级或三等级划分法；百分位数法是把某一组变量按顺序排开，计算出某百分位的相应数值，通常以第 3、10、25、50、75、90、97 百分位数（P）来表示。将参照人群的第 50 百分位数（P_{50}）作为基准值，第 3 百分位数（P_3）值相当于离差法的中位数减 2 个标准差，第 97 百分位数（P_{97}）值相当于离差法的均值加 2 个标准差（表 7-3-2）。

表 7-3-2　离差法体格生长等级划分及其与百分位数法对应的界值表

等级	$<M-2SD$ (P_3)	$M-2SD$ (P_3) ～ $M-1SD$ (P_{25})	$M\pm1SD$ ($P_{25}\sim P_{75}$)	$M+1SD$ (P_{25}) ～ $M+2SD$ (P_{97})	$>M+2SD$ (P_{97})
五等级	下	中下	中	中上	上
三等级	下	中	中	中	上

曲线图法：将不同性别各年龄组儿童的某项发育指标的均值、均值±1 个标准差值、均值±2 个标准差值、均值±3 个标准差值或第 3、15、50、85、97 等百分位数值分别点在坐标图上（横坐标为儿童年龄，纵坐标为某生长指标值），再将各年龄组位于同一等级上的各点连成曲线，即成为该指标的发育标准曲线图（图 7-3-1 和图 7-3-2）。它能用于直观、快速地了解儿童的生长情况，通过追踪观察可以清楚地看到生长趋势和变化情况，及时发现生长偏离现象。

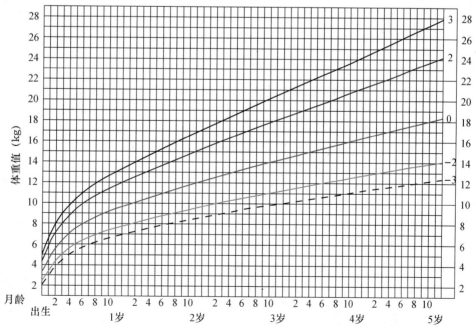

图 7-3-1　离差法曲线图

　　描绘方法：以横坐标的年龄做一与横坐标垂直的线，再以纵坐标的体重、身长（高）、头围测量值或 BMI 值为点做与纵坐标垂直的线，两线相交点即为该年龄儿童体重、身长（高）、头围、BMI 在曲线图的位置或水平，将连续多个体重、身长（高）、头围、BMI 的描绘点连线即获得该儿童体重、身长（高）、头围、BMI 生长轨迹或趋势。

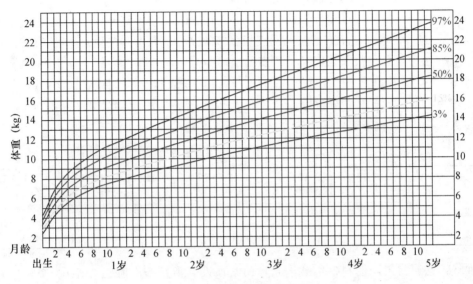

图 7-3-2　百分位数法曲线图

　　（2）多项指标综合评价：①身高别体重，按不同身高下的体重（W/H）反映近期急性营养状况的变化指标。身高别体重过小，超过一定的界值点为消瘦；而身高别体重过大，超过一定的界值点则为超重或肥胖。②生长指数评价法，主要根据儿童体格各部分之间的比例，用数学公式将其生长发育的几项指标结合起来判断体格发育和营养状况、体型或体质。常用的指数包括 BMI、Kaup 指数、身高体重指数、身高胸围指数和身高坐高指数等。

（三）心理行为发育评价

　　采用儿童生长发育监测图监测婴幼儿心理行为发育（见本章第五节"儿童心理保健"）。

五、儿童体格生长偏离的筛查、诊断和干预方法

　　体格生长偏离是指儿童在生长发育过程中，受遗传、营养、疾病、心理等不良因素影响，体格生长偏离正常轨道的现象。通过生长发育监测，对个体儿童的体重、身长和头围进行定期、连续的测量与评价，能直观地了解儿童生长发育的状况和动态变化，早期发现生长发育偏离及影响因素，及时采取干预措施，指导家长做好科学育儿及疾病预防，促进儿童正常生长发育。

（一）体格生长偏离的筛查及诊断

1. 体格生长偏离的筛查

　　（1）筛查目的：①了解儿童生长发育和营养状况。②动态、系统地观察儿童生长发育

各项指标和生长发育趋势，为儿童保健工作提供科学依据。③早期发现并消除不利于儿童生长发育的因素，筛选出异常儿童进行专案管理。

（2）对象和时间

1）监测的对象：主要为辖区内 0～6 岁儿童，重点是 3 岁以下婴幼儿。

2）监测时间：在监测过程中，可根据儿童个体情况，结合预防接种时间或本地区实际情况适当调整检查时间，增加监测次数。婴儿期至少 4 次（分别在 3、6、8 和 12 月龄），1～3 岁儿童每年至少 2 次（分别在 1 岁半、2 岁、2 岁半和 3 岁），3 岁以上儿童每年至少 1 次。

（3）监测内容：对个体儿童的各生长指标（目前主要是体重、身长和头围）进行定期、连续的测量与评价，及时指导和干预。

2. 体格生长偏离的诊断

正常情况下，儿童体格生长遵循一条正常的生长曲线发展。但是，当受到某些不良因素的影响时，儿童体格生长可能偏离正常轨道，常见的有低体重、消瘦、超重与肥胖、身材矮小或高大、头围过大或过小和性发育偏离等。

（1）身高的偏离

1）生长迟缓：指身高（身长）低于同年龄、同性别参照人群的均值减 2 个标准差（−2SD）或第 3 百分位数以下者。

根据身体各部分的比例是否正常分为匀称和非匀称两种类型。

匀称型矮小：身体各部分比例正常，如生长激素缺乏症、家族性矮小、体质性青春发育延迟、宫内生长迟缓、21 三体综合征、先天性卵巢发育不全、性早熟以及继发于某些疾病（如营养不良、严重贫血、慢性肝病、慢性肾病、青紫型先天性心脏病）的身材矮小。

非匀称型矮小：身体各部分的比例不正常，以短肢型多见，如先天性甲状腺功能减退症、先天性软骨发育不全、成骨不全症等患儿；而脊柱骨骺发育不全、黏多糖病患儿则为短躯干型矮小。

2）身材高大：指身高（身长）高于本民族、本地区同年龄和同性别参照人群的均值加 2 个标准差（＋2SD）或第 97 百分位数以上者。可见于单纯遗传性巨人症、垂体性巨人症、脑性巨人症、性早熟和染色体异常综合征等。

（2）体重的偏离

1）低体重和消瘦：低体重反映儿童存在营养不良，是指儿童的年龄别体重与同年龄和同性别参照人群标准相比，低于体重均值减 2 个标准差（−2SD）或第 3 百分位数以下者；消瘦反映儿童近期存在急性营养不良，是指儿童的身高别体重与同年龄、同身高、同性别参照人群标准相比，低于体重均值减 2 个标准差（−2SD）或第 3 百分位数以下者。

2）超重与肥胖：儿童肥胖症的诊断指标尚未完全统一，参考原国家卫生计生委颁布的中国儿童营养性疾病管理技术规范相关内容，结合国内外相关标准，儿童超重和肥胖的评价指标及判定标准主要有 2 类，供选择运用：①身高别体重，将同性别儿童体重/身高 ≥M＋1SD 界定为超重，将同性别儿童体重/身高 ≥M＋2SD 界定为肥胖。②体质指数（BMI）：a. 将同性别儿童体质指数/年龄（BMI/年龄）≥M＋1SD 界定为超重，将同性别儿童 BMI/年龄 ≥M＋2SD 界定为肥胖；b. BMI 生长曲线：由于儿童 BMI 随年龄而变化，评价时需采用根据不同年龄及性别制定的 BMI 参照标准。将同性别儿童 BMI/年龄介于第 85 到 95 百分位数之间界定为超重，将同性别儿童 BMI/年龄≥第 95 百分位数界定为肥胖。

（3）头围的偏离

1）小头畸形：指头围小于同年龄和同性别正常儿童均值减 2 个标准差（－2SD）或第 3 百分位数以下者。

2）大头畸形：指头围大于同年龄和同性别正常儿童均值加 2 个标准差（＋2SD）或第 97 百分位数以上者。

3. 性发育的偏离

（1）性早熟：指性发育启动年龄显著提前者（较正常儿童平均年龄提前 2 个标准差以上）。一般认为女童在 8 岁以前、男童在 9 岁以前出现性发育征象，临床可判断为性早熟。根据下丘脑-垂体-性腺轴功能是否提前启动，分为中枢性（真性）和外周性（假性）两类。①中枢性性早熟包括特发性性早熟和继发性性早熟。特发性性早熟是由不明原因的下丘脑-垂体-性腺轴功能提前启动所致的发育提前，其诊断依据主要有第二性征提前出现、血清促性腺激素水平升高达青春期水平、性腺（卵巢或睾丸）增大、线性生长加速、骨龄超越年龄 1 年及以上等；而继发性性早熟多见于中枢神经系统异常。②外周性性早熟指非受控于下丘脑-垂体-性腺轴功能所致的性早熟，临床可见有第二性征发育、性激素水平升高，但下丘脑-垂体-性腺轴不成熟，无性腺的发育。③不完全性性早熟多出现单纯性乳房早发育、单纯性阴毛早发育或单纯性早初潮。

（2）青春期发育延迟：指青春期和性发育开始的年龄较正常儿童平均年龄落后 2.5 个标准差及以上者。一般而言，如果女童在 13 岁时、男童在 14 岁时还无第二性征发育，可考虑该病。

（二）体格生长偏离的干预方法

定期健康检查，监测儿童身高、体重和头围等，以早期发现身材的偏离、体重的偏离、头围增长的偏离和性发育的偏离。一旦发现偏离，应积极查找原因，及时分析，并采取相应干预措施。

1. 体重偏离的干预

可采用咨询指导，评估儿童的喂养状况，对家长进行喂养指导；询问儿童患病情况，对疾病进行积极诊治；对于低体重儿童还应进行饮食调理，包括增加食物量、增加能量密度、增加餐次和适当添加营养素补充剂等；而对于单纯性超重或肥胖儿童，饮食疗法和运动疗法是最主要的措施。治疗目的是在不影响基本热量和营养需要的前提下，减少能量性食物摄入，增加热能消耗，控制体重增长，使体重逐渐下降到不超过正常身高体重指标的 20% 以内。

2. 身材偏离的干预

对于身材偏离儿童，积极寻找病因，针对遗传原因和原发疾病进行相应指导及药物治疗。例如，对于生长激素缺乏症儿童，主要可采用基因重组人生长激素（rhGH）替代治疗。近年来对于家族性矮小、体质性青春发育延迟、宫内生长迟缓以及先天性卵巢发育不全等导致的身材矮小，也主张使用 rhGH 治疗，可增加生长速率，改善最终成年期身高。

参考文献

[1] 杜玉开，张静. 妇幼保健学. 北京：人民卫生出版社，2009：140-166.
[2] 石淑华，戴耀华. 儿童保健学. 3版. 北京：人民卫生出版社，2014：12-37.
[3] 卫生部办公厅. 儿童健康检查服务技术规范（卫办妇社发〔2012〕49号）. 2012.
[4] 卫生部办公厅. 儿童喂养与营养指导技术规范（卫办妇社发〔2012〕49号）. 2012.
[5]《中华儿科杂志》编辑委员会，中华医学会儿科学分会儿童保健学组. 中国儿童体格生长评价建议. 中华儿科杂志，2015，53（12）：887-891.

第四节　儿童营养与喂养

学习目标：

1. 掌握儿童营养与喂养指导的基本内容和方法。
2. 掌握儿童营养评估方法。
3. 掌握儿童常见营养性疾病的临床表现和预防方法。
4. 了解儿童生理特点及营养需求。

营养是保证儿童正常生长发育、身心健康的重要因素。良好的营养状态有助于预防疾病、促进体格生长和神经心理发育。婴幼儿期营养不良可导致生长迟缓、体重不增，甚至发生营养障碍和缺乏，严重者造成死亡；过度喂养则容易发生儿童后期难以矫正的肥胖。对营养性疾病需积极防治，促进儿童健康。

一、儿童生理特点及营养需求

（一）生理特点

1. 儿童能量代谢特点

儿童的能量消耗除用于维持基础代谢、体力活动、食物特殊动力作用、排泄物中丢失外，还用于生长发育。

（1）基础代谢：指人体在清醒、安静、空腹情况下，于18～25℃环境中，维持生命基本活动所需的最低热量，占总能量需求的50%。

（2）动作和活动：儿童活动时需要消耗能量，其多少与身体大小、活动强度、持续时间、活动类型等均有密切关系。此种能量需求波动较大，也是婴儿热量平衡中最易发生变化的一部分。

（3）食物特殊动力作用：食物的特殊动力作用也称食物的热效应，是指人体摄取食物后数小时体内能量消耗增加，主要用于食物消化、吸收、合成活动以及营养素及营养素代谢产物之间相互转化过程中所消耗的能量。不同食物引起的能量消耗有差异，其中蛋白质的食物特殊动力作用最大，占其本身能量的 20%～30%，碳水化合物为 5%～6%，脂肪为 2%～4%。婴儿摄取的食物相对较多，蛋白质需要量也较高，故此项消耗的能量也较高，占总能量需求的 7%～8%，年长儿吃混合饮食占 5% 左右。

（4）排泄物中丢失：食物中的碳水化合物、蛋白质和脂肪大多不能完全消化吸收，其代谢产物亦需从体内排出，此项能量的消耗约占 10%。

（5）生长发育：生长发育需要的能量主要包括机体生长发育中形成新的组织所需要的能量，及新生成的组织进行新陈代谢所需要的能量。儿童处在不断生长发育的过程中，体格、器官的增大，功能的成熟，均需要能量。这部分能量需求是儿童所特有的，且与其生长速度的快慢成正比。

2. 小儿消化系统功能发育与营养消化吸收特点

（1）消化酶的成熟与宏量营养素的消化、吸收

1）蛋白质消化、吸收：出生时新生儿消化蛋白质能力较好。出生后几个月，小肠上皮细胞渗透性高，有利于母乳中的免疫球蛋白吸收，但也会增加吸收异体蛋白质（如牛奶蛋白、鸡蛋白蛋白）、毒素、微生物以及未完全分解的代谢产物的机会，产生过敏或肠道感染。

2）脂肪消化、吸收：婴儿吸收脂肪的能力随年龄增加而提高，孕 33～34 周出生的早产儿对脂肪的吸收率为 65～75%，足月儿对脂肪的吸收率为 90%，出生后 6 个月婴儿对脂肪的吸收率达 95% 以上。

3）碳水化合物消化、吸收：婴儿出生后几个月消化淀粉的能力较差。出生至 3 月龄内唾液淀粉酶活性低，3 月龄后其活性逐渐增加，2 岁时达成人水平；4～6 月龄婴儿开始分泌胰淀粉酶。随淀粉酶的成熟消化淀粉能力逐渐提高。

（2）胃排空：胃排空与食糜的组成有关，脂肪、蛋白质可延长排空时间。水在胃的排空时间为 0.5～1 小时，母乳为 2～3 小时，牛乳为 3～4 小时，混合食物为 4～5 小时。温度、年龄、全身状况亦可影响排空时间。

（二）营养素与参考摄入量

营养素分为宏量营养素、微量营养素和其他膳食成分。

宏量营养素包括蛋白质、脂类和碳水化合物，是产能的三大营养素。微量营养素包括矿物质和维生素，矿物质含常量元素和微量元素，维生素含脂溶性维生素和水溶性维生素。其他膳食成分包括膳食纤维、水和其他生物活性物质。

各个年龄正常儿童每日的主要营养素需要量见表 7-4-1。

二、儿童喂养

（一）婴儿期喂养

1. 纯母乳喂养

婴儿 6 月龄内应纯母乳喂养，无需给婴儿添加水、果汁等液体和固体食物，以免减少婴儿的母乳摄入量，进而影响母亲乳汁分泌。从 6 月龄起，在合理添加其他食物的基础上，母乳喂养可持续至儿童 2 岁及以上。

表 7-4-1 不同年龄正常儿童每日营养素需要量

年龄	热量 (kcal/d) EER 男	热量 (kcal/d) EER 女	脂肪占总能量比例(%)	蛋白质 (g/d) RNI	维生素 A μgRAE/d RNI	维生素 D μg/d RNI	维生素 B₁ mg/d RNI	维生素 B₂ mg/d RNI	维生素 C mg/d RNI	矿物质 钙 mg/d RNI	矿物质 铁 mg/d RNI	矿物质 锌 mg/d RNI	矿物质 碘 μg/d RNI	矿物质 钠 mg/d RNI	水 (L/d) 饮水量 AI	水 (L/d) 总摄入量 AI
0 岁～	90 kcal/(kg·d)		35～50	9(AI)	300	10	0.1	0.4	40	200	0.3	2.0	85	170	—	0.7
0.5 岁～	80 kcal/(kg·d)		30～35	20	350	10	0.3	0.5	40	250	10	3.5	115	350	—	0.9
1 岁～	900	800	25～30	25	310	10	0.6	0.6	40	600	9	4.0	90	700	—	1.3
2 岁～	1100	1000		25												
3 岁～	1250	1200		30												
4 岁～	1300	1250	20～30	30	360	10	0.8	0.7	50	800	10	5.5	90	900	0.8	1.6
5 岁～	1400	1300		30												
6 岁～	1500	1400		35												
7 岁～	1600	1550	20～30	40	500	10	1.0	1.0	65	1000	13	7.0	90	1200	1.0	1.8

为建立良好的母乳喂养，应做好产前准备，尽早开奶，促进乳汁分泌并掌握正确的喂哺技巧。

（1）产前准备：母亲孕期体重适当增加（12～14 kg）。母亲孕期增重维持在正常范围内可减少妊娠期糖尿病、高血压、剖宫产、低出生体重儿、巨大儿和出生缺陷及围产期死亡的危险。

（2）尽早开奶：生后 2 周是建立母乳喂养的关键时期。产后 1 小时内应帮助新生儿尽早实现第一次吸吮，这对成功建立母乳喂养十分重要。

（3）促进乳汁分泌

1）按需哺乳：3 月龄内婴儿应频繁吸吮，每日不少于 8 次，可使母亲乳头得到足够的刺激，促进乳汁分泌。

2）乳房排空：吸吮产生的"射乳反射"可使婴儿短时间内获得大量乳汁；每次哺乳时应强调喂空一侧乳房，再喂另一侧，下次哺乳则从未喂空的一侧乳房开始。

3）乳房按摩：哺乳前热敷乳房，从外侧边缘向乳晕方向轻拍或按摩乳房，有促进乳房血液循环、乳房感觉神经传导和泌乳作用。

4）乳母生活安排：乳母身心愉快、睡眠充足，特别是乳母的合理营养（需额外增加能量 500 kcal/d）、平衡膳食，可促进泌乳并保证乳汁的营养成分。

（4）正确的喂哺技巧

1）哺乳前准备：等待哺乳的婴儿应是清醒状态、有饥饿感，并已更换干净的尿布。哺乳前让婴儿用鼻推压或舔母亲的乳房，哺乳时婴儿的气味、身体的接触都可刺激乳母的射乳反射。

2）哺乳方法：每次哺乳前，母亲应洗净双手。正确的喂哺姿势有斜抱式、卧式、抱球式。无论用何种姿势，都应该让婴儿的头和身体呈一条直线，婴儿身体贴近母亲，婴儿头和颈部得到支撑，婴儿的脸贴近乳房、鼻子对着乳头。正确的含接姿势是婴儿的下颏贴在乳房上，嘴张得很大，将乳头及大部分乳晕含在嘴中，婴儿下唇向外翻，婴儿嘴上方的乳晕比下方多。婴儿慢而深地吸吮，能听到吞咽声，表明含接乳房姿势正确，吸吮有效。哺乳过程注意母婴互动交流。通过观察婴儿的体重、睡眠、排便等指征判断哺乳是否有效。

3）哺乳次数：3 月龄内婴儿应按需哺乳。4～6 月龄逐渐定时喂养，每 3～4 小时一次，每日约 6 次，可逐渐减少夜间哺乳，帮助婴儿形成夜间连续睡眠能力。但有个体差异，需区别对待。

（5）注意事项

1）母乳不足：母乳喂养过程中需要注意乳量不足的问题。正常乳母产后 6 个月内每天泌乳量随婴儿月龄增长逐渐增加，成熟乳量平均可达每日 700～1000 ml。

婴儿母乳摄入不足可出现下列表现：①体重增长不足，生长曲线平缓甚至下降，尤其是新生儿期体重增长低于 600 g；②尿量每天少于 6 次；③吸吮时不能闻及吞咽声；④每次哺乳后常哭闹，不能安静入睡，或睡眠时间小于 1 小时（新生儿除外）。

若确因乳量不足影响婴儿生长，应劝告母亲不要轻易放弃母乳喂养，可在每次哺乳后用配方奶补充母乳不足。

2）母亲患病：母亲正接受化疗或放射治疗、患活动期肺结核且未经有效治疗、患乙型肝炎且新生儿出生时未接种乙肝疫苗及乙肝免疫球蛋白、HIV 感染、乳房上有疱疹、吸毒等情况下，不宜母乳喂养。母亲患其他传染性疾病或服用药物时，应咨询医生，根据情况决定是否可以哺乳。

2. 部分母乳喂养

母乳与配方奶或其他乳类同时喂养婴儿为部分母乳喂养，可采用两种方法进行喂养。

（1）补授法：每次哺喂时，先喂母乳，将两侧乳房吸空后，再以配方奶补充。补授的乳量根据婴儿食欲及母乳分泌量而定，即"缺多少补多少"。

（2）代授法：一般用于6月龄以后无法坚持母乳喂养的情况，可逐渐减少母乳喂养的次数，用配方奶替代母乳。

3. 食物转换（辅食添加）

随着生长发育，婴儿消化能力逐渐提高，单纯乳类喂养不能完全满足6月龄后婴儿生长发育的需求，需要由纯乳类向固体食物逐渐转换，这个过程称为食物转换（辅食添加）。婴儿期若断离母乳，仍需维持婴儿总奶量600～800 ml/d。婴幼儿喂养过程中，不仅要考虑营养素摄入，也应考虑喂养、进食行为以及饮食环境，使婴幼儿在获得充足和均衡的营养素的同时，养成良好的饮食习惯。

（1）月龄：建议开始引入辅食的月龄为满6月龄。此时婴儿每次摄入奶量稳定，生长发育良好，对奶以外的食物感兴趣，提示婴儿已具备接受其他食物的消化能力。

（2）种类

1）第一阶段食物：应首先选择能满足生长需要、易于吸收、不易产生过敏的谷类食物，最好为强化铁的米粉，米粉可用奶液调配；其次引入的食物是根茎类蔬菜、水果。食物应用勺喂养，帮助训练吞咽功能。

2）第二阶段食物：7～9月龄逐渐引入的食物包括肉类、鱼类、蛋类等动物性食物和豆制品。引入的食物应以当地食物为基础，注意食物的质地、营养密度、卫生和制作方法的多样性。

（3）方法：婴儿食物转换期是对其他食物逐渐习惯的过程，引入的食物应由少到多，首先喂给婴儿少量强化铁的米粉，由1～2勺到数勺，直至一餐；引入食物应由一种到多种，婴儿接受一种新食物一般需尝试8～10次，持续3～5日，至婴儿习惯该种口味后再换另一种。单一食物逐次引入的方法可帮助及时了解婴儿是否出现食物过敏及确定过敏源。

（4）进食技能训练：食物转换有助于婴儿神经心理发育，引入的过程应注意食物的质地和培养儿童的进食技能。例如，用勺、杯进食可促进口腔动作协调，学习吞咽；从泥糊状食物过渡到碎末状食物可帮助学习咀嚼，并可增加食物的能量密度；用手抓食物既可增加婴儿进食的兴趣，又有利于促进手眼协调和培养儿童独立进食能力。在食物转换过程中，婴儿进食的食物质地和种类逐渐接近成人食物，进食技能亦逐渐成熟。

（5）注意事项：刚开始添加辅食时可在进食后再饮奶，慢慢自然形成一餐代替一顿奶，但引入的食物不应影响总奶量；食物清淡、无盐，无酱油、味精，少糖、油；不食用蜂蜜水或糖水，尽量不喝果汁。

（二）幼儿及学龄前儿童饮食指导

1. 每天饮奶，不能继续母乳喂养的2岁以内幼儿建议选择配方奶。膳食多样化、均衡。幼儿应进食体积适宜、质地稍软、少盐、易消化的家常食物。每天安排3餐主食、

2～3 次乳类与营养点心，餐间控制零食。允许儿童决定进食量，规律进餐，让儿童体验饥饿和饱足感。

2. 幼儿应该开始练习自己用餐具进食，培养其独立能力和正确反应能力。1～2 岁幼儿应鼓励自己进食，2 岁后的儿童应独立进食。应定时、定点、定量进餐，提供愉悦的进餐环境，培养良好饮食行为，避免强迫喂养和恐吓、打骂。

三、儿童营养评估

儿童营养状况评价主要是了解儿童的营养状况、是否存在营养不良及其程度、可能的病因等，以采取相应的干预措施。具体措施包括体格测量、膳食调查、临床评价，必要时进行特定的实验室检查。

（一）体格测量及评价指标

评价体格测量数值可帮助判断生长发育过程中，可能由营养缺乏或过剩导致的异常情况。对个体儿童的生长与营养评价，可采用 WHO 标准和我国根据九省市儿童体格发育调查数据制定的中国儿童生长标准。

（二）膳食调查

通过膳食摄入量和种类的详细调查，经食物成分表或营养软件运算和分析，评定受调查儿童的膳食是否平衡以及需要纠正的问题。膳食调查的方法主要有称重法、询问法、记账法、化学分析法和食物频率法等。每种膳食调查方法都有不足和局限，在某些情况下应结合几种方法以提供更全面和准确的膳食评价。

（三）临床评价

轻度、慢性或亚急性营养性缺乏的临床征象常无特异性，容易被忽视。详细的病史及提示某种营养素缺乏或过剩的表现、体征应被尽量详细地记录，并通过体格测量、膳食调查及生化检测结果证实。在体检中发现的许多体征的病因并不唯一，且多种营养素缺乏往往同时存在，发现某一种营养素缺乏表现时，应考虑到是否伴有其他营养素缺乏。

（四）实验室评价

通过实验室方法测定儿童体液或排泄物中各种营养素及其代谢产物，或其他相关的化学成分，了解营养素吸收、利用、储存和缺乏的情况。实验室检测有助于诊断原发性营养不良（由于喂养不当引起），但对于继发性营养不良（各种原因引起的需要量增加或营养丢失）的治疗和随访，指导意义不是很大。

四、儿童常见营养性疾病

（一）蛋白质-能量营养不良

1. 临床表现

生长指标的测量是进行评价的基础。体重不增是营养不良的早期表现，具体评估方法及营养不良的分型与分度见表 7-4-2。随着营养失调的加重，主要表现为消瘦。轻度营养不良者精神状态正常，但重度营养不良者可有精神萎靡、反应差，体温偏低，脉细、无力，无食欲，腹泻与便秘交替等。合并血浆白蛋白明显下降时，可有凹陷性水肿、皮肤发亮，严重时可出现皮肤破溃、感染，形成慢性溃疡。

表 7-4-2 蛋白质-能量营养不良分型与分度

评估指标	测量值（标准差法）	分型与分度
体重/年龄	$M-3SD\sim M-2SD$	中度低体重
	$<M-3SD$	重度低体重
身长（身高）/年龄	$M-3SD\sim M-2SD$	中度生长迟缓
	$<M-3SD$	重度生长迟缓
体重/身长（身高）	$M-3SD\sim M-2SD$	中度消瘦
	$<M-3SD$	重度消瘦

2. 预防

（1）指导早产/低出生体重儿合理喂养，定期评估。

（2）对存在喂养或进食行为问题的儿童，指导家长合理喂养和行为矫治，使儿童体格生长恢复正常速度。对于反复患消化道、呼吸道感染及影响生长发育的慢性疾病儿童，应及时治疗。

（二）营养性缺铁性贫血

1. 临床表现

皮肤、黏膜苍白，以唇、口腔黏膜及甲床较明显。易疲劳，不爱活动；病情重、病程长的儿童可有肝、脾和淋巴结的肿大；可出现食欲减退、异食癖，呕吐，腹泻；烦躁不安或萎靡不振，注意力不集中；反复感染；明显贫血时可有心率增快、心脏扩大。

2. 实验室检测

（1）血常规：①血红蛋白（Hb）降低，符合世界卫生组织儿童贫血诊断标准：6～59 个月儿童，Hb<110 g/L；5～11 岁儿童，Hb<115 g/L；12～14 岁儿童，Hb<120 g/L。由于海拔高度对 Hb 值的影响，海拔每升高 1000 m，Hb 上升 4%。贫血分度：Hb 从 90 g/L 至正常值下限属轻度贫血，60～89 g/L 为中度贫血，30～59 g/L 为重度贫血，<30 g/L 为极重度贫血。②外周血细胞呈小细胞低色素性改变：平均红细胞容积（MCV）<80 fl，平均红细胞血红细胞含量（MCH）<27 pg，平均红细胞血红蛋白浓度（MCHC）<310 g/L。

（2）铁代谢检查指标：血清铁蛋白<15 μg/L，血清铁<10.7 μmol/L，总铁结合力>62.7 μmol/L，转铁蛋白饱和度<15%。

3. 预防

（1）孕妇应加强营养，摄入富含铁的食物。分娩时延迟脐带结扎 2～3 分钟，可增加婴儿铁储备。

（2）早产/低出生体重儿应从出生后 4 周内开始补铁，直至 1 周岁。纯母乳喂养的足月儿从 4 月龄开始补铁，人工喂养婴儿应采用铁强化配方奶。

（3）幼儿应注意营养均衡，多提供富含铁的食物及蔬菜和水果，促进肠道铁吸收，纠正儿童不良饮食习惯。

（4）在寄生虫感染的高发地区，应在防治贫血的同时进行驱虫治疗。

（三）维生素 D 缺乏性佝偻病

1. 临床表现

（1）早期：多见于 6 月龄内，特别是 3 月龄内的婴儿。可有多汗、易激惹、夜惊等非特异性神经精神症状，此期常无骨骼病变。血钙、血磷正常或稍低，碱性磷酸酶（ALP）正常或稍高，血 25-(OH)D 降低。骨 X 线片无异常或长骨干骺端临时钙化带模糊。

（2）活动期

1）骨骼体征：小于 6 月龄婴儿可有颅骨软化；大于 6 月龄婴儿可见方颅、手（足）镯、肋骨串珠、肋软骨沟、鸡胸、漏斗胸、O 形腿、X 形腿等。

2）血生化：血钙正常低值或降低，血磷明显下降，ALP 升高，血 25-(OH)D 显著降低。

3）骨 X 线片：长骨干骺端临时钙化带消失，干骺端增宽，呈毛刷状或杯口状，骨骺软骨盘加宽＞2 mm。

（3）恢复期

1）症状和体征：早期或活动期患儿经日光照射或治疗后，症状和体征逐渐减轻或消失。

2）血生化：血钙、血磷、血 25-(OH)D 逐渐恢复正常。

3）骨 X 线片：长骨干骺端临时钙化带重现、增宽、密度增加，骨骺软骨盘＜2 mm。

（4）后遗症期：严重佝偻病治愈后遗留不同程度的骨骼畸形。

2. 预防

（1）孕妇应经常户外活动，进食富含钙、磷的食物。妊娠后期为冬春季的妇女宜适当补充维生素 D 400～1000 IU/d。

（2）婴幼儿适当进行户外活动，接受日光照射；出生后数天开始补充维生素 D 400 IU/d；早产儿、双胎儿出生后即应补充维生素 D 800 IU/d（应包括食物中含量），3 个月后改为 400 IU/d。有条件时可监测血生化指标，根据结果适当调整剂量。

（四）超重/肥胖

1. 临床表现

皮下脂肪丰满，但分布均匀。腹部膨隆下垂，严重者胸腹、臀部及大腿皮肤可出现白纹或紫纹。男性患儿阴茎隐匿在脂肪组织中易被误诊为阴茎发育不良。因双下肢负荷过度，可致膝外翻和扁平足。皮肤因皱褶深、潮湿，易引起糜烂、炎症。骨龄常提前，女孩月经初潮常提前，性发育较早，故最终身高常略低于正常儿。肥胖小儿常有心理上的障碍，如自卑、胆怯、孤独等。儿童超重/肥胖的评估与分度：①超重：体重/身长（身高）≥M＋1SD，或体质指数/年龄（BMI/年龄）≥M＋1SD。②肥胖：体重/身长（身高）≥M＋2SD，或 BMI/年龄≥M＋2SD。

2. 预防

（1）孕期合理营养，保持孕期体重正常增长。

（2）提倡 6 个月以内纯母乳喂养，在及时、合理添加食物的基础上继续母乳喂养至 2 岁。

（3）避免低出生体重儿过度追赶生长。

（4）监测体重、身长的增长和发育状况，强调合理膳食，避免过度喂养；培养健康的饮食习惯，及时纠正不良的饮食行为；养成良好的运动习惯和生活方式，多进行户外活动。

（五）维生素 A 缺乏症

1. 临床表现

（1）眼部表现：眼部的症状和体征是维生素 A 缺乏病的早期表现。夜盲或暗光中视物不清最早出现，暗适应力减退的现象持续数周后开始出现干眼症的变化，严重时可发生角膜溃疡、坏死，以致引起穿孔，虹膜、晶状体脱出，导致失明。这些表现多见于小年龄儿童患消耗性感染性疾病如麻疹、疟疾等之后，多数为双侧同时发病。

（2）皮肤表现：开始时仅感皮肤干燥、易脱屑，有痒感，渐至上皮角化增生，汗液减少，角化物充塞毛囊形成毛囊丘疹。以四肢伸面、肩部为多见，可发展至颈、背部甚至面部。毛囊角化引起毛发干燥、失去光泽、易脱落，指（趾）甲变脆易折、多纹等。

（3）生长发育障碍和易发生感染性疾病：严重维生素 A 缺乏者表现为身高落后，牙齿釉质易剥落，失去光泽，易发生龋齿。在维生素 A 缺乏早期甚或亚临床状态缺乏时，可能已经存在免疫功能低下，表现为消化道和呼吸道感染性疾病发生率增加，且易迁延不愈。

（4）其他：维生素 A 缺乏时会出现血红蛋白、红细胞比容和血清铁水平降低，储存铁反而增加，类似缺铁性贫血的小细胞低色素性贫血。

2. 预防

改善母亲维生素 A 营养状况；儿童每天膳食中推荐摄入量详见表 7-4-1，早产儿、双胎儿等高危人群应补充维生素 A 制剂进行预防；及时添加含维生素 A 的食物；积极治疗原发病。

（六）锌缺乏症

1. 临床表现

较典型的临床表现有生长发育迟缓或生长发育落后，食欲缺乏、味觉灵敏度降低、食欲减退或厌食、异食癖等消化功能紊乱，多动，性发育推迟，皮炎，反复感染、伤口愈合缓慢等。孕母缺锌可引起胎儿发育不良、早产或低出生体重儿。

2. 预防

提倡母乳喂养、及时添加辅食、坚持平衡膳食是预防缺锌的主要措施，戒除挑食、偏食、吃零食的习惯。对可能发生缺锌的情况如早产、人工喂养、营养不良、长期腹泻、大面积烧伤等患儿，应适当补锌，摄入量详见表 7-4-1。注意勿长期过量使用。

（七）群体营养干预

原卫生部与全国妇联在 21 个省集中连片特殊困难地区实施儿童营养改善项目。为贫困地区 6～24 月龄婴幼儿补充辅食营养补充品（以下简称营养包），普及婴幼儿科学喂养知识与技能，改善贫困地区儿童营养和健康状况。从婴儿 6 月龄开始，每天提供 1 包营养包，至 24 月龄。

儿童营养包含维生素 A、维生素 B 族、维生素 D、叶酸、钙、铁、锌等营养素。研究结果表明，儿童营养包的补充对儿童体格及智能的发育均有较大的促进作用，干预效果明显。

参考文献

[1] 蒋竞雄，赵丽云. 婴幼儿营养与体格生长促进. 北京；人民卫生出版社，2014；47-50.

[2] 中国营养学会. 中国居民膳食营养素参考摄入量（2013 版）. 北京：中国标准出版社，2014；12-29.

[3] 中华医学会儿科学分会. 儿童保健与发育行为诊疗规范. 北京：人民卫生出版社，2015；27-30.

[4] 刘湘云，陈荣华，赵正言. 儿童保健学. 南京：江苏科学技术出版社，2011；75-77.

[5] 毛萌，李延玉. 儿童保健学. 3 版. 北京：人民卫生出版社，2014.

[6] 王卫平. 儿科学. 8 版. 北京：人民卫生出版社，2013；67-73.

[7] 卫生部办公厅. 儿童喂养与营养指导技术规范（卫妇社发〔2012〕49 号）. 2012.

[8] 卫生部办公厅. 儿童营养性疾病管理技术规范（卫妇社发〔2012〕49 号）. 2012.

第五节　儿童心理保健

学习目标：

1. 掌握儿童心理行为发育规律及影响因素。
2. 掌握儿童常见心理行为疾病（4 种疾病）筛查工具和转诊指征。
3. 熟悉儿童心理行为发育监测方法与指导要点。
4. 熟悉儿童一般心理行为问题。
5. 了解儿童心理保健服务流程。

儿童心理行为发育包括感知觉、动作、语言、认知、情绪、个性和社会性等方面。儿童心理保健是按照儿童心理发展的规律和不同年龄阶段的心理行为特征，定期对儿童进行心理行为发育评估，及时掌握不同年龄儿童的心理行为发育水平，营造良好环境，促进儿童心理健康发展。

一、儿童心理行为发育规律及影响因素

儿童心理行为发育是由简单到复杂、由低级到高级、由不完善到完善的过程。在不同年龄阶段，儿童呈现出认知、情绪情感、个性及社会性等方面不同的心理特征。早期以感知觉、运动、言语发育为主，后期则以情感、意志行为发展为主。

儿童心理行为发育受遗传、环境、社会经济和文化等多种因素影响。

1. 遗传因素

人的许多心理行为受遗传因素的影响，如性格内向与外向、行为退缩与攻击、情绪焦虑与抑郁等。

2. 气质因素

气质指人类个体在不同情境下特征性的情绪和行为反应方式。儿童的行为表现是其自身的气质特征与环境因素相互作用的结果。

3. 环境因素

主要包括家庭因素和学校因素。家庭和亲子关系对儿童早期的心理社会发展起着重要作用。托儿所、幼儿园是儿童最早加入的集体教育机构，园所的物质环境和精神环境对孩子的情绪和行为都会产生深远的影响。同伴关系是幼儿亲社会行为发展的基本途径。

4. 营养因素

孕妇和儿童营养状况，尤其是生命早期 1000 天，即从母亲妊娠到婴儿出生后头 2 年的营养状况，对儿童的心理行为发育起着十分重要的作用。

5. 疾病因素

智力障碍儿童心理行为发育落后。躯体疾病也可以影响心理行为的发育，部分躯体疾病的发生与心理因素有关或由心理因素引起。

二、儿童心理保健服务流程

各级医疗保健机构按照国家《儿童心理保健技术规范》要求开展心理保健服务，早期发现、及时干预、消除影响儿童心理行为发育的生物、心理和社会不利因素，早期识别儿童心理行为发育偏异，有针对性地转诊、随访、干预和健康管理，服务流程见本节附录 7-5-1。

三、儿童心理行为发育监测

利用儿童生长发育监测图、儿童心理行为发育问题预警征象进行儿童心理行为发育监测。

1. 儿童生长发育监测图（见本节附录 7-5-2）

监测 8 项儿童发育指标（抬头、翻身、坐、站、走、上楼梯、跑、双脚跳），了解儿童在监测图中相应月龄的运动发育情况。如果某项运动发育指标至箭头右侧月龄仍未通过，提示有发育偏异的可能。

2. 儿童心理行为发育问题预警征象（见本节附录 7-5-3）

根据儿童心理行为发育问题预警征象，检查有无相应月龄的发育偏异。若出现任何一条预警征象，应当及时登记并转诊至具备诊疗条件的医疗保健机构。

四、儿童心理行为发育咨询与指导

依据《儿童心理保健技术规范》，在儿童定期健康检查过程中，应当以儿童心理行为发育特点为基础，根据个体化原则，注重发育的连续性和阶段性特点，给予科学的心理行为发育的预见性指导（见本节附录 7-5-4）。

五、一般心理行为问题

一般心理行为问题指儿童在发育过程中出现的单个行为异常。不同的年龄阶段有不同的行为问题，这些行为问题随年龄增长、教育或环境的变化均可逐渐消失，一般不会持续到成年期。

1. 吸吮手指

吸吮手指（finger sucking）是指儿童自主与不自主地反复吸吮拇指、示指等手指的行为。婴儿早期由于吸吮反射的存在，可能有吮吸手指的行为，属正常生理现象。如学龄前期仍存在难以克服的吸吮手指的行为，并且干扰儿童的其他活动，或已引起牙齿咬殆不良等口腔方面的问题，则应视为异常，且必须尽早矫治。

2. 咬指甲

咬指甲主要表现为反复咬指甲和指甲周围的皮肤。开始于 3～6 岁，持续至青春期，高峰年龄为男性 12～13 岁，女性 8～9 岁。一部分儿童因反复咬指甲而引起手指受伤或感染。该行为的发生与精神紧张和情绪不稳有关，起初因焦虑紧张而咬指甲以缓解自我紧张，长时间后形成习惯，也有儿童因模仿别人咬指甲的行为而形成习惯。

3. 遗尿

遗尿（enuresis）是指儿童 5 岁以后反复发生不适宜、不自主的排尿，而又无明显的器质性疾病。男孩多见，有些可以持续至成年期。清醒时虽有尿意，但不能控制排尿反射而尿裤子，或在睡眠中经常性尿床。遗尿与多种因素有关，常有阳性家族史，部分由于在婴幼儿时期规律性排尿训练不良，包括精神的、躯体的应激因素和心理障碍。儿童不良的生活习惯和活动方式有时也可以引起或加重遗尿。另外，膀胱的容量太小、贮尿功能不健全，夜间睡眠过深，觉醒困难等也会导致遗尿症。

4. 习惯性摩擦综合征

习惯性摩擦综合征（habitual rubbing thigh）是指小儿发生的摩擦会阴部（外生殖器区域）的习惯性动作。婴儿期发作表现为在家长怀抱中两腿交叉内收进行擦腿动作。幼儿则表现为将两腿骑跨于凳子、木块或某种物体上摩擦外生殖器。小儿做摩擦动作时两颊泛红，两眼凝视，额部出汗，呼唤不理，如果强行制止则会遇到不满，甚至哭闹、反抗。多发生在入睡前、醒后或单独玩耍时，常被误认为癫痫发作。

六、常见心理行为疾病的评估与指导要点

（一）智力发育障碍

智力发育障碍（intellectual disability）又称智力低下或精神发育迟滞，是指一组在发育时期内（18 岁以前），由于遗传、环境、社会等因素引起的以智力低下和社会适应困难为主要临床特征的精神障碍。智力低下指智商（intelligence quotient，IQ）低于普通人群均值两个标准差，即 IQ 在 70 以下。社会适应困难指适应行为不符合同年龄及文化背景下人群的普遍水平和标准，包括日常生活技能、运动能力、社会功能等多方面。

1. 临床表现

智力发育障碍主要临床表现为不同程度智力低下和社会适应困难。

（1）轻度智力发育障碍：IQ 在 50～69，言语发育及社会适应能力获得迟缓，词汇量少，理解能力差，尤其对抽象概念理解困难。

（2）中度智力发育障碍：IQ 在 35～49。通常从学龄前期开始就出现智力和运动能力的发育迟缓，学习能力低下，词汇贫乏，发音不清，言语理解能力差，社交和交流行为表现显著下降。

（3）重度智力发育障碍：IQ 在 20～34。通常在出生后即出现明显的发育迟缓，仅能学会极简单语句，理解力极差，不会计算，生活无法自理，无社会行为能力，日常生活需要照料。

（4）极重度智力发育障碍：IQ＜20。有明显的躯体畸形和神经系统障碍，完全没有语言功能，不能辨别亲疏。缺乏自卫和防御能力，不知躲避危险，大小便失禁，生活全部需人照顾。

2. 评估工具

包括筛查量表和诊断量表。筛查量表较常用的有丹佛发育筛查测验（Denver developmental screening test，DDST）、0～6 岁儿童智能发育筛查测验（developmental screening test for child under six，DST）、学前儿童能力筛查、年龄与发育进程问卷（ages & stages questionnaires，ASQ）等（见本节附录 7-5-5）。诊断量表较常用的有中国韦氏儿童智力量表（C-WISC）、中国韦氏幼儿智力量表（C-WYCSI）、格塞尔（Gesell）婴幼儿发育诊断量表、贝利婴幼儿发展量表——中国城市修订版（BSID-CR）和 0～6 岁儿童发育行为评估量表（见本节附录 7-5-6）。

3. 转诊指征

基层儿童保健医师采用儿童心理行为发育问题预警征象进行发育监测，特别注意高危儿童，或采用 DDST、DST 筛查可疑或异常者，之后应转诊至发育行为专科或儿童精神医学、儿童心理卫生专科医师处，进行综合评估、诊断和治疗。

4. 治疗与干预

（1）康复训练：以特殊教育和训练为主。

（2）对症治疗：可用适量抗精神病药物治疗患儿的兴奋、冲动、自伤、攻击等行为表现，如奋乃静、氟哌啶醇、利培酮等。若伴癫痫发作，可用丙戊酸钠等治疗。对于多动、注意力障碍，可用哌甲酯或盐酸托莫西汀。

（3）病因治疗：部分患者有明确的病因，可以通过医学干预进行治疗。如苯丙酮尿症患者应尽早采用低苯丙氨酸饮食治疗；半乳糖血症患者停止摄入乳制品，而以淀粉类食品替代；先天性甲状腺功能减低症患者及早使用甲状腺素治疗。对某些单基因遗传代谢病，基因治疗可能有效。

（4）药物治疗：可用吡拉西坦（脑复康）、吡硫醇（脑复新）、都可喜、γ-氨酪酸、叶酸、银杏叶制剂等。

5. 预防

（1）一级预防：做好婚前检查、遗传咨询妊娠期保健、产前检查和产前诊断，以及儿童保健。禁止近亲结婚，避免高龄妊娠。

（2）二级预防：对 0～6 岁儿童定期检查，对所有婴幼儿定期进行心理行为发育监测、评估和筛查。

（3）三级预防：对疾病采取综合措施，防止其发展为智力残疾，增强社会适应能力。

（二）言语和语言障碍

儿童言语和语言障碍（speech and language disorder）又称为交流障碍，是指在发育早期就有正常语言获得方式的紊乱，表现为发音、语言理解或语言表达能力的发育延迟和异常。

1. 临床表现

（1）构音异常：表现为说话不清晰，个别发音错误或很多发音错误，以致他人听不懂。常见有舌根音化、舌前音化、不送气音化、省略音化。

（2）嗓音问题：表现为音调、响度、音质共鸣的异常。常见有声音嘶哑、共鸣异常。

（3）流利性问题：表现为说话中有停顿、重复、延长和阻塞现象。常见有重复、延长、联带动作。

（4）语言问题：表现为语言表达障碍、语言感受和表达混合性障碍、语言信息处理问题。

2. 评估工具

图片词汇测验（peabody picture vocabulary test，PPVT）用于评估 2.5 岁幼儿至 18 岁青少年词汇能力，可预测智力水平。

语音测试是采用普通话语音测试，根据普通话音素发育进程评估被试儿童的语音发育状况。

3. 转诊指征

基层儿童保健医师监测过程中怀疑儿童有语言、言语发育问题时，应及时转诊给经过培训、有经验的专业技术人员，采用标准化的筛查工具进行语言言语筛查。如确认儿童有言语、语言问题，则应转诊至发育行为专科或儿童精神医学、儿童心理卫生专科医师处，进行综合评估，确定病因，及时干预。

4. 治疗与干预

（1）针对构音异常：包括构音治疗程序和口腔功能训练。

（2）针对语言异常：在有意义的情景中结合游戏活动进行干预。

（3）家庭配合：父母要积极参与应用语言治疗的方法和策略。

（4）针对嗓音问题：对听力障碍和智能发育迟缓儿童进行发声训练，包括音调、响度、清浊音、起音和声时的训练。

（5）针对语言不流利：儿童游戏、父母指导、改变父母与儿童的交流方式等。

5. 预防

儿童出生后，增加交流机会，利用听说机会进行适当的语言刺激。定期进行听力筛查和发育监测，及早识别语言发育异常，及早干预。

（三）注意缺陷多动障碍

注意缺陷多动障碍（attention deficit hyperactivity disorder，ADHD）又称儿童多动综合征（hyperkinetic syndrome），简称多动症。主要表现为与年龄不相称的注意力涣散，不分场合的活动过度，易激惹、好冲动，伴有认知障碍和学习困难，智力正常或接近正常。

1. 临床表现

（1）活动过度：表现为与年龄不相称的活动过度。

（2）注意障碍：主要表现在注意的集中性、稳定性、选择性等特征上的异常。

（3）冲动控制能力差：表现为耐心差，不能等待，对挫折的耐受能力低。

（4）学习困难：多动症儿童的学业成就一般都会受到影响，如学习成绩下降。常常合并阅读障碍、拼写障碍、计算障碍以及其他障碍（如书写障碍）。

（5）神经和精神的发育异常：精细动作、协调运动、空间位置觉等发育较差。

（6）对立违抗性障碍：表现为与发育水平不相符合的、明显的对权威的消极抵抗、挑衅、不服从、敌意等行为特征。一般没有严重的违法或侵犯他人权利的社会性紊乱或攻击行为。

（7）品行障碍：是指儿童、青少年期出现反复的、持续性的攻击性和反社会性行为，这些行为违反了与其年龄相应的社会行为规范和道德准则，侵犯了他人或公共的利益，影响了儿童、青少年自身的学习和社会功能。

2. 评估工具

常用的评估工具有 Conners 儿童行为量表、C-WYCSI、婴儿-初中生社会生活能力量表和 Achenbach 儿童行为量表等（见本节附录 7-5-6 和附录 7-5-7）。

3. 转诊指征

基层儿童保健医师常规进行儿童发育和行为筛查，对有高危因素的儿童应定期随访观察。在婴幼儿早期和学龄前期就有注意分散、活动过度、冲动任性等症状，以及睡眠差、喂养困难、日常生活行为不规范等，且随年龄增长仍持续存在者，应转诊至发育行为专科或儿童精神医学、儿童心理卫生专科医师处，进行综合评估、诊断和治疗。

4. 治疗与干预

（1）认知行为治疗：学习解决问题，克制冲动行为。

（2）教育干预：个体化的特殊教育。

（3）社交技能训练：教会基本的社交行为。

（4）家长教育管理培训：帮助家长建立良好方式，限制某些行为。

（5）其他疗法：如游戏治疗、感觉统合训练、脑电生物反馈治疗、数码听觉统合治疗等。

（6）药物治疗：如哌甲酯、盐酸托莫西汀、可乐定等。

5. 预防

（1）婚前检查，避免近亲结婚。

（2）适龄结婚，优生优育。

（3）避免产伤，减少脑损伤。

（4）孕期保持心情愉快，预防疾病，慎用药物，禁烟酒，避免中毒、外伤及物理因素影响。

（5）因材施教。

（6）合理营养，保证充足的睡眠时间。

（7）避免孩子玩含铅玩具。

（四）孤独症谱系障碍

孤独症谱系障碍（autism spectrum disorders，ASD）是一组以社会交往障碍、言语和非言语交流障碍、兴趣范围狭窄及单一刻板动作行为为主要特征的神经发育障碍性疾病，包括孤独症、阿斯伯格综合征、未分类的广泛性发育障碍。

1. 临床表现

（1）社会交往障碍：患者不能与人建立正常的人际交往方式。

（2）言语交流障碍：言语发育迟缓或不发育，言语理解能力受损，言语形式及内容异常，语调、语速、节律、重音等异常。

（3）非言语交流障碍：患儿常常拉着别人的手伸向他想要的物品，其他用于沟通和交流的表情、动作及姿势很少。

（4）兴趣狭窄和刻板重复的行为方式：兴趣范围狭窄，感兴趣的事物与众不同等；行为方式刻板、重复，反复用同一种方式玩玩具等；对人和动物通常缺乏兴趣，对非生命物品可能产生强烈依恋；刻板重复怪异行为。

（5）感觉障碍和动作异常：患儿对某些刺激过于敏感或麻木，如对疼痛感迟钝，对突发巨大声响缺乏反应，对某些微弱声音或刺激有异常的应答。

（6）智力和认知缺陷：约有 50% 的患儿处于中、重度智力低下（IQ 低于 49），25% 为轻度智力低下（IQ 为 50～70），还有 25% 可在正常水平。部分患儿智力低下的同时又表现出在音乐、计算、推算日期、机械记忆和背诵等方面呈现特异功能，被称为"白痴天才"。

（7）精神神经症状：多数患者有注意缺陷和多动症状。

2. 评估工具

常用的评估工具有儿童心理行为发育问题预警征象、婴幼儿孤独症评定量表（checklist for autism toddles，CHAT）、孤独症行为核查量表（autism behavior checklist，ABC）、婴儿-初中生生活能力测试、儿童孤独症评定量表（childhood autism rating scale，CARS）等（见附录 7-5-7 和附录 7-5-8）。

3. 转诊指征

基层儿科医师、儿童保健医师采用儿童心理行为发育问题预警征象进行发育监测，特别注意高危儿童，或采用 CHAT、CHAT 修订版（M-CHAT）等测试方法，怀疑儿童有 ASD 问题时，应转诊至发育行为专科或儿童精神医学、儿童心理卫生专科医师处，进行综合评估、诊断和治疗。

4. 治疗与干预

（1）教育训练：促进语言发育，提高社交能力、生活技能和学习技能。

（2）行为和心理矫治：促进社会化和语言发育。

（3）药物治疗：对核心的语言和交流障碍缺乏有效药物。常用氟哌啶醇、哌甲酯、利培酮、舍曲林等治疗。有报道用褪黑素、维生素 B_6、维生素 B_{12} 和镁剂等治疗。合并癫痫发作者，可选用丙戊酸盐等治疗。

5. 预防

预防措施包括遗传咨询、防治孕期各种感染、防治宫内或围生期各种损伤。

（五）其他常见儿童心理行为疾病

其他常见儿童心理行为疾病还包括抽动症、学习障碍、睡眠障碍、分离性焦虑障碍、创伤后应激障碍、异食癖、拔毛癖、学校恐怖症、对立违抗性障碍及品行障碍等。

附录 7-5-1

儿童心理保健服务流程

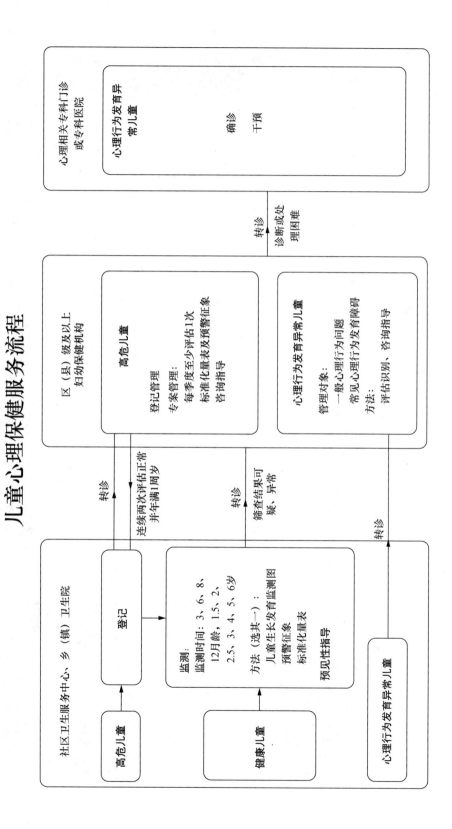

社区卫生服务中心、乡（镇）卫生院

高危儿童 → 登记

健康儿童 → 监测：
监测时间：3、6、8、12月龄，1.5、2、2.5、3、4、5、6岁
方法（选其一）：
儿童生长发育监测图
预警征象
标准化量表
预见性指导

心理行为发育异常儿童

连续两次评估正常并年满1周岁 —转诊→

筛查结果可疑、异常 —转诊→

转诊 →

区（县）级及以上妇幼保健机构

高危儿童
登记管理
专案管理：
每季度至少评估1次
标准化量表及预警征象
咨询指导

心理行为发育异常儿童
管理对象：
一般心理行为问题
常见心理行为发育障碍
方法：
评估识别、咨询指导

转诊 诊断或处理困难 →

心理相关专科门诊或专科医院

心理行为发育异常儿童

确诊

干预

附录 7-5-2

0~3岁儿童生长发育监测图

女童年龄别体重及大运动发育情况

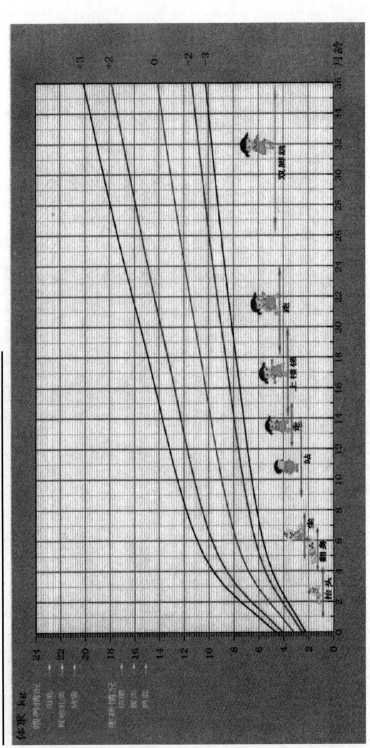

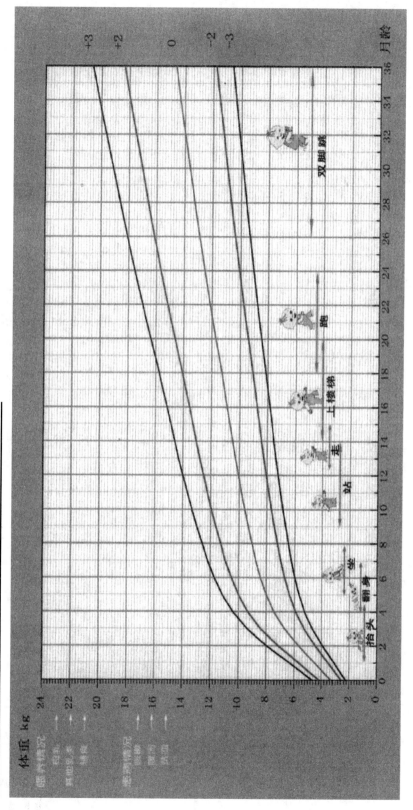

男童年龄别体重及大运动发育情况

附录 7-5-3

儿童心理行为发育问题预警征象

年龄	预警征象		年龄	预警征象	
3月龄	1. 对很大声音没有反应	☐	2岁半	1. 不会说2~3个字的短语	☐
	2. 逗引时不发音或不会笑	☐		2. 兴趣单一、刻板	☐
	3. 不注视人脸,不追视移动人或物品	☐		3. 不会示意大小便	☐
	4. 俯卧时不会抬头	☐		4. 不会跑	☐
6月龄	1. 发音少,不会笑出声	☐	3岁	1. 不会说自己的名字	☐
	2. 不会伸手抓物	☐		2. 不会玩"拿棍当马骑"等假想游戏	☐
	3. 紧握拳松不开	☐		3. 不会模仿画圆	☐
	4. 不能扶坐	☐		4. 不会双脚跳	☐
8月龄	1. 听到声音无应答	☐	4岁	1. 不会说带形容词的句子	☐
	2. 不会区分生人和熟人	☐		2. 不能按要求等待或轮流	☐
	3. 双手间不会传递玩具	☐		3. 不会独立穿衣	☐
	4. 不会独坐	☐		4. 不会单脚站立	☐
12月龄	1. 呼唤名字无反应	☐	5岁	1. 不能简单叙述事情经过	☐
	2. 不会模仿"再见"或"欢迎"动作	☐		2. 不知道自己的性别	☐
	3. 不会用拇、示指对捏小物品	☐		3. 不会用筷子吃饭	☐
	4. 不会扶物站立	☐		4. 不会单脚跳	☐
18月龄	1. 不会有意识叫"爸爸"或"妈妈"	☐	6岁	1. 不会表达自己的感受或想法	☐
	2. 不会按要求指人或物	☐		2. 不会玩角色扮演的集体游戏	☐
	3. 与人无目光交流	☐		3. 不会画方形	☐
	4. 不会独走	☐		4. 不会奔跑	☐
2岁	1. 不会说3个物品的名称	☐			
	2. 不会按吩咐做简单事情	☐			
	3. 不会用勺吃饭	☐			
	4. 不会扶栏上楼梯/台阶	☐			

注:参照《中国0~6岁残疾儿童筛查标准》制定

附录 7-5-4

不同时期儿童心理行为发育预见性指导要点

年龄	儿童心理行为发育指导要点
新生儿期	1. 强调母婴交流的重要性,鼓励父母多与新生儿接触,如说话、微笑、怀抱等 2. 学会辨识新生婴儿哭声,及时安抚情绪并满足其需求,如按需哺乳 3. 新生儿喂奶1小时后可进行俯卧练习,每天可进行1~2次婴儿被动操 4. 给新生儿抚触,让新生儿看人脸或鲜艳玩具、听悦耳铃声和音乐等,促进其感知觉的发展
1~3个月	1. 注重亲子交流,在哺喂、护理过程中多与婴儿带有情感地说话、逗弄,对婴儿发声要用微笑、声音或点头应答,强调目光交流 2. 通过俯卧、竖抱练习、被动操等,锻炼婴儿头颈部的运动和控制能力 3. 增加适度的听觉、视觉和触觉刺激,听悦耳的音乐或玩带响声的玩具,用鲜艳的玩具吸引婴儿注视和跟踪

续表

年龄	儿童心理行为发育指导要点
3～6个月	1. 鼓励父母亲自养育婴儿，主动识别并及时有效地应答婴儿的生理与心理需求，逐渐建立安全的亲子依恋关系 2. 培养规律的进食、睡眠等生活习惯，多与婴儿玩看镜子、藏猫猫、寻找声音来源等亲子游戏 3. 营造丰富的语言环境，多与婴儿说话、模仿婴儿发声以鼓励婴儿发音，达到"交流应答"的目的 4. 鼓励婴儿自由翻身，适当练习扶坐；让婴儿多伸手抓握不同质地的玩具和物品，促进手眼协调能力的发展
6～8个月	1. 父母多陪伴和关注婴儿，在保证婴儿安全的情况下扩大活动范围，鼓励与外界环境和人接触 2. 经常叫婴儿名字，说家中物品名称，培养婴儿对语言的理解能力。引导婴儿发"baba""mama"等语音，增加其对发音的兴趣 3. 帮助婴儿练习独坐和匍匐爬行，扶腋下蹦跳；练习伸手够远处玩具、双手传递玩具、撕纸等双手配合和手指抓捏动作，提高手眼协调能力
8～12个月	1. 帮助婴儿识别他人的不同表情；当婴儿出现生气、厌烦、不愉快等负性情绪时，转移其注意力；受到挫折时给予鼓励和支持 2. 丰富婴儿语言环境，经常同婴儿讲话、看图画。让婴儿按指令做出动作和表情，如叫名字有应答，懂得挥手"再见" 3. 帮助婴儿多练习手-膝爬行，学习扶着物品站立和行走；给婴儿提供杯子、积木、球等安全玩具玩耍，发展手眼协调和相对准确的操作能力 4. 增加模仿性游戏，如拍手"欢迎"、捏有响声的玩具、拍娃娃、拖动毯子取得玩具等
12～18个月	1. 给予幼儿探索环境、表达愿望和情绪的机会。经常带幼儿玩亲子互动游戏，如相互滚球、爬行比赛等；引导幼儿玩功能性游戏，如模仿给娃娃喂饭、拍睡觉等 2. 多给幼儿讲故事、说儿歌，教幼儿指认书中图画和身体部位，引导幼儿将语言与实物联系起来，鼓励幼儿有意识地用语言表达 3. 给幼儿提供安全的活动场所，通过练习独立行走、扔球、踢球、拉着玩具走等活动，提高控制平衡的能力 4. 鼓励幼儿多做翻书页、盖瓶盖、用笔涂鸦、垒积木等游戏，提高认知及手眼协调能力
18～24个月	1. 家长对待幼儿的养育态度和行为要一致。在保证安全的前提下，给幼儿自主做事情的机会，对幼儿每一次的努力都给予鼓励和赞扬，培养其独立性和自信心 2. 鼓励幼儿学习更多词汇，说出身边物品名称、短语，鼓励用语言表达需求和简单对话；学习区分大小，匹配形状和颜色等 3. 提高幼儿身体动作协调能力，让幼儿学习扶着栏杆上下楼梯、踢皮球、踮着脚尖走和跑、握笔模仿画线、积木叠高等 4. 培养幼儿生活自理能力，如用勺进食、用杯子喝水，学习脱袜子、脱鞋；固定大小便场所，练习示意大小便
24～30个月	1. 鼓励幼儿帮助家长做一些简单的家务活动，如收拾玩具、扫地、帮忙拿东西等，促进自信心的发展，激发参与热情 2. 当幼儿企图做危险的活动时，应当及时制止；出现无理哭闹等不适宜的行为时，可采用消退（不予理睬）或转移等行为矫正方法，让幼儿懂得日常行为的对与错，逐步养成良好的行为习惯 3. 教幼儿说出自己的姓名、性别、身体部位以及一些短句和歌谣。让幼儿学习执行指令，用较准确的语言表达需求；培养幼儿理解"里外""上下""前后"等空间概念 4. 鼓励幼儿学习独自上下楼梯、单腿站，提高身体协调及大运动能力；通过搭积木、串珠子、系扣子、画画等游戏，提高幼儿的精细动作能力

续表

年龄	儿童心理行为发育指导要点
30～36个月	1. 提供与小朋友玩耍的机会，鼓励幼儿发展同伴关系，学习轮流、等待、合作、互助与分享，培养爱心、同情心和自我控制能力 2. 通过与小朋友玩"开火车""骑竹竿""过家家"等想象性和角色扮演游戏，保护和培养幼儿的兴趣和想象力 3. 经常给幼儿讲故事，并鼓励幼儿复述简单故事，教幼儿说歌谣、唱儿歌、讲述图画，不断地丰富词汇，提高语言表达能力 4. 练习双脚交替上楼梯、走脚印、跳远等，提高身体协调能力。通过画水平线、画圆形、扣扣子、穿鞋子等，提高精细动作能力 5. 逐步培养规律的生活习惯，学习自己洗手、进食、穿衣、大小便等生活技能。帮助幼儿学会适应新环境，做好入园准备
3～4岁	1. 允许儿童在成长中犯错，让其学会从错误中汲取教训。以正确方法纠正不良行为，避免简单粗暴的管教方式 2. 帮助儿童适应集体环境，逐渐建立良好伙伴关系。关注分离焦虑情绪，引导适当的表达，妥善处理和缓解消极情绪 3. 采用丰富的词句与儿童对话、看图讲故事，耐心听其说话及复述故事，鼓励儿童发现、提出问题并认真回答。交流时注意与儿童眼睛平视 4. 在保证安全的情况下，鼓励儿童练习走直线、走和跑交替、攀登、骑三轮车等，学习折纸、剪纸、画画、玩橡皮泥、使用筷子等 5. 通过有主题的角色扮演等团体游戏，鼓励儿童自由联想，保持其好奇心。培养儿童注意力及对事物的观察力，引导和培养兴趣爱好 6. 帮助儿童学会遵守生活、游戏和学习的规则，鼓励儿童独立完成进食、穿衣、入厕大小便等力所能及的事情
4～5岁	1. 培养儿童的独立意识；帮助儿童正确认识性别差异，建立自我性别认同 2. 引导儿童用语言表达自己的感受和要求，逐渐学会控制情绪和行为。鼓励儿童多接触社会，遵守各种规则，强化其乐于助人的意识 3. 增加猜谜语等简单的抽象思维游戏，学习按形状、大小、颜色、性质、用途等将物品进行归类，帮助儿童认识事物的规律和内在联系 4. 鼓励儿童学习儿歌、讲故事、表演节目，练习跳绳、扔球、接球，练习复杂图形剪纸、摆拼图、搭积木等 5. 注重培养儿童生活自理能力，使其在实际生活中学习整理和保管自己的玩具和图书
5～6岁	1. 给儿童设立适当的行为规范，引导儿童遵守社会与家庭生活规则和要求，对儿童的各种努力与进步及时给予肯定和鼓励，促进儿童自尊和自信的发展 2. 让儿童在活动中自己感受困难，适度、适量体验挫折，并为克服困难做出努力，培养其坚持和忍耐的品质 3. 让儿童逐渐学会了解他人的感受和需求，懂得与人相处所需的宽容、谦让、共享与合作，同情、抚慰、关心和帮助他人 4. 鼓励儿童仔细观察周围事物及其相互关系，促进有意注意的发展。多与儿童交流幼儿园及周围发生的事情，积极回答儿童提出的问题 5. 鼓励儿童练习跳绳、单脚跳、拍皮球等，经常画图画、做手工、玩创造性游戏。让儿童学会整理书包、文具及图书等物品，做好入学前的准备

附录 7-5-5

常用智力发育障碍筛查工具

量表名称	适用年龄	测查内容	评定方法
丹佛发育筛查测验（DDST）	0～6岁	原量表有105个条目，国内常用的是修订后的104个条目版本。含4个能区：①个人-社会；②精细动作-适应性；③语言；④粗大运动	测试结果有正常、可疑、异常及无法评判4种。①异常有2种情况：2个或更多的能区，每个能区有2项或更多的发育延迟；1个能区有2项或更多的发育延迟，加上1个能区或更多的能区有1项发育延迟和该能区切年龄线的项目均为"F"。②可疑有2种情况：1个能区有2项或更多的发育延迟；1个能区或更多的能区有1项发育延迟和该能区切年龄线的项目均为"F"。③无法评判：不合作项目、没有机会或条件做的项目过多。④正常：小儿无上述情况
0～6岁儿童智能发育筛查测验（DST）	0～6岁	测验内容分为运动、社会适应、智力3个能区，共有120个项目。其中运动能区、社会适应能区各有30个项目，智力能区有60个项目	结果以定量和定性方法表达。DQ或MI小于70为异常，70～84为可疑，85以上为正常。应用本测验进行发育筛查，3岁以下用DQ，并根据DQ划分为"正常、可疑、异常"，4岁以上同时使用DQ和MI，并根据DQ和MI划分为"正常、可疑、异常"。特殊儿童的得分有可能低于或高于常模表中所列的DQ或MI的范围，这种情况下，DQ和MI应写作"低于50"或"高于150"

附录 7-5-6

常用智力发育障碍诊断工具

量表名称	适用年龄	测查内容	评定方法
中国韦氏儿童智力量表（C-WISC）	6.5岁至16岁11个月	包括2个分量表，含11个分测验。言语分量表，含6个分测验：①知识测验；②领悟测验；③算术测验；④分类测验；⑤背数测验；⑥词汇测验。操作分量表，含5个分测验：①译码测验；②填图测验；③积木图案测验；④图片排列测验；⑤拼物测验	分别将2个量表的各分测验累加得粗分，再把分测验的粗分转换为量表分，最后将量表分相加后查表可得总智商（FIQ）、言语智商（VIQ）、操作智商（PIQ）。一般人群智商的平均范围在85～115之间（100±15），115以上为高于平均智力，70以下则考虑智力低下；如2个量表测验的智商相差15以上，应做进一步检查以深入了解小儿的能力
中国韦氏幼儿智力量表（C-WYCSI）	4～6.5岁	包括2个分量表，含11个分测验。与C-WISC相比较，C-WYCSI分量表的分测验内容有一些调整。言语分量表：无分类测验和词汇测验，增加了图片概括测验和图片词汇测验。操作分量表：无译码测验、图片排列测验、拼物测验，增加了动物下蛋测验、几何图形测验和视觉分析测验。几何图形测验和视觉分析测验只需任选一个。在智商换算时，言语智商和操作智商只各取5个分测验	同C-WISC

续表

量表名称	适用年龄	测查内容	评定方法
Gesell 婴幼儿发育诊断量表	0～6 岁	包括 5 个方面：①适应性行为；②大运动行为；③精细动作行为；④语言行为；⑤个人-社交行为	根据测验结果得出每个能区的成熟年龄水平，然后代入发育商数（DQ）公式中得出 DQ 值。一般情况下，如果适应性行为 DQ 值在 85 以下，表明可能有某些器质性损伤；DQ 值在 75 以下，表明有发育落后
贝利婴幼儿发展量表——中国城市修订版（BSID-CR）	2 个月至 2.5 岁	包含 3 部分：①智力量表 163 项；②运动量表 81 项；③婴幼儿行为记录 24 项	量表每个条目分为"通过"与"未通过"2 级评分。将各量表的条目通过数累加，分别得出智力量表粗分及运动量表粗分，通过常模得量表分，其常模量表分为（100±16）。智力量表的得分称为"智力发展指数"（MDI），运动量表的得分称为"运动发展指数"（PDI）。MDI 和 PDI 其平均值为 100，结果判定：①合成分数＜70，很低；②70～79，临界状态；③80～89，中下；④90～109，中等；⑤110～119，中上；⑥120～129，优秀；⑦＞130，非常优秀。据此判断儿童智力发育的水平和偏离常态的程度
0～6 岁儿童发育行为评估量表	0～6 岁	量表大部分项目为现场测验，通过标准化记分；少部分项目通过家长的报告获得资料。量表分为大运动、精细动作、适应能力、语言、社交行为等 5 个能区	所得原始分可经离差公式转换为离差发育商。量表能充分反映小儿神经心理发育的成熟程度及年龄特点

附录 7-5-7

注意缺陷多动障碍常用评估工具

量表名称	适用年龄	测查内容	评定方法
Conners 儿童行为量表	3～17 岁	有父母问卷、教师问卷、父母教师问卷。父母问卷有 48 个条目，归纳为：①品行问题；②学习问题；③心身问题；④冲动-多动；⑤焦虑；⑥多动指数。教师问卷有 28 个条目，归纳为：①品行问题；②多动；③不注意-被动；④多动指数。教师用简明问卷有 10 个条目，主要用于筛查多动症	父母问卷采用"0、1、2、3"四级评分法。将每一条项目得分相加除以项目数即为 Z 分。教师问卷也采用"0、1、2、3"四级评分法，评定方法与父母问卷相同。如问卷总分大于 15 分，即被认为有注意缺陷多动障碍的可能。教师用简明问卷有 10 个条目，主要用于筛查多动症。总分≥10 分为阳性，可做进一步检查确诊
婴儿-初中生社会生活能力量表	6 个月至 14～15 岁	包含 132 条项目，按不同年龄段分 7 个部分，每年龄段项目不同。各年龄段包括 6 个行为能力：①独立生活能力；②运动能力；③作业；④交往；⑤参加集体活动；⑥自我管理	受检儿童每通过 1 项计 1 分，根据年龄与总分查表得标准分。按标准分将儿童适应行为分为：①极重度低下（≤5 分）；②重度低下（6 分）；③中度低下（7 分）；④轻度低下（8 分）；⑤边缘（9 分）；⑥正常（10 分）；⑦高常（11 分）；⑧优秀（12 分）；⑨非常优秀（13 分）

续表

量表名称	适用年龄	测查内容	评定方法
Achenbach 儿童行为量表 (child behavior checklist, CBCL)	2~3 岁 4~16 岁	筛查儿童的社交能力和行为问题，有家长量表、教师量表、智龄 10 岁以上儿童自评量表。家长量表适用于 2~3 岁、4~16 岁儿童 CBCL 包括：一般资料、社交能力、113 项行为问题。①一般资料：不评分，只作为背景资料。②社交能力：包括 7 大类，归纳为 3 个因子，即活动情况、社交情况、交友情况。社交能力的分数越高越好。③行为问题：包括 113 个条目	依据各量表条目计算社交能力总分，分数越高越好。行为问题评定：填表时按最近半年（6 个月）内的表现计分，每一条目有"0、1 或 2 分"，称为粗分。其中"0"表示没有此表现，"1"表示有时出现或有一点此表现，"2"表示明显或常常出现此表现。把 113 条的粗分加起来为总粗分，分数越高，行为问题越大，分数越低则行为问题越小

附录 7-5-8

孤独症谱系障碍常用评估工具

量表名称	适用年龄	测查内容	评定方法
婴幼儿孤独症评定量表 (checklist for autism toddles, CHAT)，以及 CHAT 修订版 (M-CHAT)、国内版 (CHAT-23)	18~30 个月	量表集中测查 2 类行为，即联合注意和扮演性游戏。含 14 个项目，前 9 个项目（A 部分）用于询问家长，后 5 个项目（B 部分）由专业人员通过观察完成	判定标准：A5、A7、B2、B3、B4 等 5 个关键项目不通过为明显高危儿童，仅有 2 个或以上项目不通过但不到 5 项为一般儿童
孤独症行为核查量表 (autism behavior checklist, ABC)	18 个月以上	量表由 57 项描述孤独症行为表现的条目组成。归纳为 5 个分量表：①感觉；②交往；③躯体运动；④语言；⑤生活自理	每项评分按其在量表中的负荷大小分别评价为 1、2、3、4 分。量表由儿童父母或与其共同生活达 2 周以上的人参与评定。原作者提出量表的筛查界限分为 53 分，诊断分为 67 分。国内研究认为筛查界限分为 31 分，诊断界限分为 53 分
儿童孤独症评定量表 (childhood autism rating scale, CARS)	2 岁以上	含 15 个评定项目，量表按"1、2、3、4"四级评分，各级评分意义依次为"与年龄相当的行为表现、轻度异常、中度异常、严重异常"	①量表总分低于 30 分，则评为非孤独症；②总分等于或高于 36 分，并且至少有 5 项的评分高于 3 分，则评为重度孤独症；③总分在 30~36 分之间，并且低于 3 分的项目不到 5 项，则评为轻度至中度孤独症。评定结果不能等同于临床诊断

参考文献

[1] 陶国泰，郑毅，宋维村. 儿童少年精神医学. 南京：江苏科学技术出版社，2008：53-59.

[2] 郭兰婷. 儿童少年精神病学. 北京：人民卫生出版社，2016：2-42.

[3] 刘湘云，陈荣华，赵正言. 儿童保健学. 南京：江苏科学技术出版社，2011：39-49.

[4] 郑毅，胡佩诚. 儿童心理保健与咨询. 北京：人民卫生出版社，2012：212-224.

［5］王慧珊，何守森．儿童心理行为发展与评估．北京：人民卫生出版社，2014：66-113．

［6］苏林雁．儿童精神医学．长沙：湖南科学技术出版社，2014：107-251．

［7］郑毅，刘靖．中国注意缺陷多动障碍防治指南．北京：中华医学电子音像出版社，2015：27-160．

［8］杨玉凤．儿童发育行为心理评定量表．北京：人民卫生出版社，2016：25-220．

［9］国家卫生和计划生育委员会．儿童心理保健技术规范．2013-04-09．

［10］国家卫生和计划生育委员会，中国残疾人联合会．0～6岁儿童残疾筛查技术规范（试行）．2013．

［11］陈荣华，赵正言，刘湘云．儿童保健学．南京：江苏凤凰科学技术出版社，2017：042-044．

第六节　儿童眼保健

学习目标：

1. 掌握儿童眼及视力保健内容和方法。
2. 熟悉儿童眼及视力发育特点。
3. 熟悉早产儿视网膜病变防治方法。
4. 熟悉儿童弱视屈光不正、斜视的筛查和防治方法。
5. 了解儿童眼及视力保健流程。

儿童眼保健主要通过开展眼保健知识的宣传教育，对辖区内0～6岁儿童进行视力评估和相关眼病的筛查，早期发现影响儿童视觉发育的眼病，及早矫治或及时转诊，预防儿童可控制性眼病的发生、发展，保护和促进儿童视功能的正常发育。

一、儿童眼及视力发育特点

眼睛是人体重要的感觉器官，83％的外界信息要靠眼睛来接受和处理。0～6岁儿童眼睛的结构和功能都在不断的发育过程中，相对于其他器官，眼睛较早发育成熟，6岁接近成年人水平。

二、儿童眼及视力保健内容与方法

（一）时间

1. 健康儿童应当在出生后28～30天进行首次眼病筛查，分别在3、6、12月龄和2、3、4、5、6岁健康检查的同时进行阶段性眼病筛查和视力检查。

2. 具有眼病高危因素的新生儿，应当在出生后尽早由眼科医师进行检查。新生儿眼病的高危因素包括：

（1）新生儿重症监护病房住院超过7天并有连续吸氧（高浓度）史。

（2）临床上存在遗传性眼病家族史或怀疑有与眼病有关的综合征，例如先天性白内障、先天性青光眼、视网膜母细胞瘤、先天性小眼球、眼球震颤等。

（3）巨细胞病毒、风疹病毒、疱疹病毒、梅毒螺旋体或毒浆体原虫（弓形体）等引起的宫内感染。

（4）颅面畸形、大面积颜面血管瘤，或者哭闹时眼球外凸。

（5）出生难产、器械助产。

（6）眼部持续流泪，有大量分泌物。

3. 出生体重＜2000 g 的早产儿和低出生体重儿，应当在出生后 4～6 周或矫正胎龄 32 周，由眼科医师进行首次眼底病变筛查。

（二）检查内容和方法

1. 内容

在儿童健康检查时应当对 0～6 岁儿童进行眼外观检查，对 4 岁及以上儿童增加视力检查。

有条件的地区可增加与儿童年龄相应的其他眼部疾病筛查和视力评估：满月访视时进行光照反应检查，以发现眼部结构异常；3 月龄婴儿进行瞬目反射检查和红球试验，以评估婴儿的近距离视力和注视能力；6 月龄婴儿进行视物行为观察和眼位检查（角膜映光加遮盖试验），1～3 岁儿童进行眼球运动检查，以评估儿童有无视力障碍和眼位异常。

2. 方法

（1）眼外观检查：观察眼睑有无缺损、炎症、肿物，眼睫毛是否内翻，两眼大小是否对称；结膜有无充血，结膜囊有无分泌物，有无持续溢泪；角膜是否透明、呈圆形；瞳孔是否居中、形圆，两眼是否对称、呈黑色外观。

（2）光照反应：检查者将手电灯快速移至婴儿眼前照亮瞳孔区，重复多次，两眼分别进行。婴儿出现反射性闭目动作为正常。

（3）瞬目反射：受检者取顺光方向，检查者以手或大物体在受检者眼前快速移动，不接触到受检者。婴儿立刻出现反射性防御性的眨眼动作为正常。如 3 月龄未能完成，6 月龄继续此项检查。

（4）红球试验：用直径 5 cm 左右、色彩鲜艳的红球在婴儿眼前 20～33 cm 处缓慢移动，可以重复检查 2～3 次。婴儿出现短暂寻找或追随注视红球的表现为正常。如 3 月龄未能完成，6 月龄继续此项检查。

（5）眼位检查（角膜映光加遮盖试验）：将手电灯放至儿童眼正前方 33 cm 处，吸引儿童注视光源；用遮眼板分别遮盖儿童的左、右眼，观察眼球有无水平或上下的移动。正常儿童两眼注视光源时，瞳孔中心各有一反光点，分别遮盖左、右眼时没有明显的眼球移动。

（6）眼球运动：自儿童正前方，分别向上、下、左、右慢速移动手电灯。正常儿童两眼注视光源时，两眼能够同时同方向平稳移动，反光点保持在两眼瞳孔中央。

（7）视物行为观察：询问家长儿童在视物时是否有异常的行为表现，例如不会与家人对视或对外界反应差，对前方障碍避让迟缓，暗处行走困难，视物明显歪头或距离近，畏光或眯眼、眼球震颤等。

（8）视力检查：采用国际标准视力表或对数视力表检查儿童视力，检测距离 5 m，视力表照度为 500 Lux，视力表 1.0 行高度为受检者眼睛高度。检查时，一眼遮挡，但勿压迫眼球,按照先右后左顺序,单眼进行检查。自上而下辨认视标,直到不能辨认的一行时为止,其前一行即可记录为被检者的视力。对 4 岁视力≤0.6、5 岁及以上视力≤0.8 的视力低常儿童,或两眼视力相差两行及以上的儿童,都应当在 2 周至 1 个月后复查。

(三) 眼及视力保健指导

1. 早期发现,及时就诊。
2. 注意用眼卫生。
3. 防止眼外伤。
4. 预防传染性眼病。

(四) 转诊

出现以下情况之一者,应当及时转诊至上级妇幼保健机构或其他医疗机构的相关专科门诊进一步诊治。

1. 具有眼病高危因素的新生儿、出生体重<2000 g 的早产儿和低出生体重儿。
2. 眼睑、结膜、角膜和瞳孔等检查发现可疑结构异常。
3. 检查配合的婴儿经反复检测均不能引出光照反应及瞬目反射。
4. 注视和跟随试验(红球试验)检查异常。
5. 具有任何一种视物行为异常的表现。
6. 眼位检查和眼球运动检查发现眼位偏斜或运动不协调。
7. 复查后视力,4 岁儿童≤0.6、5 岁及以上儿童≤0.8,或两眼视力相差两行及以上。

三、儿童眼及视力保健流程

各级医疗保健机构按照国家《儿童眼及视力保健技术规范》要求开展服务,早期发现异常情况、及时干预,有针对性地转诊并随访。服务流程见图 7-6-1。

四、常见眼病的筛查和诊治方法

(一) 儿童弱视

弱视是一种与视觉发育相关的常见儿童眼病,患病率为 2%~4%。弱视治疗效果与年龄关系密切,年龄越小,治疗效果越好。视力筛查有助于早期发现和早期治疗。

1. 临床表现

视觉发育期内由异常的视觉经验(单眼斜视、未矫正的屈光参差和高度屈光不正及形觉剥夺)引起的单眼或双眼最佳矫正视力低于同龄儿童视力正常值下限。

2. 诊断要点

视力低于同年龄视力参考值下限:3~5 岁为 0.5,6 岁以上为 0.7。

3. 防治措施

弱视根据发病原因分为四类:斜视性弱视、屈光参差性弱视、屈光不正性弱视、形觉剥夺性弱视。虽然各类型弱视的发生机制不同,但是治疗原则相似:及时发现并矫正屈光不正、遮盖加精细目力训练仍然是治疗弱视的最主要和最有效的方法。

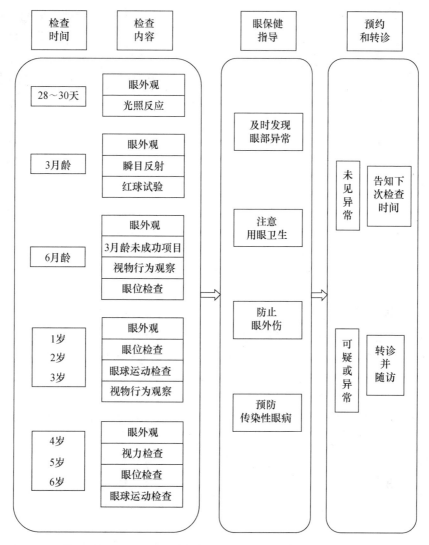

图 7-6-1　儿童眼及视力保健服务流程

尽早解除导致弱视眼形觉剥夺的因素，彻底消除两眼异常的交互作用，争取在视觉发育关键期和敏感期内完成整个治疗过程。

（二）屈光不正

眼睛在不使用调节的情况下，外界的平行光线经过眼的屈光系统后，不能在视网膜黄斑中心凹聚焦，统称为屈光不正。包括近视、远视和散光，是引起儿童弱视、斜视的重要原因之一。两眼球镜度数相差超过 1.5 D、柱镜度数相差超过 1.0 D 时，称为屈光参差，容易导致单眼弱视。

1. 临床表现

（1）近视：发自远处物体的平行光聚焦于视网膜前，但在不需要调节的情况下近处物体的发散光线可以聚焦在视网膜上。因此，近视患者看近清楚，看远不清楚，但是在视力与近视程度之间没有直接的关系。

（2）远视：远视在光学上正好与近视相反。对于儿童来说，远视并不像它的名称一样，在保持正常距离的时候能够看清远处的视力表。因为来自远点和近点的光线都聚焦在远视眼的视网膜后方，所以远视患者不仅看不清远处，也看不清近处。因此，度数高的远视眼会导致弱视。度数不高的远视眼当睫状肌收缩增加晶状体的屈光力时，可以将远点物体的影像聚集到视网膜上，而更强的调节也能使近处的物体清晰，因此，除了度数很高的远视，一般视力都能保持正常。然而，过多使用调节带来的问题就是部分远视眼的孩子不及时戴眼镜就会出现内斜视。

（3）散光：散光看近看远的视觉质量差不多，因此有的散光直到常规视力检查发现视力不好或屈光异常之前都不会被诊断。有的孩子会出现一些异常，比如歪头斜眼阅读或看电视。散光眼如果不戴眼镜，没有任何方式可以获得清楚的视觉，因此也容易引起弱视。

2. 诊断要点

对儿童来说，明确诊断屈光不正的性质和程度的方法就是散瞳验光。

3. 防治措施

（1）近视：一旦近视诊断成立，就不可逆转，并且随着儿童的成长，近视度数将会增加，直至青春期结束。增加的快慢是不断改变的，而且有很明显的个体差异。在一些特例中，最初的单纯性近视发展成为更严重的异常，如退行性或病理性近视，即高度近视。在这种情况下，增大的眼球可能导致视网膜、脉络膜、视神经的退化，其所致的视力下降并非屈光不正引起。现阶段也没有特别有效的方法能够预防或治疗高度近视带来的并发症。因此，做好早期的眼保健，采取一些综合性措施，减缓近视的发生和发展，尽量避免高度近视的发生，是避免视力损害的有效手段。

（2）远视、散光：儿童中高度的远视或散光，特别是有屈光参差的时候，容易引起弱视，因此早期发现、早期矫治是关键。

（3）常规体检发现异常视力或屈光不正时，应及时到正规医疗机构眼科检查，排除器质性病变以后进行散瞳验光，根据眼位情况，选择合适的配镜处方，及时配戴眼镜进行矫治。

（4）伴有弱视的儿童进行相应的弱视治疗。

（5）0～6岁儿童每半年散瞳验光一次，根据屈光度数的变化及时调整眼镜度数，以保障弱视治疗效果。

（三）斜视

斜视是两眼视轴不能同时注视同一目标，即一眼视轴注视目标，而另一眼视轴偏向目标一侧的现象。斜视患病率3%，是一组比较复杂的与双眼视觉和眼球运动相关的疾病，与视觉发育密切相关。

1. 临床表现和诊断要点

斜视的临床种类很多，不同类型的斜视有不同的临床表现，并且目前尚无完善的斜视分类法。因此对初学者来说，可以根据斜视眼的位置诊断为：内斜视、外斜视、垂直斜视。

2. 防治措施

（1）合并屈光不正者，应尽早配戴眼镜矫治。

（2）在视觉发育期应先治疗弱视。

（3）视力正常或双眼视力平衡时手术治疗。

（4）婴幼儿先天性斜视应以双眼能交替注视为最佳治疗时机。一般要在 2 岁以内完成手术。

（四）早产儿视网膜病变

早产儿视网膜病变（retinopathy of prematurity，ROP）是发生在孕 36 周以下、低出生体重、长时间吸氧的未成熟儿的一类眼病。未完全血管化的视网膜，对异常的氧供应信号产生异常的视网膜血管增殖和收缩。表现为视网膜毛细血管扩张、增殖、扭曲，新生血管形成，纤维增殖及牵引性的视网膜脱离，最终导致双眼视力严重受损，甚至永久性失明。ROP 的临床表现常见于出生后 3～6 周，分活动期及纤维膜形成期，不同的病程有不同的表现。

ROP 防治的目标有两方面：一是降低发病率，主要措施是预防；二是降低致盲率，主要措施是早期诊断、早期治疗。

（1）预防：对早产儿尤其是极低体重儿用氧时，NICU 医生一定要了解早产儿视网膜血管发育的特点，严格掌握用氧标准，同时也要告知家长早产儿用氧的必要性和可能的危害性。

（2）筛查：减少 ROP 致盲重在早期发现、早期治疗。一旦错过了最佳的治疗时机，患儿丧失了手术机会，最终将导致视力丧失，眼球萎缩。

（五）婴儿鼻泪管不通

先天性鼻泪管阻塞是小儿眼科最常见的眼病之一，约占新生儿的 6%。

先天性鼻泪管阻塞有两个主要体征：第一体征是溢泪，第二体征是脓性分泌物和眼周浸渍、结痂。

婴儿鼻泪管不通的治疗包括：

（1）保守治疗：泪囊区按摩，3 次/天，每次 3 分钟，直至症状消失。

（2）手术治疗：①泪道冲洗：出生后 4～6 个月、按摩不缓解者，可以行泪道冲洗。②泪道探通：泪道冲洗无效，则行泪道探通。

（六）先天性白内障

先天性白内障可以是遗传性缺陷所致（内生性），常伴有家族史；亦可因为胚胎受到某些因素影响，干扰了晶状体的正常发育而引起（外生性），如孕母患风疹，胎儿常可发生先天性白内障，还可能伴随眼球其他异常，如小眼球、眼球震颤等。

依据晶状体混浊的形态和混浊部位的差异，患儿可以有不同的表现，有尘埃状、点状、圆板状、囊性、极性、绕核性、花冠状、全白内障等等。

对于具有临床意义的、影响视力发育的先天性白内障，一旦发现应尽早手术，手术后尽早矫治无晶状体眼的屈光问题。如不影响视力，则不需要手术治疗。

（七）新生儿淋球菌性结膜炎

淋球菌性结膜炎是由奈瑟淋病双球菌感染引起的一种传染性极强、破坏性很大的急性化脓性结膜炎，严重者病变波及角膜，造成严重视力危害。

患儿眼睑高度水肿，结膜囊有大量脓性分泌物，严重者可导致角膜溃疡及穿孔。有条件的情况下，可以做细菌学检查明确诊断。

做好孕期保健，早期治疗母亲疾病。治疗首选青霉素，全身及局部应用。

（八）结膜炎

结膜炎，俗称"红眼病"，为儿童眼科常见疾病。常分为细菌性、病毒性和过敏性结膜炎。

常见的结膜炎的临床表现有眼睑红肿、结膜充血水肿、结膜囊分泌物增多、瘙痒等，一般不影响视力。常根据分泌物的性质、充血水肿的状况及伴随的症状做诊断，有条件者做病原体的检查。

分清类型后给予不同的治疗，病毒性结膜炎要注意消毒隔离，防止爆发流行。

参考文献

[1] 国家卫生和计划生育委员会办公厅. 关于印发儿童眼及视力保健等儿童保健相关技术规范的通知（卫妇社发〔2013〕26 号）. 2013.

[2] 赵堪兴，杨培增. 眼科学. 8 版. 北京：人民卫生出版社，2013.

[3] 黄丽娜，张国明，吴本清. 早产儿视网膜病变. 广州：广东科技出版社，2007.

[4] 中国医师协会新生儿科医师分会. 早产儿治疗用氧和视网膜病变防治指南（修订版）. 中华实用儿科临床杂志，2013，28（23）：1835-1836.

[5] 李丽红，刘虎. 儿童眼病筛查. 2 版. 北京：科学出版社，2017.

第七节　儿童口腔保健

学习目标：

1. 掌握儿童口腔保健要点。
2. 掌握儿童乳牙龋齿的发生情况及预防。
3. 熟悉儿童口腔发育特点。
4. 了解儿童口腔保健流程。

维护儿童口腔健康有利于儿童均衡摄入营养，养成良好的饮食习惯，保证正常生长发育。乳牙萌出期是儿童开始发音和学说话的主要时期，健康、排列整齐的乳牙有利于儿童准确发音，引导恒牙正常萌出，从而使儿童获得健康并可使用终生的恒牙。儿童口腔保健就是通过定期口腔检查和指导，帮助家长掌握正确的口腔卫生保健知识和技能，培养儿童养成良好的口腔卫生习惯，预防龋病、错𬌗畸形等儿童常见口腔疾病，提高儿童口腔健康水平。

一、儿童口腔发育特点

（一）牙胚形成

婴儿出生时已有牙胚，牙胚分成釉器、牙乳头和牙囊 3 个部分。成釉器起源于口腔外胚层，形成釉质；牙乳头起源于外胚层间充质，形成牙髓和牙本质；牙囊起源于外胚层间充质，形成牙骨质、牙周膜和固有牙槽骨。

牙齿的生长发育大致可分为牙胚形成、开始钙化、牙冠形成和牙根形成等阶段。在孕6周左右，胎儿的20个乳牙牙胚开始发育。在孕5个月以后，胎儿的恒牙牙胚开始发育。在胚胎期，全部乳牙的牙胚均已形成并钙化，恒牙的切牙、尖牙和第一恒磨牙牙胚都已形成。婴儿出生时已经有20个乳牙牙胚和16个恒牙牙胚。因此，保护牙齿从孕6周开始。

母亲孕期的健康状况会直接影响儿童牙齿的健康。怀孕的妇女应该保持正常、充足和平衡的饮食，才能供应胎儿牙齿所需的钙质、磷质和维生素等。孕期要特别注意口腔卫生，做好妊娠期牙龈炎的防治。如果发现口腔有疾患，必须及时治疗，避免有害因素侵袭而影响胎儿牙胚胎的形成和发育。

（二）乳牙萌出的时间和顺序

乳牙一般在出生后6个月左右开始陆续萌出。最先萌出的是乳下切牙，随后萌出的是乳侧切牙、第一乳磨牙、乳尖牙和第二乳磨牙，至2岁半左右20颗乳牙全部出齐。牙齿萌出的时间存在个体差异，出牙早的婴儿4个月时牙齿萌出，晚的可到1岁才萌出。多数情况下，女孩出牙略早于男孩，营养好的儿童比营养差的儿童牙齿萌出早，寒冷地区儿童较温热地区儿童牙齿萌出晚。

（三）长牙时常见的现象

乳牙萌出时婴儿可能出现喜欢咬硬物和手指、流涎增多的现象，个别婴儿会出现身体不适、哭闹、牙龈组织充血肿大、睡眠不好、食欲减退等现象。待牙齿萌出后，症状逐渐好转。

（四）乳牙列间隙

儿童乳牙尤其是乳前牙之间会有散在的间隙，并可能随着年龄的增长间隙会有增大的趋势。原因在于牙齿的大小和形状萌出后恒定不变，而颌骨随着年龄的增长进一步发育，牙齿之间的间隙会越发明显。存在这些间隙的好处在于：一是有利于咀嚼时牙齿的自洁作用，二是为体积更大的恒牙萌出提供空间。

（五）乳牙与恒牙的关系

乳牙共有20颗，恒牙有28～32颗。在颌骨内每颗乳牙的下方均应有1颗对应的恒牙牙胚，如果乳牙牙根出现严重病变，可能造成恒牙不能正常萌出或恒牙长出即是坏的，影响儿童一生的牙齿健康。在每一侧颌骨后部，均应多出2～3个恒牙胚。正常情况下，20颗乳牙都要替换，从5～6岁下前牙开始替换，到12岁左右后牙替换完成。儿童6岁左右会在最后1颗乳磨牙后方各长出1颗第一恒磨牙（"六龄齿"），这颗恒磨牙是最易患龋的恒牙。

二、儿童口腔保健要点

（一）合理喂养，平衡膳食

儿童，尤其是婴幼儿，只有摄入充足的蛋白质、维生素和富含钙、铁、磷等营养成分的食物，才能有利于牙齿的正常发育。健康的饮食结构和良好的饮食习惯是口腔健康和全身健康的基础，养成良好的饮食习惯会使儿童受益终生。

1. 提倡母乳喂养

相对于人工喂养，母乳喂养时乳牙患龋病的危险性低。母亲最好取坐姿抱着孩子，左右轮换喂奶，以免影响婴幼儿颌面部的生长发育。牙齿萌出之后规律喂养，逐渐减少夜间喂养次数，夜间睡眠前可喂服 1～2 口温开水清洁口腔。

2. 人工喂养使用奶瓶注意事项

采用奶瓶进行人工喂养时应选用合适的奶嘴，避免孔洞太大，奶液不需吸吮就流出，使婴幼儿咀嚼肌得不到应有的锻炼，不利于口颌的正常发育。喂奶时应注意奶瓶不要放置过高或过低，避免由此可能会造成的牙颌畸形。婴幼儿任何时候都不应该含着装有甜奶或其他甜饮料的奶瓶作为安慰，尤其是睡觉时。儿童 1 岁后父母应该鼓励其用杯子喝水，1岁半后应停止使用奶瓶，特别是喝甜饮料时，更不应使用奶瓶。因为长期用奶瓶喂养，除了容易发生龋病外，还会妨碍孩子咀嚼功能的发育。

3. 注意喂养卫生

奶瓶等喂养器具必须做到消毒灭菌，以预防腹泻、呕吐及"鹅口疮"。需要注意的是，消毒后 24 小时内没有使用的奶瓶，仍需重新消毒，以免滋生细菌。纠正喂养人不良的喂养方式，如把食物嚼碎喂孩子、把奶嘴或勺子放到自己口中试温度等，避免把致病菌传播给婴幼儿。

4. 合理添加辅食

合理添加辅食有助于形成对牙齿和颌骨的正常生理刺激，促进颌面部的发育和建立良好的饮食习惯。婴儿牙齿萌出后，进行咀嚼训练；在多数牙萌出以后，可逐渐进食富含纤维、有一定硬度的固体食物。儿童应注意平衡膳食，培养规律性的饮食习惯，做到不挑食，特别要多吃蔬菜和新鲜水果等纤维素含量高、营养又丰富的食物，既有利于牙齿的自洁作用、不易患龋齿，又有利于口腔颌面的生长发育，促进牙齿排列整齐，增强咀嚼功能。家长应限制儿童摄入甜食和碳酸饮料，更要控制含糖食品的摄入频率，因为频繁地摄入含糖食物，即使每次的摄入量有限，也会使口腔环境长期处于酸性状态，非常有利于龋齿的发生。

（二）清洁口腔

注意儿童的口腔清洁，尤其在每次进食以后。清洁口腔有利于牙齿和牙龈的健康，早期有规律地清洁口腔，有助于建立良好的口腔保健习惯。

1. 清洁口腔

从出生开始，每天 1～2 次有规律地为婴儿清洁口腔，可预防因白念珠菌繁殖引起的"鹅口疮"。牙齿萌出后，家长应用温开水浸湿消毒纱布、棉签或指套牙刷，轻轻擦洗婴儿牙齿，每天 1 次。

2. 刷牙

仅有前牙萌出时，家长可用纱布蘸白开水，每天轻轻擦洗牙 2 次。在多颗牙齿萌出后，家长可选用婴幼儿牙刷为孩子每天刷牙 2 次。3 岁以后，家长和幼儿园老师可开始教儿童自己用最简单的"画圈法"刷牙，其要领是将刷毛放置在牙面上，轻压使刷毛屈曲，在牙面上画圈，每部位反复画圈 5 次以上，前牙舌侧需将牙刷竖放，牙齿的各个面（包括唇颊侧、舌侧及咬合面）均应刷到。此外，家长还应每日帮孩子刷牙 1 次（最好是晚上），直到上小学，这样才能保证刷牙的效果。家长应选用适合儿童年龄的牙刷。儿童学会含漱后，建议使用儿童含氟牙膏。

（三）纠正不良习惯

吮指、咬下唇、吐舌和口呼吸等是常见的儿童口腔不良习惯，应尽早矫正，否则会造成上颌前突、牙弓狭窄、牙列拥挤等口腔畸形。幼儿期尽量不用安抚奶嘴。

（四）定期进行口腔检查

在儿童定期健康检查的同时，在自然光线或良好照明条件下进行口腔疾病的筛查。

1. 面部检查

检查是否有唇裂、腭裂等颜面发育异常。

2. 牙齿、口腔黏膜和舌系带的检查

检查牙齿的数目、颜色、排列、替换及咬合情况，检查口腔黏膜及舌系带，如发现口腔溃疡、鹅口疮、舌系带过短等异常，应及时予以治疗。

3. 龋齿检查

牙齿有褐色或黑褐色改变，或者出现明显的龋洞为龋齿。

（五）采用针对龋齿的干预措施

1. 局部应用氟化物

3 岁以上儿童可接受由专业人员实施的局部应用氟化物防龋措施，每年 2 次。对龋病高危儿童，可适当增加局部用氟的次数。

2. 窝沟封闭预防

窝沟封闭是预防磨牙窝沟龋的最有效方法。应由专业人员对儿童窝沟较深的乳磨牙及第一恒磨牙进行窝沟封闭，用高分子材料把牙齿的窝沟填平，使牙面变得光滑、易清洁，细菌不易存留，达到预防窝沟龋的目的。

三、儿童口腔保健流程

各级医疗保健机构按照国家《儿童口腔保健指导技术规范》要求开展服务，早期发现异常情况、及时干预，有针对性地转诊并随访。服务流程见图 7-7-1。

四、乳牙龋病

龋齿是危害儿童口腔健康的头号杀手。2015 年第四次全国口腔健康流行病学调查显示，我国 5 岁儿童乳牙患龋率为 70.9％，比 10 年前上升了 5.8 个百分点。

（一）乳牙龋齿的主要危害

1. 乳牙龋坏会破坏牙齿的组织结构，使牙面上尖窝形态丧失，牙齿咀嚼能力下降，食物不易被切断和研磨，不利于消化吸收。当龋齿导致的牙体缺损涉及大部分乳磨牙时，咀嚼功能会显著降低，导致儿童不喜欢吃含纤维多的蔬菜和肉食等不易咀嚼的食物，造成偏食的不良饮食习惯，影响儿童的营养摄入及颌面部和全身的正常生长发育。

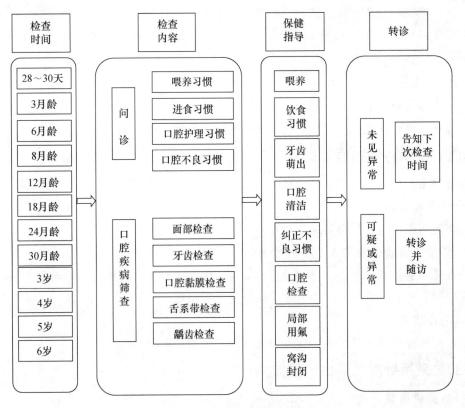

图 7-7-1　儿童口腔保健流程

2. 乳牙的牙根下方就有正在发育的恒牙，乳牙龋齿未经及时治疗，进一步发展到牙根组织时，就会影响恒牙牙胚的发育或恒牙萌出顺序及位置，造成牙齿发育异常或错𬌗畸形。

3. 若乳前牙因龋齿早期缺失，将影响发音的清晰程度。乳牙因龋齿变黑或缺失对于孩子的心理发育和自信心的树立都会有影响。

（二）乳牙龋齿多发的原因

龋齿是在多因素共同作用下导致的疾病，主要因素包括：附着在牙齿表面的致龋细菌及其毒素，可以被细菌利用的糖和含糖食品，以及机体的抵抗能力（牙齿本身的矿化程度和结构、唾液的质和量、机体的免疫力等）。

乳牙硬组织薄，矿化程度低，抗酸能力较恒牙弱，对龋病的抵抗力低。儿童睡眠时间长，睡眠时唾液流量较少，对牙齿的清洁冲刷作用减弱，有利于细菌增殖。又因儿童年龄小，不能很好地刷牙，食物、软垢易滞留在牙面上，使乳牙处在卫生条件不良的环境中。而且儿童食物多为软、甜、黏质地，正餐之间的加餐又较多，所以儿童易患龋齿。如果睡觉时含乳头入睡，使牙齿浸泡在奶液中，会导致牙齿破坏进展加速，造成多个牙齿患龋。

（三）乳牙龋齿的发生部位特点

儿童 1～2 岁时龋齿主要发生于上颌乳前牙；3～4 岁时多发乳磨牙咬合面龋，表现为牙齿表面有小黑点甚至是小洞；4～5 岁时龋齿好发于乳磨牙之间牙齿的相邻面，常常是 1个龋洞波及相邻 2 颗牙齿，儿童经常抱怨吃饭塞牙。

（四）儿童患乳牙龋齿的高危因素

儿童患乳牙龋齿的高危因素包括：①含乳头入睡或夜间喂奶；②吃大量的甜食或经常喝甜饮品（果汁和加糖的饮料）；③早产或低出生体重儿；④牙齿上有白色或棕色的斑点；⑤牙齿釉质发育不全；⑥长期不做口腔检查；⑦身体或心理残疾影响口腔卫生保健等。

参考文献

［1］刘湘云，陈荣华. 儿童保健学. 南京：江苏科学技术出版社，2006.

［2］葛立宏. 儿童口腔健康指导. 北京：人民卫生出版社，2010.

［3］国家卫生和计划生育委员会办公厅. 儿童口腔保健指导技术规范（卫妇社发［2013］26号）. 2013.

第八节　儿童耳及听力保健

学习目标：

1. 掌握不同年龄儿童听力筛查方法。
2. 熟悉儿童耳及听力发育特点与保健要点。
3. 熟悉耳常见病的预防及诊治。
4. 了解儿童耳及听力保健流程。

良好的听力对于儿童感知外界信息，促进神经发育尤其是语言能力的发展是必不可少的要素。听力损失会严重影响儿童语言发育，甚至影响情感和智力的正常发育。由于小儿对外界的感官刺激没有明确的判断和表述能力，不能有效地建立听性行为反应，完成准确的主观听力测试非常困难，因此患耳部疾病影响听力（特别是单耳听力障碍）时容易漏诊，延误最佳治疗时机。定期进行耳及听力保健可以及时发现听力障碍，进行干预及康复，保护和促进儿童的听觉及言语发育，减少儿童听力和言语残疾。

一、儿童耳及听力发育和保健要点

（一）儿童耳及听力发育特点

1. 刚出生的小儿

刚出生的小儿高级听中枢发育未完善，听性反射属皮质下中枢活动，不受大脑皮质的支配，对声音并不敏感。对声音的反射是一种听性反射的表现，如常见眼睛睁开、吸吮反射、瞬目反射等。对大声可有惊跳反应。

2. 3~6个月婴幼儿

大脑逐渐发育，对于50~60声压级（dB SPL）的声音，此时的婴幼儿已可以把头慢慢地转向声源方向。这时期咽鼓管发育不完善，较短、宽、直，呈水平位，所以鼻咽部的炎症容易蔓延至中耳导致中耳炎。

3. 7个月至2.5岁幼儿

对于 30～40 dB SPL 的声音刺激,此时的婴幼儿可直接把头定位到另一侧的声源方位,并且可以向下转头寻找声源。所以可以进行视觉强化测听,通过观察孩子听声转头的反应来判断其听力。

4. 2.5～5岁的儿童

已经会用语言表达自己的意愿,进行简单的语言交流,会唱儿歌。可以进行游戏测听,教会孩子对刺激声做出明确可靠的反应。

5. 5岁以上儿童

大脑发育较完善,已经具备独立思考的能力,听力正常者可以流畅地用语言交流。可以按测试者的指令用举手、按钮的方式对测试声音有无加以表达,进行纯音测听。

(二) 儿童耳及听力保健要点

1. 正确哺乳及喂奶,防止呛奶。婴儿溢奶时应及时轻柔清理。

2. 不要自行清洁外耳道,避免损伤。

3. 洗澡或游泳时防止呛水和耳进水。

4. 远离强声或持续的噪声环境,避免使用耳机。

5. 有耳毒性药物致聋家族史者,家长应主动告知医生。如果必须使用链霉素、庆大霉素、卡那霉素、阿米卡星、小诺霉素、新霉素、红霉素等抗生素,应在医生指导下慎重应用。

6. 避免头部外伤。

7. 患腮腺炎、脑膜炎等疾病,应注意其听力变化。

8. 如有以下异常,应及时就诊:儿童耳部及耳周皮肤的异常,外耳道有分泌物或异常气味,有拍打或抓耳部的动作,有耳痒、耳痛、耳胀等症状,有语言发育迟缓的表现。

二、儿童耳及听力检查内容和方法

新生儿期听力筛查(初筛、复筛)通过后,进入 0～6 岁儿童保健系统管理,在健康检查的同时进行耳及听力保健,其中 6、12、24 和 36 月龄为听力筛查的重点年龄。

1. 询问病史

询问是否进行新生儿听力筛查及筛查结果,家长是否怀疑有听力及言语发育问题,儿童有无听力损失高危因素、反复呼吸道感染或耳部异常。

2. 简易耳鼻咽喉检查

检查有无外耳及外耳道湿疹、畸形、异物、异常分泌物,有无唇腭裂等。

3. 听力筛查

新生儿听力筛查通过的儿童在 6、12、24、36 月龄各进行一次听力筛查。无高危因素者,运用听觉行为观察法(表 7-8-1);有高危因素者,采用筛查型耳声发射仪及便携式听觉评估仪进行听力筛查(表 7-8-2)。筛查结果可疑或不通过者,应转诊至儿童听力障碍诊治机构做进一步诊断。

表 7-8-1　0～3 岁儿童听觉行为观察法听力筛查阳性指标

年龄	听觉行为反应（预警征）
6 月龄	不会寻找声源
12 月龄	对近旁的呼唤无反应 不能发单字词音
24 月龄	不能按照成人的指令完成相关动作 不能模仿成人说话（不看口型）或说话别人听不懂
36 月龄	吐字不清或不会说话 总要求别人重复讲话 经常用手势表示主观愿望

表 7-8-2　0～6 岁儿童听觉评估仪听力筛查阳性指标

年龄	测试音强度	测试音频率	筛查阳性结果
12 月龄	60（dB SPL，声场）	2 kHz（啭音）	无听觉反应
24 月龄	55（dB SPL，声场）	2、4 kHz（啭音）	任一频率无听觉反应
3～6 岁	45（dB HL，耳机或声场）	1、2、4 kHz（纯音）	任一频率无听觉反应

注：室内本底噪声≤45 dB（A）。SPL，声压级；HL，听力级。

4. 听力诊断

3 岁以前儿童以客观听力测试为主，结合行为测听、视觉强化测听。大于 3 岁的儿童可选择主观、客观听力测试，包括听性脑干诱发电位（ABR）、多频稳态诱发电位（ASSR）、耳蜗微音电位（CM），以及声导抗、行为测听、视觉强化游戏测听、纯音测听等，每种方法根据个体差异灵活选用。因儿童主观配合不可靠，所以需要对所有检查结果进行交叉印证，去伪存真，才能做出比较准确、可靠的听力学诊断，决不可单凭一种检查就轻率下结论。

5. 辖区内儿童听力障碍发生状况

建立完善的听力筛查资料管理和随访信息系统，辖区内所有出生儿童的资料记录齐全，每次听力筛查、保健、诊治结果及时录入系统，通过系统可实时查询辖区内儿童听力障碍发生的情况。

三、儿童耳及听力保健流程

各级医疗保健机构按照国家《儿童耳及听力保健技术规范》要求开展服务，早期发现异常情况、及时干预，有针对性地转诊并随访。服务流程见图 7-8-1。

四、耳常见病的预防及诊治

（一）耵聍栓塞

耵聍分泌过多或排出受阻，聚集成团，阻塞外耳道。耵聍栓塞可引起听力下降或诱发炎症。

1. 临床表现

耵聍小者无症状；大者，可完全堵塞外耳道，引起耳闷塞感及听力下降，压迫鼓膜时

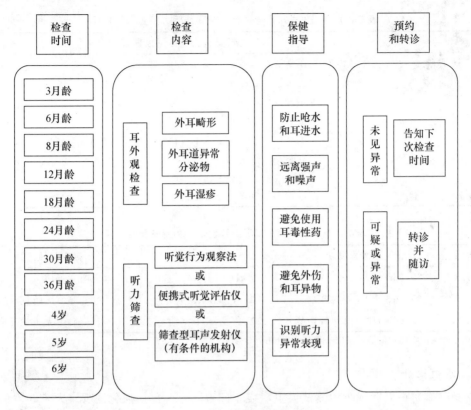

图 7-8-1　儿童耳及听力保健流程

可引起耳鸣或眩晕；外耳道进水常使听力突然下降；并发感染时，可引起耳痛。

2. 诊断要点

通过耳镜检查可确诊。

3. 治疗原则

(1) 耵聍小而未完全堵塞外耳道时，可用耵聍钩取出，或采用外耳道冲洗冲出。

(2) 耵聍坚硬且嵌塞较紧时，可先用5％碳酸氢钠溶液浸泡将其软化，再用外耳道冲洗或吸引法将其冲出，耵聍钩取出。

(二) 中耳炎

1. 急性化脓性中耳炎

由于急性上呼吸道感染、增殖体炎、变态反应和鼻咽部堵塞过久而引起咽鼓管发炎和阻塞，使其失去防御能力，细菌乘虚而入所致的中耳黏膜的急性化脓性炎症，称为急性化脓性中耳炎。本病多见于婴幼儿。

(1) 临床表现：临床上以耳痛、耳内流脓、鼓膜充血和穿孔为特点。若治疗及时、适当，分泌物引流通畅，炎症消退后鼓膜穿孔多可自行愈合，听力大多能恢复正常。治疗不当或病情严重者，可遗留鼓膜穿孔、中耳粘连症、鼓室硬化或转变为慢性化脓性中耳炎，甚至引起各种并发症。

(2) 诊断要点：

1) 症状：耳痛、耳鸣及听力减退、耳漏以及全身症状轻重不一，重者可有畏寒发热，甚至高热、呕吐、腹泻等全身症状。

2）体征：轻者仅见鼓膜松弛部充血，重者整个鼓膜弥漫性充血、肿胀，向外膨隆。正常标志消失。鼓膜穿孔后，外耳道可见血脓性或脓性分泌物。骨性外耳道后上壁可出现红肿、下塌；伴乳突部炎症时，乳突部可有压痛或红肿；严重时可出现颅内、颅外并发症。

（3）治疗原则：抗感染，畅引流，去病因。

1）抗感染：全身应用敏感抗生素控制感染。

2）畅引流：保持鼻腔及咽鼓管咽口通畅，应用减充血剂。

3）局部治疗：鼓膜穿孔前，可用1%酚甘油滴耳，以消肿止痛。全身及局部症状较重、鼓膜膨隆明显、穿孔引流不畅或疑有并发症者，保守治疗无效，可行鼓膜切开引流；鼓膜穿孔后，先用3%过氧化氢清洁外耳道，再用氧氟沙星滴耳液耳浴；流脓停止而鼓膜遗留穿孔者，可行鼓膜修补术。

4）病因治疗：积极锻炼身体，防治上呼吸道感染及外耳道的感染。

（4）预防原则：①正确哺乳及喂奶，防止呛奶污染咽鼓管。婴儿溢奶时应及时轻柔清理。②游泳、洗脸或洗澡时应小心，避免污水进入外耳道内。③加强身体锻炼，合理营养，提高身体的抵抗力，避免上呼吸道感染。

2. 慢性化脓性中耳炎

慢性化脓性中耳炎多为由急性化脓性中耳炎治疗不彻底、反复发作、迁延不愈所造成的中耳黏膜、骨膜或深达骨质的慢性化脓性炎症。常以耳内间断或持续性流脓、鼓膜穿孔、听力下降为主要临床表现，严重时可引起颅内、颅外的并发症。

（1）临床表现

1）耳部流脓：间歇性或持续性，急性感染时流脓发作或脓液增多，脓液性质为黏液性或黏脓性。肉芽、息肉等受到外伤时可有血性分泌物。

2）听力下降：患耳可有不同程度的传导性或混合性听力损失。听力下降的程度和性质与鼓膜穿孔的大小和位置、听骨链的连续程度、迷路破坏与否有关。

3）耳鸣、眩晕：部分患者有耳鸣，较少出现眩晕症状。当慢性中耳炎急性发作，出现迷路破坏时，患者可出现剧烈眩晕。

（2）诊断要点

1）症状：间歇或持续性流脓，上呼吸道感染时诱发或加重，耳溢液为黏液、黏脓性或纯脓；有不同程度听力下降；部分患者有耳鸣、眩晕。

2）体征：鼓膜穿孔一般位于紧张部，大多为中央性穿孔；鼓室黏膜或水肿、光滑、充血，或增厚，或上皮化；有时可见硬化病灶、肉芽或息肉。

（3）防治原则

控制感染，通畅引流，清除病灶，恢复听力，消除病因。

1）病因治疗：积极治疗上呼吸道感染及鼻、鼻咽部疾患，保持外耳道清洁。

2）药物治疗：3%过氧化氢清洁外耳道后，选用抗生素滴耳液滴耳，活动期全身应用抗生素，禁用耳毒性药物。

3）手术治疗：根据病变范围、听力损失程度选择不同的手术方案，如行鼓室成形术，或加中耳病变切除术等。

3. 分泌性中耳炎

分泌性中耳炎是以传导性聋及鼓室积液为主要特征的中耳渗出性炎性疾病，是小儿常见的听力下降原因之一。分泌性中耳炎由于症状不明显，儿童大多无自觉症状，如果不注意观察，可能就会耽误治疗，最终导致听力损伤。

（1）临床表现：听力下降，可随体位变化而变化，轻微的耳痛、耳鸣、耳闷胀和闭塞感，摇头可听见水声。

（2）诊断要点

1）病史：急性者多有近期感冒史或鼻部、鼻咽部炎症史，慢性者可由急性者未得到恰当的治疗，或由急性者反复发作转化而来，也可因鼻腔、鼻咽部的病变影响咽鼓管功能引起。

2）症状：听力下降，有耳闷或堵塞感，按压耳屏或捏鼻鼓气后可暂时缓解。急性起病时可有耳痛、低调耳鸣，或当气体经咽鼓管进入中耳时有气过水声。

3）体征：鼓膜内陷（光锥消失或变形）。鼓室积液，鼓膜可呈淡黄色、琥珀色或可见液平线。鼓膜活动受限。

（3）防治原则：清除中耳积液，改善咽鼓管功能，病因治疗。

1）病因治疗：全身治疗，包括治疗上呼吸道感染及抗过敏；治疗鼻腔、鼻咽部疾患，保持鼻腔及咽鼓管咽口通畅；保持咽鼓管通畅，包括咽鼓管吹张及局部用药。

2）清除中耳积液：根据病情轻重，可选用鼓膜穿刺、鼓膜激光打孔、鼓膜切开、鼓室置管和鼓室探查术。

（三）听力障碍

1. 先天性感音神经性聋

（1）诊断要点

1）病史：出生时即聋、耳聋家族史、母亲妊娠分娩史、小儿既往疾病史和发育史。

2）症状和体征：先天性感音神经性聋多由先天性内耳畸形所致，可分为非综合征耳聋和综合征耳聋。

（2）防治原则

1）以预防为主，禁止近亲婚配，做好婚前指导。妊娠初期避免病毒感染。对缺乏风疹免疫力的育龄妇女可进行风疹疫苗接种。

2）早期佩戴助听器，加强听觉言语训练。

3）如助听器效果不佳，应考虑人工耳蜗植入术。

2. 药物性聋

（1）诊断要点

1）病史：患者有明确使用耳毒性药物史，可经注射、口服、呼吸道吸入、腔隙内注射多种途径进入人体。

2）症状：耳聋、耳鸣，伴有前庭系中毒症状（如眩晕、平衡失调、恶心、呕吐，有时可有眼球震颤）和中枢中毒症状（少数患者可发生头痛、头晕、头胀、烦躁、易激动、记忆力下降、噩梦等中枢神经中毒症状）。

3）体征：鼓膜正常。

（2）防治原则

1）病情允许情况下应尽早停用耳毒性药物。

2）常用神经营养药、维生素类、阿司匹林、辅酶 A 及中药等。治疗最少 1～2 个月，一般观察 6 个月以上，至听力稳定为止。

3）必要时可行人工耳蜗植入术。

4）预防：慎用耳毒性药物；必须用药者要定期测试听力（耳声发射）并同时使用保护神经药物；有肝、肾疾患时少用药；避免联合应用耳毒性药物，以免产生协同作用；避免一些不良因素，如噪声、高温等。

3. 感染性聋

（1）诊断要点

1）病史：耳聋前有明确的患相关传染病的病史。

2）症状：不同程度的感音神经性耳聋，可伴前庭系统症状。

3）体征：各种感染性聋鼓膜检查多无异常表现，麻疹常合并中耳炎、鼓膜穿孔，带状疱疹时鼓膜可呈大疱性鼓膜炎的表现或表现有该传染病的特点，梅毒患者可有间质性角膜炎、槽口样切牙、鼻中隔穿孔。

（2）防治原则：患传染病（如麻疹、水痘、流行性腮腺炎、脑膜炎等）出现听力下降时，及早给予维生素、神经营养药物、激素等治疗。

确诊听力障碍的儿童，应积极查找原因，针对致聋原因治疗。根据听力损失的程度，选择适当的矫治康复方法，如佩戴助听器、植入人工电子耳蜗等，避免进一步的听力损失，减少对语言与智力的影响。

参考文献

[1] 国家卫生和计划生育委员会办公厅. 儿童耳及听力保健技术规范（卫妇社发［2013］26 号）. 2013.

[2] 卫生部. 新生儿疾病筛查技术规范（新生儿听力筛查技术规范）（卫妇社发［2010］96 号）. 2010.

[3] 韩东一. 临床听力学. 2 版. 北京：中国协和医科大学出版社，2008.

[4] 黄选兆. 实用耳鼻咽喉头颈外科学. 2 版. 北京：人民卫生出版社，2007.

[5] 李兴启. 听觉诱发反应及应用. 北京：人民军医出版社，2007.

[6] 姜泗长，顾瑞. 言语语言疾病学. 北京：科学出版社，2005.

第九节　高危儿管理

学习目标：

1. 掌握高危儿概念。

2. 掌握不同时期高危儿筛查和管理的内容。

3. 了解早期常见高危因素。

高危儿是一类在孕期、新生儿期存在高危因素的特殊儿童群体。由于这类儿童出现发育异常的概率远高于没有高危因素者,因此做好高危儿的早期健康管理特别重要。通过对高危因素的早期识别、监测,系统的管理和干预,可有效减轻或消除高危因素对婴儿的损害,减少或避免远期发育异常的发生。

一、高危儿概述

关于高危儿(high-risk infants),目前还没有一个严格而统一的定义或共识。高危的涵义有的特指对某种或某类疾病高危,如听力障碍高危儿、脑瘫高危儿等;有的宽泛到对一大类异常或健康问题高危,如发育障碍高危儿、高危新生儿。根据国家发布的《儿童心理保健技术规范》所界定的高危儿范围,我们可以给出这样一个定义:高危儿是指在胎儿期、新生儿期内存在神经心理及生理发育有害因素的小儿。高危儿所遭受的有害因素对其机体可能产生或已经产生了某种程度的潜在损害,最终导致儿童神经心理发育异常的概率远远高于没有高危因素的小儿。

高危儿不是一类疾病或综合征,而是一类遭受过高危因素的特殊儿童群体。在这个群体中,有的已经发生或存在着明确的病理损害如缺氧缺血性脑病、颅内出血等,需要对这些原发损害进行治疗,原发病临床治愈后遗留脑功能障碍或潜在远期发育障碍的危险性较大,需要密切的发育监测或早期干预;有的高危儿已经处在发育异常状态如早产儿、低出生体重儿,需要相应的早期干预和特殊的呵护,通过自身追赶生长过程多数能够达到正常发育水平;还有相当一部分高危儿虽遭受过一定的高危因素,但没有显在的病理征象,外观上和正常儿童没有分别,但需要长期的发育监测和专案管理,因为这些儿童出现神经心理发育异常的概率远高于没有高危因素者。

《全国儿童保健工作规范(试行)》明确要求,对高危儿进行专案管理,开展高危儿筛查、监测、干预及转诊工作。《儿童心理保健技术规范》中对高危儿范围进行了界定,具体包括:

1. 早产(胎龄<37周)或低出生体重(出生体重<2500 g)。
2. 宫内、产时或产后窒息,缺氧缺血性脑病,颅内出血。
3. 高胆红素血症,新生儿惊厥,持续性低血糖。
4. 新生儿期严重感染性疾病(如化脓性脑膜炎、败血症等)。
5. 患有遗传病或遗传代谢性疾病(如唐氏综合征、甲状腺功能低下、苯丙酮尿症等)。
6. 母亲患有中度以上妊娠期高血压综合征、糖尿病、严重感染(如风疹病毒、巨细胞病毒感染)等。

二、早期常见高危因素

在胎儿期、分娩期和新生儿期对胎儿、新生儿神经心理发育有可能产生不良影响的各种内外因素均称为高危因素。高危因素很多,从便于实施健康管理的角度出发,主要选择那些影响突出、危害显著、临床实践中便于识别、实际工作中能够进行干预的高危因素。

(一)胎儿期、分娩期高危因素

1. 母亲孕期严重感染

孕期尤其是孕早期病毒(如风疹病毒、巨细胞病毒等)、原虫(弓形体)等病原体的感染可通过胎盘传染胎儿，导致大脑损伤和器官畸形。

2. 妊娠期高血压综合征

在妊娠 20 周以后出现，该病容易导致胎盘功能不良，胎儿宫内窘迫、生长受限、早产、死产等严重后果。

3. 妊娠期合并糖尿病

糖尿病是妊娠期最常见的合并症，包括妊娠期才出现的糖尿病或糖耐量减低（妊娠期糖尿病）和妊娠前就患有糖尿病（糖尿病合并妊娠）。

4. 宫内窘迫

指胎儿在宫内处于缺氧或酸中毒状态，分为急性和慢性窘迫。宫内窘迫是导致胎儿宫内死亡、死产、新生儿窒息和神经系统损伤的常见原因之一。

5. 早产儿、低体重儿

早产儿指不满孕 37 周分娩的新生儿，低体重儿指出生体重低于 2500 g 的新生儿（出生体重小于 1500 g 的称为极低体重儿，出生体重小于 1000 g 的称为超低体重儿）。妊娠期越短、出生体重越低，新生儿的器官发育，特别是大脑、心、肺、肝、肾等重要器官越不成熟，发生窒息、颅内出血、胆红素代谢异常、脑损伤、全身感染的机会明显增加。

6. 新生儿窒息

新生儿窒息的诊断标准国内外尚未统一，国内常用 Apgar 评分作为诊断指标：1 分钟评分小于等于 7 分为窒息，其中 4~7 分为轻度窒息，0~3 分为重度窒息。新生儿窒息发生率为 5%～10%，早产儿较高，可达 50%～60%。新生儿窒息危害严重，是世界范围内导致新生儿死亡、婴儿脑瘫和智力发育障碍的主要原因之一。

（二）新生儿期高危因素

1. 新生儿缺氧缺血性脑病

新生儿缺氧缺血性脑病（hypoxic ischemic encephalopathy，HIE）主要是由宫内窘迫、新生儿窒息等围生期异常引起缺氧缺血所致的脑部病变，是新生儿死亡和婴幼儿脑功能障碍的最常见原因。

2. 颅内出血

颅内出血是新生儿脑损伤的常见形式。出血导致局部脑组织压迫、炎性反应、血液循环异常、脑脊液循环障碍等原发与继发性损伤，进而引起各种脑功能障碍，进展急剧者导致死亡。

3. 高胆红素血症

高胆红素血症时未结合胆红素可通过血脑屏障，对中枢神经系统有潜在毒性。过高的未结合胆红素可造成核黄疸等损伤，可遗留远期后遗病症，是小儿脑瘫最常见的病因之一。

4. 新生儿低血糖

低血糖是新生儿最常见的代谢问题之一。反复、持续或严重的低血糖会导致低血糖脑病等严重后果，表现为出汗、惊厥、震颤、呼吸异常等，远期可出现运动障碍、智力落后、视力障碍和惊厥发作等发育问题。

5. 严重感染病史

新生儿严重感染如颅内感染、败血症等全身感染，可以直接或间接地造成多器官包括大脑的损害和功能异常。

6. 新生儿惊厥

新生儿惊厥的危害一方面来自原发病对神经系统的损害,同时反复、持续的惊厥也会造成大脑的损伤。

7. 遗传病或遗传代谢性疾病

先天性代谢缺陷如甲状腺功能低下症、苯丙酮尿症、21 三体综合征等,都会直接或间接地造成婴儿大脑发育障碍或功能异常。

三、高危儿的筛查和管理

高危儿筛查与管理是需要多学科、多科室、多机构协作的连续性服务。从孕期、分娩期、新生儿期到婴儿期,各个环节均有筛查、识别高危因素,进行相应管理、干预的任务,要做到各负其责、环环相扣、信息通畅、衔接紧密、干预到位。

(一) 不同时期的高危儿筛查和管理

1. 胎儿期(孕期)

各类医疗卫生机构的孕期保健专业科室(孕期保健科、产科等)、社区卫生服务机构均承担一定的孕期胎儿保健任务,按照《孕产期保健工作规范》建立"母子健康手册",定期进行孕期检查,筛查出各种孕期危险因素,对发现的高危妊娠孕妇建立专案管理。针对孕期保健中筛查、诊断的孕期高危因素,做好高危妊娠的管理,根据高危因素的性质进行有针对性的孕期保健和干预。对于超出机构本身服务能力的,要做好转诊。具体程序、方法、要求见第六章第四节"孕期保健"。

2. 分娩期

产科要通过"母子健康手册"了解孕期情况,包括已经出现的高危因素,做好充分的接生准备。分娩过程中对产妇和胎儿进行严密监护,对胎儿分娩时和新生儿在产科住院期间出现的高危情况进行快速筛查、诊断,对窒息、早产、低出生体重、多胎、先天缺陷、黄疸出现过早或增加迅猛、母亲或婴儿感染以及其他高危情况,及时处置和会诊,需要住院治疗者转新生儿科(详见第六章第六节"分娩期保健")。

对于在胎儿期和分娩期存在高危因素但不需要住院治疗者,产科在新生儿出院时应告知家长婴儿存在的高危因素、健康情况以及新生儿期要接受的家庭访视、婴儿期进行的专案管理等事宜,同时按照当地管理程序通知辖区有关机构,按照高危儿访视要求完成高危儿新生儿期的家庭访视。

3. 新生儿期

正常新生儿出生后数天常规进行遗传代谢性疾病和听力筛查,筛查阳性者按照《新生儿疾病筛查技术规范》进行治疗和干预(详见第七章第二节"新生儿疾病筛查")。按照《国家基本公共卫生服务规范——0~6 岁儿童健康管理服务规范》和《新生儿访视技术规范》,出院后 7 日内进行新生儿访视。对访视中发现异常情况的新生儿及时进行诊治,并告知家长新生儿存在高危因素,满月时需进行高危儿专案管理。

患病新生儿中需要到新生儿科住院治疗者(特别是窒息、新生儿 HIE、颅内出血、重症胆红素增高症、早产、低出生体重、先天缺陷、严重感染者)均视为高危儿,在完成临床治疗出院时应告知家长在新生儿期应接受新生儿访视，满月后婴儿要到辖区妇幼保健机构进行高危儿专案管理；同时，按照当地管理程序通知辖区负责新生儿访视的机构，按照高危新生儿访视要求完成访视，即在常规新生儿访视的基础上，适当增加随访次数（首次访视应在得到高危新生儿出院或家庭分娩报告后 3 日内进行，然后每周进行 1 次随访），密切观察高危新生儿发育情况和健康状况，一旦有异常情况，及时到医疗保健机构就诊。对于病理损害较重、经临床治疗出院时已经存在神经运动阳性体征者，可转诊到康复科等相关专科进行康复治疗。

4. 婴儿期

（1）基本公共卫生服务机构的筛查与管理：社区卫生服务中心、乡镇卫生院等基层医疗卫生机构承担着提供 0～6 岁儿童健康管理、体格检查、高危儿筛查、健康教育等基本公共卫生服务的任务，具体方法、程序要求遵循《国家基本公共卫生服务规范——0～6 岁儿童健康管理服务规范》《儿童健康检查服务技术规范》和《儿童心理保健技术规范》。在常规儿童健康管理中发现具有高危因素或征象（发育评估异常、儿童心理行为发育问题预警征象阳性）的高危婴儿，直接转给本辖区的妇幼保健机构进行高危儿专案管理；对于没有发现异常的儿童，继续进行常规健康管理。

（2）高危儿的专案管理：凡在胎儿期、分娩期和新生儿期经临床诊断存在高危因素者均列入高危儿专案管理，满月时到辖区妇幼保健机构儿童保健科建立专案。建立专案时要按照《儿童心理保健技术规范》所界定的高危儿范围进一步进行高危因素复核，建立专案后按照程序进行高危儿的健康检查、发育评估和保健指导。

（二）高危儿的管理程序与要求

儿童保健科建立"高危儿健康管理专案"，出生后 6 个月内每月 1 次、6 个月后每 2 个月 1 次、12 个月后每 3 个月 1 次进行常规体格检查、营养评价与保健指导；1 岁内随常规体格检查同时进行神经运动测查；发育评估原则上 1 岁内每 3 个月 1 次，1～3 岁每半年 1 次。凡体格检查和神经运动测查发现阳性体征或发育测验发现异常者，立即进行系统的早期干预。

（三）高危儿的系统干预

1. 体格发育监测与喂养/营养干预：按照《儿童保健技术规范》执行。

2. 运动发育促进训练：按婴儿运动发育规律做抬头、翻身、坐位、爬行、站立等运动训练。在训练方法上可吸收多种行之有效的治疗方法的长处，综合运用，如 Bobath 法、Vojta 诱导疗法等。

3. 早期发育促进：养育环境改善、亲子体验课堂、认知促进、情感与社会性发展的促进等。

4. 健康教育与家长培训：高危儿的早期干预不仅是专业人员的工作，在发挥专业机构干预和指导作用的基础上，应特别注意做好健康教育和家长培训，提高家长的养育和干预技能，充分发挥家长、家庭在儿童早期干预中的关键作用。

5. 在有医学指征的情况下，可采用有循证依据的干预方法，包括物理或中医干预方法进行治疗。

（四）高危儿管理结案

经过系统干预、评估正常者，结案转回社区卫生服务中心（乡镇卫生院），按照常规进行儿童健康管理。

对体格检查和神经运动测查暂时未发现异常者，继续监测 6～12 个月，经连续检查评估确无异常者，高危儿专案管理结案，转回社区卫生服务中心（乡镇卫生院），按照常规进行儿童健康管理。

（五）高危儿的转诊

1. 医疗保健机构的转诊

产科要将在孕期和分娩期出现的高危因素告知家长，让其在婴儿满月时到妇幼保健机构儿童保健科进行高危儿专案管理。新生儿科要在完成临床治疗出院时告知家长婴儿满月时到妇幼保健机构儿童保健科进行高危儿专案管理。妇幼保健机构儿童保健科专案管理的高危儿经早期干预治疗效果不明显者，应转诊到康复科或儿童心理科等专科门诊进一步诊治。

2. 基层医疗卫生机构与专业机构之间的转诊

社区卫生中心（乡镇卫生院）在儿童健康管理中发现高危儿后，均应及时转诊到辖区妇幼保健机构儿童保健科进行专案管理，开展发育监测和早期干预。专案管理结案的儿童则转回原来社区卫生中心（乡镇卫生院），纳入儿童常规健康管理。

参考文献

[1] 卫生部. 卫生部关于印发《孕产期保健工作管理办法》和《孕产期保健工作规范》的通知（卫妇社发［2011］56 号）. 2011.

[2] 卫生部办公厅. 全国儿童保健工作规范（试行）（卫妇社发［2009］235 号）. 2009.

[3] 国家卫生计生委. 国家基本公共卫生服务规范（第三版）（国卫基层发［2017］13 号）. 2017.

[4] 卫生部办公厅. 新生儿访视技术规范（卫妇社发［2012］49 号）. 2012.

[5] 卫生部办公厅. 儿童健康检查服务技术规范（卫妇社发［2012］49 号）. 2012.

[6] 卫生部办公厅. 儿童喂养与营养指导技术规范（卫妇社发［2012］49 号）. 2012.

[7] 国家卫生和计划生育委员会办公厅. 儿童心理保健技术规范（卫妇社发［2013］26 号）. 2013.

[8] 谢鹏, 林义雯, 谢玲. 高危儿保健. 长沙：湖南科学技术出版社. 2010.

[9] 张福娟, 杨福义. 特殊儿童早期干预. 上海：华东师范大学出版社，2012.

[10] 王惠珊, 何守森. 儿童心理行为发展与评估. 北京：人民卫生出版社，2014.

[11] 石蕾, 刘黎明, 张林. 可能发生发育障碍的高危儿. 国外医学妇幼保健分册, 1997, 8（2）：81.

[12] 鲍秀兰. 重视高危儿的发育风险和早期科学干预对策. 中国儿童保健杂志, 2011, 19（5）：393.

[13] 黄静. 高危儿神经行为发育障碍的早期识别. 中国儿童保健杂志, 2012, 20（7）：619.

第十节　儿童康复

学习目标：

1. 掌握儿童康复原则。
2. 掌握常用儿童康复方法及适应证。
3. 掌握脑性瘫痪的康复方法及效果评估。

儿童康复是康复医学中的一个分支，它是专门研究和解决儿童在生长发育过程中由于疾病或伤残所造成的身心功能残缺，帮助患儿在身体条件许可范围内，根据需要，最大限度地恢复其生活与学习能力，以便将来独立或部分独立生活与劳动。康复的对象十分广泛，几乎所有残留功能障碍的患儿都适合康复治疗。常见的儿童康复疾病包括脑性瘫痪、智力低下、孤独症谱系障碍、注意力缺陷多动障碍、学习障碍、臂丛神经损伤、脑积水、脊柱裂及外伤性颅脑损伤等疾病。

一、儿童康复基本方法及适应证

常见的儿童康复方法包括物理治疗、作业治疗、语言治疗、心理治疗（行为治疗、认知治疗）、教育疗法等。具体适应证及相应的疗法如下：

1. 脑性瘫痪：可采用作业治疗、语言治疗、运动疗法、物理治疗、神经反射再成训练法、反向物理因子疗法、家庭治疗等多学科综合治疗方法。

2. 智力低下：可采用作业治疗、语言治疗、物理治疗、教育疗法、听觉统合训练、家庭治疗。

3. 孤独症谱系障碍（ASD）：可采用早期介入丹佛模式（ESDM）、引导式教育、音乐疗法、结构化教学（TEACCH）、应用行为分析疗法（ABA）、人际关系发展干预疗法（RDI）、地板时光（DIR）、图片交换沟通系统（PACS）、沙盘游戏疗法等。

4. 注意缺陷多动障碍（ADHD）：可采用脑电生物反馈训练、学习能力训练、感觉统合训练、平衡能力训练、社会技能训练、作业治疗、行为治疗、家庭治疗等。

5. 学习障碍：可采用学习能力训练、感觉统合训练、社会技能训练、作业治疗、行为治疗、游戏疗法、结构化教学（TEACCH）等。

二、儿童常用康复方法

（一）物理治疗

物理治疗是应用力、电、光、声、磁和热动力学等物理学因素来治疗患者的方法。其中，徒手的以及应用机械和仪器进行的运动疗法就是利用了物理学中的力学因素，采用各种冷、热方法进行的治疗就是利用了其中的热动力学因素，至于电、光、声、磁等治疗则显然是利用了相应的物理学因素。临床上常使用的物理治疗方法包括物理因子疗法（电疗法、超声波疗法、传导热疗法、水疗法、冷疗法等）、运动疗法等。

适应证：功能障碍性疾病、各类损伤、粘连及瘢痕、炎症等。

（二）运动疗法

运动疗法是物理治疗中的重要组成部分。小儿的疾病障碍大致分为出生前胎儿期、围产期和出生后期的障碍，引起的表现是以中枢神经功能、骨关节功能、神经肌肉功能、呼吸循环功能等为主的多种功能障碍症状。所以，一方面对这些患儿进行运动疗法康复，另一方面必须和各种系统疾病治疗方案协同采取措施，力求将视野放在促进小儿身体、心理和社会发育上。

1. 运动疗法的定义

运动疗法是以运动作为治疗手段的方法。也就是说，运动疗法是利用运动的方法，针对身体的功能障碍和能力低下，起到预防、改善和恢复作用的一种特殊疗法。目前临床上采用的运动疗法包括传统按摩推拿、生物力学疗法、神经生理学疗法（神经发育学疗法、Rood 技术、本体感觉性神经肌肉易化技术、Vojta 疗法、上田法等）。

2. 运动疗法的适应证

适应证有中枢神经系统疾病、整形外科疾病、肌肉疾病、遗传性疾病、运动性外伤障碍等。

（三）作业治疗

作业治疗是应用有目的的、经过选择的作业活动，对身体、精神、发育有功能障碍或残疾，以致不同程度丧失生活自理能力和职业劳动能力的患者进行训练，使其生活、学习、劳动能力得以恢复、改善和增强，帮助其重返社会的一种治疗方法。

儿童作业治疗的适应证包括：

1. 中枢神经系统疾病（脑性瘫痪、脑炎后遗症、头部外伤后遗症、脑肿瘤、脊柱裂、脑积水、重度身心障碍等），肌肉、骨骼、关节障碍（慢性风湿性关节炎、重症肌无力等），外伤骨折、颈椎损伤、脊髓损伤、颅脑损伤、手部损伤、骨关节损伤后遗症、截肢后（尤其是上肢截肢后），感觉障碍如视觉障碍、感觉迟钝。

2. 认知、心理障碍，如痴呆、认知障碍、失认症、失用症等。

3. 发育障碍，如脑性瘫痪、学习障碍、精神发育迟滞、脊柱裂、孤独症谱系障碍。

4. 精神障碍，如精神分裂症康复期、情感障碍、酒精依赖症、神经症（焦虑症、抑郁症）、人格障碍。

（四）语言治疗

许多发育障碍是大脑损伤所致，患儿或多或少伴有语言障碍，主要表现为发音功能障碍、语言表达功能障碍及语言发育迟滞。因此，语言治疗在患儿的康复治疗中占有重要的地位。

适应证：各种伴随有语言或言语障碍的发育障碍疾病。

（五）心理治疗

与正常儿童相比，功能障碍儿童容易出现心理障碍或不适应，比如行为异常、遗尿、自伤、学校恐怖症、情绪障碍等。心理问题如得不到及时矫治，则会加重其功能障碍。心理疗法，又称精神疗法，是运用心理学的理论和方法，通过建立治疗者与被治疗者之间的相互关系，促进被治疗者在认知、情绪、行为、人际关系等有关问题上发生改变的方法。

1. 儿童心理治疗的常用方法

（1）行为治疗：行为治疗亦称行为矫正治疗，是指利用心理学的理论和技术，直接改变或改善被治疗者行为的方法。即把治疗的着眼点放在可观察到的外在行为或可具体描述的心理状态，充分运用"学习的原则"，按照具体的治疗步骤，改善非功能性或非适应性的心理与行为。

适应证：多种行为问题，如儿童注意缺陷多动障碍、孤独症、神经性厌食等，以及新行为的塑造。也适用于多种行为障碍和情绪障碍。

（2）认知治疗：认知治疗是 20 世纪 70 年代发展起来的一种新的心理治疗方法。根据认知过程影响情绪和行为的理论，通过认知行为干预技术，改变患儿对己、对人或对事的看法与态度，矫正不良认知，改善心理问题。因而，认知治疗的目标不是矫正适应不良的行为，而是矫正那些被歪曲的、不合理的、消极的信念或思想，从而使情感与行为得到相应改变。认知治疗不仅适用于成人，也逐步被用于治疗儿童的多种情绪及行为问题。

适应证：抑郁症、焦虑症、偏头痛等。

（六）教育疗法

障碍儿童由于受先天或后天某些因素的影响，在体格、感觉和灵敏度、智力、社会适应、情绪或学习等方面明显偏离平均水平，因此对这些儿童应早期发现、早期教育和早期干预。国外很多心理学家、幼儿教育家都做过这方面的尝试，证明确有效果。研究表明，受过早期教育和训练的障碍儿童，智商可提高 30。

适应证包括：孤独症谱系障碍（ASD）、智力障碍、语言障碍、肢体障碍、脑性瘫痪、运动障碍、听力障碍、视力障碍、综合障碍等。

（七）引导式教育

引导式教育是通过引导者与功能障碍者之间复杂的整体活动，诱发功能障碍者本身神经系统的功能形成和恢复。在训练时，引导员要全面负责患儿的运动功能、语言、智力、感觉、理解、自助技能、性格行为、社会交往和体能等训练，使孩子在德、智、体等各个方面得到同步和全面的发展。

适应证：脑性瘫痪，某些神经、遗传和心理障碍性疾病如轻中度智力低下、运动失调、语言发育落后，孤独症，缺氧缺血性脑病，早产儿，新生儿窒息和核黄疸等高危儿。

三、康复方案制订和康复效果评估

（一）康复原则

1. 早发现、早康复；
2. 按发育规律循序渐进；
3. 全面康复，功能训练为主，注意医教结合；
4. 提供安全环境，加强合作参与，确保动作正确、数量适合；
5. 结合日常生活，强调家长参与；
6. 持之以恒。

（二）康复流程

针对患儿完整的康复流程如下：

1. 康复咨询与评估：包括入院咨询和入院康复评定。对新入院患儿进行全面、细致的康复评定工作，并针对评定结果进行科室讨论，制订最合理、有效的康复治疗方案。

2. 个体化康复训练计划的制订：包括汇集患儿基本信息、诊断报告、康复需求评估和相关资料，召开个体化康复训练计划分析会，制订个体化康复训练计划。

3. 康复疗效评估：包括智力和适应行为评测、功能评估。每月评估，针对患儿运动、感知、认知、精神、言语、生活自理和社会适应等领域做出各方面详细评估。对患者不同方面、不同程度的障碍提出针对性意见。

4. 随访及跟踪关注：保留出院患儿监护人联系方式，定期了解康复治疗效果和后续恢复情况。

每种儿童康复疾病病因不同，所致伤残程度也不一样，采用的康复方法也不完全一样。

（三）康复评定

掌握患儿功能障碍特点，对患儿的能力进行分析和量化，分析功能障碍程度与正常程度的差别，提出功能障碍的特点，为制订康复计划提供依据，为判定康复疗效和残疾等级、享有平等权利和义务及参与社会提供依据。

1. 评定原则

（1）进行身心全面评定；

（2）重视患儿的能力及潜在功能；

（3）正确判断原发损伤和继发障碍；

（4）判定是否存在癫痫以及智力、视觉、听觉、言语障碍；

（5）遵循循证医学的原则；

（6）将评定贯穿于康复过程的不同阶段。

2. 评定内容

（1）身体状况评定；

（2）肌张力评定；

（3）肌力评定；

（4）关节活动度评定；

（5）反射发育评定；

（6）姿势与运动发育评定；

（7）感知认知评定；

（8）其他评定。

四、儿童脑性瘫痪的康复

脑性瘫痪（简称脑瘫）是婴儿和小儿时期较常见的一种伤残综合征。它是大脑在发育尚未成熟时的一种非进行性不可逆性病变，其病因与临床表现多种多样。患儿出生时就有运动障碍，其后在各方面发育异常，常表现有关节变形或脱位、肌肉挛缩、语言迟钝、癫痫、听力和视力障碍、智力异常等。对患儿进行科学和具有抢救性的康复治疗，可以最大限度地补偿其生理和心理上的缺陷，为其将来就业、融入社会创造有利条件。

（一）康复方案的制订

在制订康复方案时，应仔细观察、了解患儿整个功能，如他们的躯体、精神、情绪、心理和社会知识的成长发育状态。通过详细检查，特别是对肌力、关节活动、日常生活动作、心理等进行评价，综合地运用解剖学、神经生理学、运动学、心理学和临床矫形学等知识，采用物理疗法、运动疗法、针灸、推拿及手术等手段，在医护人员、家属、学校教师的密切配合下，完成康复计划。在康复治疗中还应随时按年龄增长、畸形发展与智力状态的改变，不断修改和完善计划。

（二）脑瘫患儿功能评定

应对脑瘫患儿功能进行评定，内容包括：

1. 上肢运动功能：包括伸手取物、抓握、放置物体、松开手指、把手收回、拇指与其他手指对指、腕屈伸、肩外展、前臂旋前旋后等功能。

2. 步行：步态、行走连续性、平衡与协调性。

3. 口腔运动：咀嚼、唇颊运动、舌运动、吞咽。

4. 姿势控制：仰卧时两腿能否屈膝屈髋，俯卧位时能否抬起头部和上体。四肢着地时能否身体前后移动；坐位时能否盘足、直腿坐位、椅床边坐位；跪位时能否跪坐、双膝跪立、单膝跪立；蹲坐位时能否全蹲；立位时能否平衡；头部姿势控制方面能否维持头部正直，时间有多长，头部姿势倾斜后有何反应等等。

（三）脑瘫康复的原则

脑瘫患儿康复应坚持早期诊断、早期治疗和训练的原则，采取综合性康复措施的原则，以及专门的儿童康复机构训练和家庭康复相结合的原则。

"医院-社区-家庭"三位一体的康复模式

第一，医院康复阶段。确诊的脑瘫患儿在医院门诊进行短时间的康复训练治疗。脑瘫患儿康复训练的周期一般为 2 个月左右，这期间的主要工作包括：①建立患儿病历档案以及评估临床症状。②制订运动处方：运动处方是指按照患儿的个人情况制定的个体化的康复训练措施。③对家长进行宣教。

第二，社区康复阶段。脑瘫患儿经医院康复阶段后转至社区康复中心进行康复训练。患儿的社区康复阶段是后期家庭康复训练的过渡阶段。社区的康复员对家长进行康复技术的指导，让家长参与到患儿康复训练的程序中。患儿的社区康复阶段一般持续 2 个月时间。

第三，家庭康复阶段。家长经过培训，掌握基本的康复训练技术后，脑瘫患儿就可以在家中接受家长的康复训练。患儿的家庭康复阶段一般持续 2 个月时间。

"医院-社区-家庭"三位一体的康复模式整个流程一般持续 6 个月的时间。整个治疗流程完成一次后可进行再次的循环治疗。特别注意的是，在社区和家庭康复治疗过程中，患儿的病情发生变化时应直接转诊到综合医院进行治疗。同时，家长应每月带患儿回医院门诊复诊，进行患儿康复期间的功能评估，调整修改康复计划等。

（四）脑瘫的康复治疗

应包括智力训练、语言训练、运动训练三个基本环节。

1. 智力训练

约有 1/3 的脑瘫患儿存在不同程度的智力障碍。智力训练必须长期坚持下去，特别是家长和教师应有耐心，反复诱导和教会某一方面的知识或技能，如对阅读困难的患儿要从电视、电影、电脑中来学习主要知识，同时还应针对记忆、视觉、听觉、综合能力、时间与空间概念、精神集中能力等多方面加以训练，以便使患儿尽快适应日常生活和简单的劳动，在将来做一些力所能及的工作。

2. 语言训练

约有 2/3 的脑瘫患儿有不同程度的语言障碍，语言障碍与运动能力丧失有直接关系。语言发育迟滞与精神障碍的程度成正比。严重的手足徐动症与痉挛型脑瘫的患儿有发音困难与语言缺失。在语言训练前要先矫正下颌及牙齿发育不全或舌系带短缩等症。训练方法包括：对镜做舌运动（伸出、缩回、舌抵上腭、舌抵齿列等），舌尖放在口内不同部位，指向不同方向，模拟动物鸣声（如学狗、猫、羊、鸡等叫声）；此外，还应做吞咽训练，并注意改善心理状态。总之，训练必须有耐心，循序渐进、反复教导，往往一个发音动作要训练数十次才会收到效果。

3. 运动训练

从婴幼儿开始，正常的运动功能的发育与肌肉发育和中枢神经发育有着密切关系，而运动功能的发育又反过来影响大脑的发育过程。由于在运动时，肌肉中有很多向心神经纤维的终末器，可将各种刺激传送到大脑，从而促进了大脑的活动功能，因此脑瘫患儿的运动训练尤为重要。常用如下训练方法：

（1）步行训练：对尚未能独立步行的患者，可试穿矫形支具（护膝或连腰支具），在治疗师扶助和指导下，扶双杠或在双杠内练习步行，以后改为一膝固定，最后双膝均不需要固定。经过 1 年以上的坚持训练，一些患者能不用支具支持步行。对已能步行的患者，主要是纠正不正确的步态，如剪刀步、顿足步、直腿步、落足点不正确、腿内旋、足内收等，可让患者沿着正确的步印或图案步行。

（2）上肢活动训练：上肢活动着重放在手功能训练，可在坐、卧位下进行手的细微活动，对手足徐动及痉挛型患者，应教会控制上肢各关节活动的练习，包括肩、肘、腕及手指屈、伸等运动，按口令进行。训练时应注意从单一动作入手，由易到难，配合趣味性练习，提高患儿的情绪，同时要注意训练其协调性、灵活性，教会患儿进食、个人卫生等各种自理活动。

（3）支架与矫形器：由于肌力不平衡、肌张力过高、肌肉痉挛，应穿戴必要的支架，如髋关节外展支架用于髋痉挛性内收的患儿，上肢以前臂旋后、腕关节背屈、手指伸直外展的功能支架来预防畸形，重建手指功能。此外，矫形靴用来防止踝关节跖屈，足背部加弹簧有助于足背屈以矫正马蹄足畸形等。

（4）其他综合疗法：常用的方法还有理疗中的电、泥、水疗，功能性电刺激，按摩，针灸以及抗痉挛药物等方法，但必须与主动疗法配合才有意义。

（5）手术治疗：必要时行矫正畸形手术，应在骨科医师密切配合下，明确手术适应证，以利于康复治疗计划的全面落实。

（五）脑瘫康复疗效的评估

目前国内的评估对象集中在学龄前期脑瘫儿童，且多为痉挛型脑瘫。在康复的过程中实施动态评估，将评估贯穿于康复的各个阶段。通过对脑瘫患儿康复疗效的评定来分析患儿功能障碍程度与正常程度的差别，掌握患儿功能障碍特点，为制订后续的康复治疗计划和教育安置服务提供有力的依据。

1. 脑瘫康复疗效的评估量表

常见的用于脑瘫康复疗效的评估量表有贝利（Bayley）婴幼儿发育量表、Peabody 运动发育量表、脑瘫粗大运动功能评定量表、儿童社会适应行为量表、小儿脑瘫运动评估量表、0～3 岁脑瘫儿童精细运动功能评估量表等。

2. 磁共振成像（MRI）

MRI 可作为脑瘫诊治评估的首选检查方法。常规磁共振扫描配合磁共振扩散张量成像（DTI）、功能磁共振成像（fMRI）、磁共振波谱分析（MRS）和基于体素的形态学测量（VBM）等特殊成像技术，可以为脑瘫患儿的诊断和治疗提供多方面的参考数据，为临床对脑瘫患儿的病因分析、早期诊断、早期干预和预后分析提供依据。

3. 脑干听觉诱发电位（BAEP）

BAEP 是临床上判断脑功能常用的神经电生理检查方法，具有敏感性强、无损伤等优点。BAEP 主要是检测中枢传导的功能状况，它提供了病变对正常组织生理功能的损害程度。BAEP 能客观地反映婴幼儿脑干功能及发育情况，并预测脑干听神经传导通路的整体功能和成熟程度，对脑瘫患儿的早期诊断、康复治疗前后疗效的评估及判断预后有重要意义。

参考文献

［1］ 李树春，李晓婕. 儿童康复医学. 北京：人民卫生出版社，2006.
［2］ 张淑琴，娄彦. 小儿脑性瘫痪诊疗手册. 北京：人民卫生出版社，2002.

第十一节　新生儿保健

学习目标：

1. 掌握新生儿生理特点。
2. 掌握常见新生儿疾病的诊治技能。
3. 掌握危重新生儿转会诊流程及救治技术。

从胎儿娩出断脐后到满 28 日之前，这一段时间称为新生儿期。胎儿骤然离开母体后，必然经历一次巨大的环境变化的影响，因此新生儿期是一个具有特殊性的关键性儿童时期，需要予以特别的关注和护理。

一、新生儿

（一）新生儿生理特点

绝大多数新生儿为足月分娩，即胎龄满 37 周（259 天）以上，出生体重超过 2500 g，无任何疾病。

1. 解剖生理

（1）呼吸：新生儿以腹式呼吸为主，呼吸运动表浅，而呼吸频率快（35～45 次/分）。

（2）循环：心率较快，120～160 次/分。

（3）泌尿：肾发育不成熟，滤过面积不足，尤其是浓缩功能相对不足。

（4）血液：新生儿血容量与脐带结扎早晚有关。出生时胎儿血红蛋白占 70%～80%，血红蛋白第 1 天为 234±26 g/L，到第 5 天已降为 208±21 g/L。白细胞计数第 1 天平均为 $18×10^9$/L，第 5 天接近婴儿值。

（5）消化：消化道面积相对较大，肌层薄；吞咽功能完善，唾液分泌少。一般出生后24小时内排墨绿色胎粪。

（6）体温调节：婴儿出生后体温下降，以后逐渐回升，于12～24小时内达到36℃以上。皮下脂肪较薄，且以棕色脂肪为主，可发挥化学产热作用。

（7）神经系统：新生儿原始反射包括觅食反射、吸吮反射、吞咽反射、拥抱反射、握持反射等。巴氏征呈阳性，腹壁反射及提睾反射不易引出。胎龄越小，神经反射越弱。

2. 体格检查

（1）外观：头大，躯干长，头身比为1：4。柱状胸，桶状腹。四肢短，常呈屈曲状。

（2）皮肤：通常有胎脂，并可能出现黄疸（见后文）、新生儿红斑（散布于头面、四肢或躯干，皮疹为大小不等、边缘不清的斑丘疹，1～2天后可自行消退）、粟粒疹（在鼻、颊附近由皮脂腺堆积形成）、青记（通常在背部或臀部，为特殊色素细胞沉着所致）等特殊皮肤表现。

（3）头面部：颅骨软，前囟未闭（直径通常为2～4 cm），小部分新生儿同时合并后囟或颅缝未闭。个别新生儿牙龈上可见由上皮细胞堆集或为黏液包囊的黄白色小颗粒，俗称"板牙"或"马牙"。颈部体检有时可见到胸锁乳突肌中下段颈部肿块，即为斜颈。

（4）胸腹部：胸部多呈圆柱形。出生后4～7天，个别新生儿可有乳腺增大，一般会在满月消失，切不可挤压以防感染。腹部脐带残端通常在1～7天内脱落，应保持干燥。

（5）生殖器及会阴：出生后阴囊或阴阜常有水肿，数日后消退。部分男婴睾丸未能完全下降。部分女婴在出生后5～7天可有灰白色或红色分泌物从阴道流出，俗称"假月经"，可自愈。有时可见肛门闭锁，如果发现胎粪排出延迟，需行肛门指检。

（6）脊柱和四肢：检查有无脊柱裂、足内翻和外翻等。

（7）生理性体重下降：新生儿体内含水量占体重的65%～75%或更高，以后逐渐减少。在出生数天内，新生儿由于丢失较多的水分，可以导致体重下降4%～7%，称为"生理性体重下降"，其体重丢失不应超过出生体重的10%。

（二）保健要点及新生儿访视

新生儿期保健重点是预防出生时缺氧窒息、低体温、寒冷损伤综合征和感染。

1. 医院内保健

（1）出生时保健：保持产房室温25～28℃，准备好复苏抢救用具、吸引器、氧气、清洁干爽的毛巾毯、新生儿衣被，预热辐射保温床。新生儿娩出后，迅速吸引并清理口腔内分泌物，保证呼吸道通畅；新生儿断脐后立即擦干头部及全身评估，进行阿氏（Apgar）评分，测量体重与身长，严格消毒，结扎脐带，尽快用干而松软的包被裹好；记录出生时评分、体温、呼吸、心率、体重与身长。

（2）母婴同室保健

母婴同室优点：①有利于早开奶；②有利于母子感情交流；③保证新生儿得到营养丰富的初乳；④解决母亲乳房胀痛的难题；⑤有利于新生儿身心健康；⑥减少婴儿室疾病流行。

母婴同室保健：①注意保暖：新生儿室温度宜保持在22～24℃，保持新生儿体温36.5℃。②保持呼吸道通畅。③清洁护理，预防感染：双眼用眼药水，防止分娩时的感染性眼病；口鼻腔用消毒棉签蘸生理盐水或温开水轻拭。④正确哺乳：足月儿出生后半小时即可哺喂母乳，以促进乳汁分泌并防止低血糖，提倡按需哺乳。⑤保持脐带残端清洁、干燥。⑥注射维生素 K_1。

2. 新生儿期居家保健

（1）保暖：新生儿居室的温度与湿度应随气候温度变化调节，并随时调节衣被包裹。新生儿若有不明原因的哭闹不安，应除外室内温度过高、衣服过多、空气不流通所带来的不适。

（2）喂养：母乳是婴儿最好的食物，尤其是初乳，还有丰富的免疫活性物质。指导母亲采用正确的哺乳方法，以维持良好的乳汁分泌。

（3）护理：①衣服用柔软的棉布制作，要宽松，不妨碍肢体活动，冬衣要能保暖；②婴儿包裹不宜过紧，更不宜用带子捆绑，最好是双腿自由伸屈；③脐带残端可用75％乙醇溶液清洁，特别注意保持脐带残端干燥；④新生儿痤疮、"马牙"、"上皮珠"、乳房肿大、"假月经"、红斑、粟粒疹属特殊生理现象，不需要特别处理；⑤可经常变换体位，避免口鼻堵塞，发生窒息。

（4）促进感知觉、运动发育：对新生儿进行感知觉刺激，多与新生儿说话、唱歌、微笑，吸引新生儿目光追随，抚摸新生儿全身皮肤。

（5）预防感染：居室保持空气新鲜；成人护理新生儿前洗手；若母亲患呼吸道感染，接触新生儿时戴口罩；必要时可用吸乳器，将乳汁吸出消毒后喂新生儿；新生儿用具每日煮沸消毒；新生儿期接种卡介苗、第一针乙肝疫苗。

3. 新生儿家庭访视

在新生儿出院后1周、出生后28天由基层医疗卫生机构医务人员对新生儿进行家庭访视。访视前医务人员应用肥皂和清水洗手，戴口罩，并及时填写访视记录，反馈给新生儿父母，发现问题应及时处理，并增加访视次数或及时转医院诊治。

二、高危新生儿

（一）高危新生儿范畴

高危新生儿包括：

1. 出生时 Apgar 评分小于等于 7 分，提示有围产期窒息史者。

2. 异常分娩的新生儿，伴有产伤、颅内出血等严重合并症者。

3. 出生体重＜2000 g 的低（极低/超低）出生体重儿。

4. 高危妊娠母亲所生的新生儿。

5. 胎龄＜37 周或＞42 周的新生儿。

6. 高胆红素血症需光疗者。

7. 母婴 Rh 血型不合新生儿。

8. 存在其他疾病的新生儿。

（二）高危新生儿的保健与管理

1. 早产儿及其护理要点

早产儿是指胎龄＜37 周（≤259 天）出生的新生儿。

（1）生理解剖特点

1）外表特点：头大，皮肤薄嫩，胎脂丰富，皮下脂肪少，指（趾）甲不超过指（趾）

末端，吸气时胸壁易凹陷。

2）出生后第 1 周的生理性体重下降可达 10%～15%。

3）体温中枢发育不成熟，皮下脂肪少，散热机会增加。

4）呼吸系统：哭声低微或不哭，呼吸浅快、不规则。

5）心血管系统：早产儿的动脉导管关闭常常延迟，容易出现低血压。

6）消化系统：胎龄越小，吸吮力越差，甚至无吞咽反射；易产生溢奶、呛咳。

7）神经系统：胎龄越小，各种反射越差。

8）肝功能：早产儿肝不成熟，生理性黄疸持续时间长且较重，常引起高胆红素血症；肝储存维生素 K 较少，易致出血；维生素 A 和 D 储存量较少，易患佝偻病；血糖常较成熟儿低。

9）造血系统：出生几天后外周血红细胞及血红蛋白下降较足月儿迅速。出生后 6 周左右，血红蛋白可低至 70～100 g/L 的最低点。

10）水、电解质紊乱和酸碱调节功能：肾发育不成熟，处理水、电解质和酸性物质的能力差。早产儿整体含液量相对较多，不显性失水较多。出生后几天易出现代谢性酸中毒，1/3 呈现呼吸性酸中毒或呼吸性碱中毒。

11）免疫功能：早产儿由于体液免疫和细胞免疫均不成熟，缺乏来自母体的抗体，IgG 含量少，皮肤屏障功能差或对感染的抵抗力弱，容易引起败血症。

12）其他：早产儿视网膜病变（ROP）和慢性肺病（CLD）。

（2）早产儿护理

1）出生时护理：早产儿娩出时应提高产房室温，准备好开放式远红外床和暖包，预热早产儿暖箱。娩出后立即擦干水分，并用干燥预热的毛毯包裹，及时清除口鼻黏液，无菌条件下结扎脐带。根据 Apgar 评分，采取相应的抢救及护理措施。

2）日常护理：给早产儿喂奶、穿衣及换尿布等工作应在暖箱中轻柔完成，保持其体温恒定。应在发生发绀及呼吸困难时给予吸氧，防止低血糖发生，并控制液体需要量。

3）喂养：首选母乳喂养；若无母乳，则使用早产儿配方奶（胎龄 34 周前的早产儿一般需要管饲法喂养）。在经肠道喂养途径尚未建立前，或因病较长期未能经肠道喂养时，可采用肠道外（全静脉）营养。保证维生素及铁剂的供给。

2. 极低和超低出生体重儿护理要点

出生体重在 1000～1499 g 之间的早产儿称为极低出生体重儿（VLBW）。出生体重＜1000 g 称为超低出生体重儿（ELBW）。

（1）出生前管理：产科与新生儿科共同讨论，选择最佳分娩时间和分娩方式。医生与父母交流，让其了解存活率、出生后可能出现的并发症，以及远期可能发生的问题及预后，如呼吸暂停、早产儿慢性肺病（CLD）、院内感染、早产儿视网膜病变（ROP）、贫血、神经发育和听力筛查等问题。医疗条件欠佳的医院，最佳方案是通过宫内转运将孕母转运到具有良好接产条件并设有 NICU 的高层次医院去分娩。

（2）出生时管理：做好保暖，尽早使用肺表面活性物质，必要时使用持续气道正压通气（CPAP）。在呼吸稳定后应及时监测血压，必要时扩容；同时进行外周静脉置管，给予静脉液体输注，也可以放置脐动静脉插管。监测血糖及血气，避免低血糖和酸中毒发生。

（3）出生后在 NICU 的管理

1）保证体温，减少对皮肤的刺激以及损伤性操作。

2）呼吸系统：呼吸暂停时首先采用物理刺激，如反复发作，可给予氨茶碱或咖啡因，及时使用肺表面活性物质，采用合适的呼吸支持方式（CPAP、机械通气等）。

3）循环系统：动脉导管未闭（PDA）者可采用吲哚美辛或布洛芬治疗，避免出现新生儿持续性肺动脉高压（PPHN），积极监控和纠正低血压。

4）避免院内感染，坚持"操作一次，洗手一次"，减少对婴儿的处置。

5）营养管理：早期微量喂养（母乳或早产儿配方奶），促进胃肠功能的发育。可进行非营养性吸吮，给予部分的肠道外营养支持治疗。

6）保持水、电解质平衡。

7）注意神经系统发育、黄疸、贫血、早产儿视网膜病变、听力等相关问题。

8）预防接种：出生后即给予乙肝疫苗 10 μg 肌内注射，待体重达到 2 kg 以上，再按 0、1、6 个月再次进行预防接种。危重症新生儿，如极低出生体重、严重出生缺陷、重度窒息、呼吸窘迫综合征等患儿，应在生命体征平稳后尽早接种第一剂乙肝疫苗。

9）发育支持护理：为使婴儿所处的环境与宫内环境尽可能相似，并帮助婴儿以有限的能力适应宫外的环境，可采取减少光线、噪声对早产儿的影响，减少侵袭性操作，并合理摆放体位，鼓励婴儿父母参与护理。

10）预后：胎龄越小，体重越低，死亡率越高，存活者并发症的发生率与胎龄及出生体重呈负相关，并发症主要包括脑积水、脑瘫、早产儿视网膜病变、失聪、体格发育落后、认知功能障碍及社会适应能力障碍等。

3. 艾滋病、梅毒、乙肝新生儿的护理要点

（1）依据国家相关规定，制订工作实施方案，为被感染孕产妇所生儿童提供常规保健与随访服务，强化生长发育监测、喂养指导、疾病综合管理、感染症状和体征监测等服务。

（2）预防母婴传播干预服务

1）预防艾滋病母婴传播干预服务：应为新生儿提供及时的免费抗病毒用药和科学的喂养，并进行感染症状监测，必要时进行转介。

2）预防梅毒母婴传播干预服务：新生儿出生时立即进行梅毒感染相关检测，并根据需要为其实施预防性青霉素治疗。对出生时明确诊断的和随访过程中诊断的先天梅毒儿童，应及时给予规范治疗，并上报先天梅毒感染信息；对出生时不能明确诊断者，应定期检测和随访，以及时诊断或排除先天梅毒；在没有条件或无法进行先天梅毒诊断治疗的情况下，应及时进行转诊。

3）预防乙肝母婴传播干预服务：对乙肝感染孕产妇所生儿童，按要求及时注射乙肝免疫球蛋白，并按照国家免疫程序接种乙肝疫苗。

三、常见新生儿疾病与保健

（一）新生儿窒息

1. 定义

新生儿窒息是指由于产前、产时或产后的各种原因使新生儿出生后不能建立正常呼吸，引起缺氧并导致全身多脏器损害，是围产期新生儿死亡和致残的主要原因之一。正确的复苏是降低新生儿窒息死亡率和伤残率的主要手段。

2．Apgar 评分

Apgar 评分从新生儿肤色、心率、呼吸、肌张力和对刺激反应等方面进行评分，评分标准见表 7-11-1。

表 7-11-1 新生儿 Apgar 评分表

体征	0	1	2
肤色	青紫或苍白	四肢青紫	全身红润
心率	无	<100 次/分	≥100 次/分
呼吸	无	微弱，不规则	良好，哭
肌张力	松软	有些弯曲	动作灵活
对刺激反应	无反应	反应及哭声弱	哭声响，反应灵敏

3．新生儿复苏技术

复苏方案：A（airway），建立通畅的气道；B（breathing），建立呼吸，进行正压人工通气；C（circulation），进行胸外心脏按压以维持循环；D（drug），药物治疗。

（二）新生儿黄疸

1．新生儿胆红素代谢特点

（1）胆红素生成增多。

（2）肝细胞摄取胆红素的能力低下。

（3）肝细胞结合胆红素的能力不足，新生儿肝酶系统发育不成熟。

（4）肝细胞排泄胆红素的功能不成熟，早产儿容易发生暂时性肝内胆汁淤积。

（5）肠肝循环的特殊性，如胎粪排出延迟，可加重胆红素的回吸收，使肠肝循环的负荷增加。

2．新生儿黄疸的分类

（1）生理性黄疸：生理性黄疸是新生儿早期由于胆红素代谢的特点所致，应剔除病理原因所致黄疸。足月儿不超过 220.6 μmol/L（12.9 mg/dl），早产儿不超过 256.5 μmol/L（15 mg/dl）。

1）临床表现：足月儿生理性黄疸多于出生后 2～3 天出现，4～5 天达高峰，黄疸程度轻重不一，一般持续 7～10 天消退。早产儿由于血浆白蛋白偏低，肝功能更不成熟，黄疸程度较重，消退也较慢，可延长到 2～4 周。

2）治疗：生理性黄疸不需要特殊治疗，多可自行消退。早期喂奶，供给充足奶量，可刺激肠管蠕动，建立肠道正常菌群，减少肠肝循环，有助于减轻黄疸程度。临床应结合胎龄、体重、病理因素，监测血胆红素，及时诊断，给予相应的干预和治疗措施。

（2）病理性黄疸：按其发病机制可分为红细胞破坏增多（溶血性、肝前性）、肝胆红素代谢功能低下（肝细胞性）和胆汁排出障碍（梗阻性、肝后性）三大类。按实验室测定血清总胆红素（TSB）或结合胆红素的浓度升高，分为高未结合胆红素（间接胆红素）血症和高结合胆红素（直接胆红素）血症；如两者同时存在，则称为混合性高胆红素血症。

1）临床表现：间接胆红素升高主要表现为皮肤黄染，粪尿色正常。直接胆红素升高主要表现为进行性加重的黄疸，极期呈黄绿色或灰绿色，同时伴有粪色变浅甚至持续性白陶土样大便，尿色深黄如红茶样。

2）治疗：间接胆红素升高以内科治疗为主，主要采取光疗，严重者也可同时静脉输注白蛋白、血浆治疗。直接胆红素升高主要以手术治疗为主。

（3）母乳性黄疸：主要表现为母乳喂养的新生儿出现黄疸，足月儿多见，峰值可高于生理性黄疸，消退时间可晚于生理性黄疸（部分新生儿可达到 $1\sim2$ 个月），一般情况良好，吃奶好，粪便色黄，尿色不黄，不影响生长发育，肝不大，肝功能正常，无肝病及溶血的表现。

（4）胆红素脑病：又称核黄疸，是由于未结合胆红素通过血脑屏障，抑制脑组织对氧的利用，影响细胞氧化作用，脑细胞能量产生受到抑制而导致脑损伤。

1）临床表现：胆红素脑病患儿黄疸多较严重，全身皮肤黏膜呈重度黄染，血清胆红素常在 $342.2\,\mu mol/L$（20 mg/dl）以上，早产儿可发生在较低的胆红素水平时。胆红素脑病多见于出生后 1 周内，溶血性黄疸者出现较早。

2）预防和治疗：早期干预治疗是防止重症新生儿高胆红素血症发生和预防胆红素脑病的要点。对出生后 72 小时出院的新生儿应及时随访，预防重症高胆红素血症的发生。宫内诊断和治疗新生儿溶血病是防止胆红素脑病发生的方法之一。

3. 新生儿黄疸的治疗

（1）光照疗法：①光疗最有效的光源是波长较长的蓝-绿光（$490\sim510$ mm）。②光疗不能替代换血疗法，但在一定程度上可减少换血次数，高危新生儿可放宽光疗指征。③光疗分为单面或双面光疗。④光疗可连续或间断照射，应视病情而定，一般为 $24\sim48$ 小时。⑤光疗副作用：包括发热、腹泻、皮疹、皮肤青铜症，直射眼球可损伤视网膜，引起结膜充血、角膜溃疡等。

（2）换血疗法：Rh 血型不合时，应该采用和母亲相同的 Rh 血型；ABO 血型不合时，最好采取 AB 型血浆和 O 型红细胞混合后换血。

（3）药物治疗：①酶诱导剂；②阻断肠肝循环；③白蛋白；④静脉注射免疫球蛋白（IVIG）。

（三）新生儿呼吸窘迫综合征

1. 病因及发病机制

病因包括：①早产儿；②糖尿病母亲新生儿；③剖宫产婴儿；④围产期窒息；⑤重度 Rh 溶血病；⑥基因异常。

2. 临床表现

出生后不久出现"进行性呼吸困难"，呼吸急促，达 60 次/分以上，呼气性呻吟，明显"三凹征"。血气分析提示 $PaCO_2$ 升高，PaO_2 下降，碱剩余（BE）负值增加（呼吸性酸中毒）。出生后 $24\sim48$ 小时病情最重，病死率较高，能生存 3 天以上者肺成熟度增加，可逐渐恢复。

3. 并发症

并发症包括：①动脉导管未闭；②肺动脉高压；③肺部感染；④支气管肺发育不良；⑤肺出血；⑥颅内出血。

4. 治疗

治疗包括：①肺表面活性物质治疗；②CPAP；③机械通气；④支持疗法；⑤并发症

治疗。

5. 预防

预防措施有：①出生前预防：激素预防和氨溴索预防。②出生后预防：使用肺表面活性物质。

（四）缺氧缺血性脑病

1. 定义

新生儿缺氧缺血性脑病（HIE）是指由于围产期缺氧窒息导致的脑缺氧缺血性损害，包括特征性的神经病理及病理生理过程，并在临床上出现一系列脑病的表现，部分患儿可留有不同程度神经系统后遗症。

2. 临床表现

（1）意识障碍：主要表现为不同程度的兴奋（如易激惹、肢体颤动、睁眼时间长、凝视等）与抑制（嗜睡，失去正常的醒觉睡眠周期，甚至昏迷）。

（2）肌张力异常：如增强，常表现为肢体过度屈曲；如减弱，则表现为头竖立差，围巾征阳性（肘过中线），腘窝角＞90°，甚至四肢松软。

（3）原始反射异常：主要是吸吮、拥抱反射，轻时表现为活跃，重时减弱、消失。

（4）颅内压升高：随脑水肿加重，可表现出前囟张力增加，颅缝分离。

（5）脑干症状：如中枢性呼吸衰竭、瞳孔对光反射迟钝或消失。

3. 治疗

归纳为"3项支持疗法"（"三支持"：维持通气、维持灌注、维持血糖）和"3项对症处理"（"三对症"：控制惊厥、降颅压、消除脑干症状）。

（五）坏死性小肠结肠炎（NEC）

1. 临床表现及特征

NEC是新生儿期的一种严重威胁患儿生命的疾病，也是NICU最常见的胃肠道急症。临床上常表现为腹胀、呕吐、腹泻、便血，严重者以休克及多系统器官功能衰竭为主要临床表现，腹部X线检查以肠壁囊样积气为特征。

2. 病因

病因主要有早产、感染及其炎症反应、缺氧缺血、喂养不当、羊膜早破、产前子痫、妊娠糖尿病、先天性心脏病、围产期窒息以及呼吸衰竭等。

3. 诊断

以下4项特征具备2项者可考虑诊断：①腹胀；②便血；③嗜睡、呼吸暂停、肌张力低下；④肠壁积气。若无NEC影像学及组织学证据，则视为可疑。

4. 治疗

治疗措施为禁食、胃肠减压。治疗原则是使肠道休息，预防进一步损伤，纠正水、电解质和酸碱紊乱，减少全身炎症反应。如果内科治疗无效，可考虑外科治疗，切除坏死小肠，或进行腹腔引流。给予营养支持，重点在于个体化地确定恢复胃肠道喂养的时间。

四、危重新生儿转运

（一）转运指征

新生儿转运的主要对象是高危新生儿，通常以下情况应转运到三级医院 NICU 进行治疗：

1. 出生体重<1500 g 或孕周<32 周；
2. 严重的出生窒息，复苏后仍处于危重状态；
3. 严重呼吸窘迫、频发呼吸暂停，需要辅助通气；
4. 出生后发绀且氧疗不改善、休克或有先天性心脏病；
5. 先天畸形需要立刻外科手术治疗；
6. 严重感染、神经行为异常、频繁惊厥、严重黄疸需要换血、急性贫血、频繁呕吐、腹泻、脱水等。

（二）转运网络的建立

详见第七章第一节"儿童群体保健"相关内容。

（三）转运设备及用品

包括转运车、新生儿转运暖箱、车载呼吸机、监测仪、微量血糖仪、瓶装氧气、负压吸引器、新生儿转运常用品及急救药品。

（四）转运前患者的处理

目前国际上采用 STABLE 模式在转运前对患儿进行处理：S（血糖），维持患儿血糖稳定在正常范围；T（体温），保持患儿体温稳定，给予持续肤温监测；A（气道），评估口腔部和鼻咽部是否通畅，清除患儿呼吸道分泌物，必要时进行气管插管、呼吸机支持；B（血压），皮肤苍白表明酸中毒和灌注不足或血容量过低，即便不存在出血史，也应高度警惕内出血，血压偏低时应用多巴胺和多巴酚丁胺静脉维持；L（基本实验室检查）；E（情感支持），向患儿法定监护人解释目前患儿病情及转运途中可能会发生的各种意外情况，征得其同意及签字后及时转运。

（五）转运途中的监护与救治

包括体温监测，保持气道开放，放置心电监护电极持续监测心电、血压，以及对相关症状和体征的观察处理。

参考文献

[1] 邵肖梅，叶鸿瑁，丘小汕. 实用新生儿学. 4 版. 北京：人民卫生出版社，2015.

[2] 沈晓明，王卫平. 儿科学. 7 版. 北京：人民卫生出版，2008.

[3] 石淑华，戴耀华. 儿童保健学. 3 版. 北京：人民卫生出版社，2014.

[4] 北京市卫生局. 北京市结核病防治工作规范（2013 年版）（京卫疾控发〔2013〕39 号）. 2013.

[5] 广东省疾病预防控制中心. 广东省乙型病毒性肝炎疫苗接种指引（试行）. 华南预防医学，2013，39（1）：92-93.

第十二节　中医儿童保健

学习目标：

1. 掌握儿童常见病中医诊治及预防调护方法。
2. 了解中医诊疗技术在儿童健康促进中的作用。
3. 了解儿科常用中医外治法。

一、中医诊疗技术在儿童健康促进中的作用

中医是中华民族千年来认识生命、维护健康、防治疾病的文化精髓，在护养方面有着独到的见解。从明代万全的"育婴四法"、北齐徐之才的"逐月养胎法"、《陈氏小儿病源方论》中的"养子十法"，到现代中医学提出的"辨体养子"保健理念，中医学在预防疾病、强身健体方面起到十分重要的作用。在先辈护养生命的基础上，运用中医理论，发挥中医"未病先防，欲病早治，既病防变，已病防复"的优势特色，必将为广大儿童的身心健康带来福祉。

二、儿科常用的中医诊治方法

（一）中医诊断方法

1. 望诊

（1）整体望诊：包括望神、色、形、态四部分。

1）望神：察目是望神的重点。

2）望色：正常肤色为红润、有光泽，略微带黄，或肤色较白，白里透红。

面呈红色，多主热证。

面呈白色，多主寒证、虚证。

面呈黄色，多为体虚、湿盛。

面呈青色，主寒、主痛、主惊、主瘀。

面呈黑色，主寒证、水饮内停。

3）望形体：按顺序观察头囟、躯干、四肢、毛发、指甲等部位。

4）望姿态：喜伏卧者，多为内伤乳食；喜蜷卧者，多为内寒或腹痛；端坐喘促、痰鸣哮吼者，多为哮喘；气促鼻煽、胸肋凹陷者，常为肺炎喘嗽。

（2）局部望诊：重点望舌象及指纹。

1）舌象：正常舌象为淡红舌，薄白苔。

2）看指纹（图7-12-1）：看指纹是观察3岁以下小儿示指桡侧前缘的浅表静脉，第一节为风关，第二节为气关，第三节为命关。正常指纹淡紫隐隐而不显于风关以上。

病后指纹：浮沉分表里，红紫辨寒热，淡滞定虚实，三关测轻重。

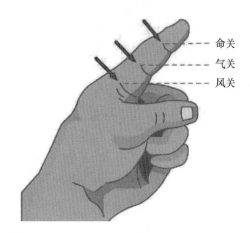

图 7-12-1　看指纹示意图

2. 闻诊

包括听声音和嗅气味。

3. 问诊

包括问年龄、问性别、问寒热、问头身、问二便、问胸腹、问饮食、问睡眠、问汗以及问其他。

4. 切诊

小儿脉诊采用"一指定三关"的方法，3 岁以下者不采用脉诊。浮沉分表里，迟数辨寒热，有力、无力定虚实。

（二）儿科常用中医外治法

1. 小儿捏脊疗法（图 7-12-2）

（1）适应证：疳证、遗尿、婴儿泄泻、反复呼吸道感染以及脾胃虚弱的患儿。也可用于儿童保健，增强体质。

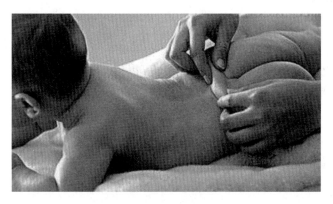

图 7-12-2　小儿捏脊疗法示意图

（2）操作方法：用拇指指腹与示指、中指指腹对合，夹持肌肤，拇指在后，示指、中指在前。然后示指、中指向后捻动，拇指向前推动，沿脊柱两旁由下而上连续地夹提肌肤，边捏边向项枕部推移。在捏脊的过程中，用力拎起肌肤，称为"提法"。每捏 3 次提一下，称"捏三提一法"；每捏 5 次提一下，称"捏五提一法"；也可以单捏不提。其中，单捏不提法刺激量较轻，"捏三提一法"刺激最强。重复 3～5 遍后，再按揉肾俞穴 2～3 次。一般每天或隔天捏脊 1 次，6 次为一个疗程。

2. 针四缝（图 7-12-3）

（1）适应证：俗称"挑积"，其位置在示、中、无名及小指四指中节，常用于小儿疳证、厌食等。

（2）操作方法：局部皮肤消毒后，用三棱针刺第 2～5 指掌侧近端指关节的中央，约 1 分深，点刺出血或挤出少许黄色透明黏液即可。

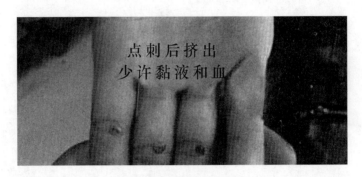

图 7-12-3　针四缝示意图

3. 拔火罐

（1）适应证：适用于小儿感冒、肺炎喘嗽、落枕、腹痛、哮喘、泄泻等。

（2）方法：用镊子夹 95％的乙醇棉球，点燃后在罐内绕 1～3 圈后退出，并迅速将罐子扣在应拔的部位上。儿童留罐 3～5 分钟，待施术部位的皮肤充血、瘀血时，将罐取下。起罐时，一般用左手夹住火罐，右手拇指或示指在罐口旁边轻按压一下，使空气进入罐内，即可将罐取下。取罐以轻缓为宜。

4. 其他

如穴位敷贴、耳穴压豆、耳尖放血、中药熏洗法、刮痧疗法、爆灯火疗法、天灸疗法等。

三、中医儿科常见疾病的诊治及预后调护

（一）感冒

1. 概述

感冒是感受外邪引起的一种常见的外感疾病，以发热、鼻塞流涕、打喷嚏、咳嗽为主要临床特征。感冒又称伤风。

2. 证治分类

（1）风寒感冒

证候：发热轻，恶寒，无汗，头痛，鼻流清涕，打喷嚏，咳嗽，口不渴，咽部不红

肿，舌淡红，苔薄白，脉浮紧或指纹浮红。

治法：辛温解表。

方药：荆防败毒散加减。

（2）风热感冒

证候：发热重，恶风，有汗或少汗，头痛，鼻塞，鼻流浊涕，打喷嚏，咳嗽，痰稠、色白或黄，咽红肿痛，口干渴，舌质红，苔薄黄，脉浮数或指纹浮紫。

治法：辛凉解表。

方药：银翘散加减。

（3）暑邪感冒

证候：发热，无汗或汗出热不解，头晕，头痛，鼻塞，身重困倦，胸闷泛恶，口渴心烦，食欲不振，或有呕吐、泄泻，小便短黄，舌质红，苔黄腻，脉数或指纹紫滞。

治法：清暑解表。

方药：新加香薷饮加减。

（4）时邪感冒

证候：起病急骤，全身症状重。高热，恶寒，无汗或汗出热不解，头痛，心烦，目赤咽红，肌肉酸痛，腹痛，或有恶心、呕吐，舌质红，舌苔黄，脉数。

治法：清热解毒。

方药：银翘散合普济消毒饮加减。

（二）咳嗽

1. 概述

咳嗽是小儿常见的一种肺系病证。有声无痰为咳，有痰无声为嗽，有声有痰谓之咳嗽。

2. 证治分类

（1）外感咳嗽

1）风寒咳嗽

证候：咳嗽频作、声重，咽痒，痰白清稀，鼻塞流涕，恶寒无汗，发热头痛，全身酸痛，舌苔薄白，脉浮紧或指纹浮红。

治法：疏风散寒，宣肺止咳。

方药：金沸草散加减。

2）风热咳嗽

证候：咳嗽不爽，痰黄黏稠，不易咯出，口渴咽痛，鼻流浊涕，伴有发热恶风，头痛，微汗出，舌质红，苔薄黄，脉浮数或指纹浮紫。

治法：疏风解热，宣肺止咳。

方药：桑菊饮加减。

（2）内伤咳嗽

1）痰热咳嗽

证候：咳嗽痰多，色黄黏稠，难以咯出，甚则喉间痰鸣，或有发热口渴，烦躁不宁，尿少色黄，大便干结，舌质红，苔黄腻，脉滑数或指纹紫。

治法：清肺化痰止咳。

方药：清金化痰汤加减。

2）痰湿咳嗽

证候：咳嗽重浊，痰多壅盛，色白而稀，喉间痰声辘辘，胸闷纳呆，神乏困倦，舌淡红，苔白腻，脉滑。

治法：燥湿化痰止咳。

方药：三拗汤合二陈汤加减。

3）气虚咳嗽

证候：咳而无力，痰白清稀，面色苍白，气短懒言，语声低微，自汗怕冷，舌淡嫩，边有齿痕，脉细无力。

治法：健脾补肺，益气化痰。

方药：六君子汤加味。

4）阴虚咳嗽

证候：干咳无痰，或痰少而黏，或痰中带血，不易咯出，口渴咽干，喉痒，声音嘶哑，午后潮热或手足心热，舌红，少苔，脉细数。

治法：养阴润肺，兼清余热。

方药：沙参麦冬汤加减。

（三）哮喘稳定期

1. 概述

哮喘是由多种原因引起的小儿时期常见的肺系疾病。哮指声响言，喘指气息言，哮必兼喘，故通称哮喘。

2. 证治分类（缓解期）

（1）肺脾气虚

证候：多反复感冒，气短自汗，咳嗽无力，面白少华，神疲懒言，形瘦纳差，大便溏，舌质淡，苔薄白，脉细软。

治法：健脾益气，补肺固表。

方药：人参五味子汤合玉屏风散加减

（2）脾肾阳虚

证候：面色苍白，形寒肢冷，脚软无力，动则气短心悸，腹胀纳差，大便溏泄，舌质淡，苔薄白，脉细弱。

治法：健脾温肾，固摄纳气。

方药：金匮肾气丸加减。

（3）肺肾阴虚

证候：咳嗽时作，喘促乏力，面色潮红，夜间盗汗，消瘦气短，手足心热，夜尿多，舌质红，苔花剥，脉细数。

治法：养阴清热，补益肺肾。

方药：麦味地黄丸加减。

3. 预防与调护

三伏天灸：选用温热类药物，于夏季初伏、二伏、三伏贴敷肺俞、膏肓、膻中穴，作为缓解期治疗。

（四）反复呼吸道感染

1. 概述

反复呼吸道感染是指根据不同的年龄段，呼吸道感染每年发病在一定次数以上者。以感冒、乳蛾、咳嗽、肺炎喘嗽在一段时间内反复发生、经久不愈为主要临床特征。反复呼吸道感染患儿简称"复感儿"。古代医籍的虚人感冒、体虚感冒与本病相似。

2. 临床诊断

（1）0~2岁小儿，每年上呼吸道感染7次以上，下呼吸道感染3次以上；3~5岁小儿，每年上呼吸道感染6次以上，下呼吸道感染2次以上；6~12岁小儿，每年上呼吸道感染5次以上，下呼吸道感染2次以上。

（2）上呼吸道感染第2次距第1次至少要间隔7天。

（3）若上呼吸道感染次数不足，可加上、下呼吸道感染次数来诊断；反之则不成立。需观察1年。

3. 证治分类

（1）营卫失和，邪毒留恋

证候：反复感冒，恶寒怕热，不耐寒凉，平时汗多，肌肉松弛；或伴有低热，咽红不消退，扁桃体肿大；或肺炎喘嗽后久不康复；舌淡红，苔薄白或花剥，脉浮数无力，指纹紫滞。

治法：扶正固表，调和营卫。

方药：黄芪桂枝五物汤加减。

（2）肺脾两虚，气血不足

证候：屡受外邪，咳喘迁延不已或愈后又作，面黄少华，厌食或恣食肥甘生冷，肌肉松弛，或大便溏薄，咳嗽多汗，唇色淡，舌质淡红，脉数无力，指纹淡。

治法：健脾益气，补肺固表。

方药：玉屏风散加味。

（3）肾虚骨弱，精血失充

证候：反复感冒，甚则咳喘，面白无华，肌肉松弛，动则自汗，寐则盗汗，睡不安宁，五心烦热，立、行、齿、发、语迟，或鸡胸龟背，舌苔薄白，脉数无力。

治法：补肾壮骨，填阴温阳。

方药：补肾地黄丸加味。

4. 预防与调护

（1）经常用银花甘草水或生理盐水漱口，每日2~3次。

（2）推拿疗法、穴位贴敷等。

（五）厌食

1. 概述

厌食是小儿时期的一种常见病证，临床以较长时期厌恶进食、食量减少为特征。本病可发生于任何季节，但长夏暑湿当令之时，常使症状加重。各年龄儿童均可发病，临床尤以1~6岁小儿为多见。

2. 证治分类

（1）脾失健运

证候：食欲不振，食而乏味，甚则厌恶进食，偶尔多食或强迫进食后可致脘腹饱胀或嗳气泛恶，大便不调，形体正常或偏瘦，精神正常，舌淡红，苔薄白或薄腻，脉尚有力。

治法：调和脾胃，运脾开胃。

方药：不换金正气散加减。

（2）脾胃气虚

证候：不思进食，食而不化，大便偏稀夹不消化食物，面色少华，形体偏瘦，神倦乏力，舌质淡，苔薄白，脉缓无力。

治法：健脾益气，佐以助运。

方药：异功散加味。

（3）脾胃阴虚

证候：不思进食，食少饮多，口舌干燥，皮肤欠润，形体偏瘦，小便短黄，大便干结，甚或烦躁少寐，手足心热，舌红少津，苔少或花剥，脉细数。

治法：滋脾养胃，佐以助运。

方药：养胃增液汤加减。

3. 其他疗法

（1）针四缝：每周 1 次，3 次为一疗程。

（2）捏脊疗法：每 3 天 1 次，6～8 次为一疗程。

（六）疳证

1. 概述

疳证是由于喂养不当或多种疾病影响，使脾胃受损、气液耗伤而形成的一种慢性病证。临床以形体消瘦，面色无华，毛发干枯，精神萎靡或烦躁，饮食异常，大便不调为特征。

2. 证治分类

（1）疳气

证候：形体略瘦，体重不增，面色少华或微黄，毛发稀疏，食欲不振，或多食多便，精神正常或欠佳，易发脾气，大便干稀不调，舌质略淡，苔薄微腻，脉细有力。

治法：调脾健运。

方药：资生健脾丸加减。

（2）疳积

证候：形体明显消瘦，面色萎黄无华，肚腹膨胀，甚则青筋暴露，毛发稀疏结穗，困倦思睡或精神烦躁，夜卧不宁，或见揉眉挖鼻，吮指磨牙，动作异常，食欲不振，大便夹不化食物残渣、味酸臭，舌淡苔腻，脉沉细而滑。

治法：消积理脾。

方药：肥儿丸加减。

（3）干疳

证候：形体极度消瘦，皮肤干瘪起皱，大肉已脱，皮包骨头，面呈老人貌，毛发干枯，面白无华，精神萎靡，啼哭无力，腹凹如舟，杳不思食，大便稀溏或便秘，或伴低热，舌淡嫩，苔少，脉细弱。

治法：补益气血。

方药：八珍汤加减。

3. 其他疗法

包括针四缝、捏脊疗法，同厌食。

4. 案例分析

麦某，女，3 岁，因"食欲不振、夜啼不宁 10 天"就诊。

患儿近 10 余日来食欲不振，进食量少，烦躁易怒，夜寐哭闹不安，夜间磨牙，汗出较多，舌苔黄腻，脉滑数。证属食积不化，内生湿热。治宜消食安中，清热化湿。

方药：焦山楂 10 g，焦神曲 10 g，焦麦芽 10 g，莱菔子 10 g，鸡内金 10 g，藿香 10 g，佩兰 10 g，木香 3 g，莲子心 3 g，白豆蔻 6 g，赤芍 3 g，黄连 2 g。共 5 剂，同时予以针四缝，并配合小儿捏脊，每日 1 次。

经治疗后，患儿胃纳好转，每餐可进食一碗饭，夜卧安宁，汗出净，无夜间磨牙。

按：小儿脾常不足，乳食不知自节。若调护失宜，喂养不当，则易为乳食所伤。伤于食者，多因饮食喂养不当，偏食嗜食，暴饮暴食，或过食膏粱厚味、煎炸炙煿，或贪食生冷、坚硬难化之物，或添加辅食过多过快。盖胃主受纳，为水谷之海，其气主降；脾主运化，为生化之源，其气主升。若乳食不节，脾胃受损，受纳运化失职，升降失调，宿食停聚，积而不化，则成积滞。正如《证治准绳·幼科·宿食》所说："小儿宿食不消者，胃纳水谷而脾化之，儿幼不知搏节，胃之所纳，脾气不足以胜之，故不消也。"

参考文献

[1] 汪受传. 中医儿科学. 北京：中国中医药出版社出版，2003：56-147.

[2] 朱文峰. 中医诊断学. 北京：中国中医药出版社出版，2008：32-162.

[3] 罗笑容，许尤佳. 中西医结合儿科学. 2 版. 北京：科学出版社，2008：17-38.

第八章　妇女保健

第一节　妇女群体保健

学习目标：

1. 掌握妇女群体保健工作内容。
2. 掌握妇女常见病筛查及"两癌"筛查组织管理。
3. 熟悉妇女常见病筛查及"两癌"筛查主要指标。
4. 熟悉女职工保健组织管理的主要内容。

妇女群体保健是妇女保健工作的重要组成部分。妇女群体保健主要是通过掌握影响辖区妇女健康的危险因素和主要健康问题，有针对性地制定并落实相关技术规范和工作要求，开展辖区妇女群体业务指导、培训和评估等工作，整体提高辖区妇女群体保健工作质量，对影响妇女健康的疾病做到早发现、早诊断、早治疗，以达到预防疾病发生，减轻疾病危害程度，最终保障妇女生殖健康的目的。

一、妇女群体保健工作内容

1. 为卫生健康主管部门制定辖区妇女保健工作发展规划、工作规范及技术标准提供技术支持。
2. 负责辖区妇女保健工作常规的制定、实施和技术指导。
3. 负责制定辖区妇女保健工作的年度考核评估办法并组织实施。
4. 受卫生健康主管部门委托，开展辖区妇女常见病筛查、女职工劳动保护等业务指导、督导和质量控制。
5. 对辖区从事妇女保健医疗服务工作的相关人员进行培训，推广适宜技术。
6. 负责妇女保健相关数据的收集、质量控制与统计分析，并提出改进建议。
7. 掌握辖区妇女常见健康问题和疾病的流行病学特征，开展研究，提出有针对性的干预措施。

二、妇女常见病筛查管理

妇女常见病筛查是妇女常见病防治的重要内容，是以筛查宫颈癌、乳腺癌为重点的保障妇女健康的重要公共卫生服务，是妇女群体保健工作的重要组成部分。通过妇女常见病筛查，达到早期发现、早期诊断、早期治疗宫颈癌和乳腺癌，以及防治其他妇女常见病的目的。妇女常见病筛查的管理主要包括以下几方面内容。

（一）健全筛查网络

妇幼保健工作的开展有赖于我国健全的妇幼保健服务网络。在实施妇女常见病筛查过程中，首先要健全筛查的两个网络：一是服务网络，二是管理网络。

1. 服务网络

包括社区卫生服务站/村卫生室，主要负责筛查对象的健康教育与宣传动员；初筛机构通常是基层医疗保健机构，主要负责筛查的临床检查、筛查结果登记、筛查阳性病例的转诊等；诊治机构通常是二级以上综合医院或专科医院，负责筛查阳性病例的后续诊断及治疗。

2. 管理网络

包括社区卫生服务中心/乡卫生院，主要负责筛查对象基本信息登记、上报，协助做好筛查阳性病例的随访；区县级妇幼保健机构，负责本辖区筛查项目的日常管理、人员培训、筛查质量督导检查、筛查信息的汇总统计等；省（市）级妇幼保健机构，负责全省（市）筛查工作的技术指导，制定技术与管理规范和质控标准，负责筛查、诊断专业人员的培训考核，全省（市）筛查质量的督导检查，以及全省（市）筛查诊断信息的汇总分析与反馈。

（二）制定筛查方案

1. 确定目标人群和筛查目标

在健全筛查网络和健康服务体系的基础上，应根据当地妇女常见病发病情况、人口分布、人群的可及性和对相关服务利用情况，来确定筛查的目标人群。对目标人群外的妇女筛查或同一妇女重复筛查均会降低项目实施的有效性，因此，为有效降低宫颈癌和乳腺癌的发病率和死亡率，应尽可能扩宽覆盖面，对尽可能多的目标人群进行筛查和癌前病变的治疗。应根据当地目标人群的数量来计算和评估在筛查间隔范围内需要筛查的人数，并根据筛查目标和当地服务能力，确定每年本地区需要筛查的人数。

2. 确定筛查方法和筛查模式

为提高筛查效果，应根据需求评估结果，选择当地能够承担的、有循证依据的筛查方法，并根据选择的筛查方法确定筛查间隔。

根据当地医疗保健机构的服务能力，确定适合当地的筛查模式。如是当地乡镇卫生院具备筛查能力，县级医疗保健机构具备诊断治疗能力，则可以选择乡镇卫生院先进行初筛，县级医疗保健机构进行诊断和治疗；如果当地乡镇卫生院没有筛查能力，则可以选择县级医疗机构组成筛查流动小组，深入到各乡镇开展筛查。

（三）提供相关服务和建立转诊机制

各地区卫生行政部门应根据本地区的实际情况，建立随访和转诊网络，明确初筛和诊断治疗机构，加强对初筛及诊断结果异常/可疑者的随访或治疗。

1. 初筛机构主要职责

对未发现异常情况者，提出定期筛查建议及预防保健指导；对筛查发现异常/可疑者，应当进行追踪随访，并提出进一步检查、诊断或转诊的建议；对筛查发现疾病并已明确诊断者，提出治疗或转诊的建议。在转诊时应当提供转诊对象的基本信息及相关检查资料，填写转诊单。初筛机构不具备细胞涂片染色和阅片能力的，应当将涂片送至指定的接诊机构进行诊断。初筛机构获得接诊机构反馈的结果后，应当在3个月内对异常/可疑病例进行随访，督促其进行进一步检查及治疗，并完成"两癌"检查项目个案登记表的填写。

2. 接诊机构主要职责

承担宫颈细胞学检查阅片以及阴道镜、乳腺X线和组织病理学检查的接诊机构，应当指定专人接待转诊对象，对初筛结果异常者进行进一步诊治，并及时将检查结果反馈至初筛机构。

（四）开展人员能力建设

加强人员培训与考核，建立一支专业队伍是做好妇女常见病筛查工作的基础。首先要明确所需人员专业范围，制定相应人员标准。例如，开展"两癌"筛查需要妇科、阴道镜、细胞学、病理、乳腺临床、乳腺彩超、乳腺X线、信息管理等专业人员，应明确这些专业人员资质，包括学历、职称、工作年限、专项培训经历等。

其次，制订培训计划/培训方案、培训大纲及要求。明确不同专业人员从事相应岗位工作需要接受培训及考核的内容、形式、课时及培训周期等，明确培训目的和需要掌握、熟悉、了解的具体知识和技能，组织实施培训并考核培训效果。

（五）建立经费保障机制

在妇女常见病筛查工作实施过程中，经费保障是关键。可通过筛查成本效益评估，建立经费投入的长期保障机制，从制度上保障筛查工作的顺利实施。

（六）加强信息管理

1. 原始数据采集

（1）开展妇女常见病筛查的医疗保健机构是妇女病筛查原始数据的采集点。

（2）原始数据采集内容：病史采集，包括月经史、避孕史、孕产史、既往史（妇科及乳腺病史）、个人史、家族肿瘤史等信息；临床检查，包括妇科检查及乳腺检查；基本辅助检查，包括宫颈细胞学检查和（或）人乳头瘤病毒（HPV）检测、阴道分泌物检查、乳腺超声检查和（或）乳腺X线检查等。

2. 相关数据收集上报

（1）承担妇女常见病筛查工作的医疗保健机构负责建立妇女常见病筛查工作的相关登记，填写妇女常见病筛查个案登记及各类表卡，定期上报辖区妇幼保健机构。

（2）各级妇幼保健机构协助卫生健康主管部门，负责本辖区妇女常见病筛查信息的收集、汇总整理、分析和上报工作，定期对各级医疗保健机构信息工作进行质量检查。

3. 掌握相关指标

妇女常见病普查及"两癌"筛查的主要指标包括：妇女病普查率（％）、宫颈癌筛查率（％）、乳腺癌筛查率（％）、妇女病检出率（％）、宫颈癌前病变检出率（/10万）、宫颈癌检出率（/10万）、宫颈癌早诊率（％）、乳腺癌检出率（/10万）、早期乳腺癌检出比例（％）、滴虫性阴道炎检出率（％）、外阴假丝酵母菌性阴道炎检出率（％）、细菌性阴道病检出率（％）等。

（七）开展督导和质量控制

开展督导和质量控制的目的是推进筛查的规范实施，发现实施过程中的问题，总结实施过程中的经验教训，为下一步工作提出对策，最终提高筛查管理水平和服务质量，确保筛查工作的顺利开展。

1. 方法和形式

（1）现场督导质控：通过到筛查机构听取工作汇报、查阅相关资料、现场观察、现场考核、现场访谈等方式，了解筛查工作的开展情况及存在的问题。

（2）数据质控：通过利用本辖区上报的数据进行清理、审核，对相关指标进行分析比较，达到对本辖区项目管理及服务质量进行实时监督和质控的目的。

2. 督导质控内容

（1）组织管理：了解各级政府及相关部门对筛查工作的重视程度、组织协调力度、部门协作机制、经费的管理与落实、能力建设、宣传动员、信息管理、文档管理以及相关项目指标的实现情况等。

（2）服务提供：主要包括对妇科检查、宫颈癌筛查方法、阴道镜以及病理检查等方面的督导与质控。每种检查的监督评估内容不仅包括对相关操作流程和结果的督导和质控，同时还应包括对相关设备、环境、服务人员资质、信息数据收集登记以及制度的督导和质控。

三、女职工保健的组织管理

女职工保健是妇女保健的一项重要内容，其特点是在妇女常规保健工作的基础上，结合职业女性的工作特点开展妇女的劳动保护。女职工保健关注职业对妇女身心健康的影响，其基本任务在于预防职业性有害因素对女职工健康，尤其是生殖健康的不良影响。

（一）女职工保健对象

妇女劳动保护不仅包括从事体力劳动的女性工人和农民，女公务员、女教师、女医护人员、女法官、女警察等都是妇女职业劳动保护的对象。

（二）女职工保健主要内容

妇女劳动保护是根据女性生理特点而进行的特殊保护，即保护女职工在生产、工作中的安全与健康；此外，女性负有繁衍后代的职能，应特别注意保护下一代的健康。

1. 月经期劳动保健

月经期保健的关键在于预防感染。因此，在女职工中应积极宣传普及月经期卫生知识，如禁止性生活、勤换卫生巾、注意外阴清洁、避免盆浴、注意保暖和休息等。

2. 孕期劳动保健

（1）孕前保健主要包括：积极开展优生优育的宣传和咨询，对女职工进行妊娠知识的健康教育等。

（2）孕早期保健主要包括：及早发现妊娠，尽快脱离职业有害物质暴露，若已暴露在有害环境中，应对致畸风险进行评估；对接触可疑具有发育毒性物质的女职工，应按照高危妊娠进行管理，给予营养和卫生指导，进行系统的医学观察和检查等。

（3）孕中期保健主要包括：定期进行产前检查，除常规的产前检查外，还应针对怀孕女职工所接触的有害因素进行职业病学检查；进行孕期保健指导，特别是指导接触有毒化学物质的孕妇应注意补充蛋白质、钙及多种维生素，纠正贫血等。重点是进行产前筛查和诊断，以排除胎儿畸形，加强胎儿生长发育监测。

（4）孕晚期保健主要包括：加强对妊娠并发症和合并症的筛查与管理；预防早产；减轻劳动量，增加工间休息时间，避免加班和安排夜班等。

3. 哺乳期劳动保健

主要包括为保证乳汁不受有毒化学物质污染，必要时应为乳母提供乳汁中有毒有害物质浓度检测；给予母乳喂养、营养和卫生指导等。

4. 更年期劳动保健

主要包括开展健康教育；对更年期症状严重的女职工，适当减轻工作量；对接触有毒物质和噪声的女职工，如更年期综合征症状治疗无效，可考虑暂时调离有毒有害作业。

5. 定期开展妇女常见病筛查

对重点厂矿企业除定期开展妇女常见病筛查工作外，还应开展有毒有害物质暴露水平的监测，对于出现的影响生殖健康的问题，应早发现、早诊断、早干预和早治疗。患有某些妇科疾病的妇女不宜从事某些工作，如慢性附件炎患者不宜从事负重作业，月经异常患者不宜从事接触铅、苯、汞以及其他干扰女性生殖内分泌功能的工作。

（三）我国妇女劳动保护的法律法规

早在新中国成立后的 20 世纪 50 年代初，我国政府就非常重视女职工的卫生与安全，于 1953 年由国务院颁布了《中华人民共和国劳动保险条例》，第一次以法律条款的形式对女职工生育待遇进行了规定。随后，于 1955 年又发布了《国务院关于女工作人员生产假期的通知》。

20 世纪 80 年代后期，我国又先后出台了多部针对女职工生殖健康保护的法律法规，包括 1988 年由国务院颁布实施的《女职工劳动保护规定》（2012 年修订形成《女职工劳动保护特别规定》），1990 年由劳动部颁布实施的《女职工禁忌劳动范围的规定》（2012 年被纳入《女职工劳动保护特别规定》中），1992 年颁布、2005 年修订的《中华人民共和国妇女权益保障法》，以及 1993 年原卫生部、劳动部、人事部、全国总工会、全国妇联联合发布的《女职工保健工作规定》。这些法律法规不仅对女职工在特殊生理期（包括月经期、孕期、产期、哺乳期和更年期）制定了特殊的保护条例，而且还明确了企业对女职工生殖健康保护应负有的职责和义务。

除专门针对女职工制定的法律法规以外，1995 年施行的《中华人民共和国劳动法》、2002 年施行的《中华人民共和国职业病防治法》以及 2004 年施行的《劳动保障监察条例》等也对女职工特殊保护提出了相关的规定。

参考文献

[1] 熊庆，吴康敏. 妇女保健学. 北京：人民卫生出版社，2007.

[2] 王临虹，赵更力. 妇女保健学. 北京：北京大学医学出版社，2008.

[3] 刘筱娴. 妇幼卫生信息管理统计指南. 北京：中国协和医科大学出版社，2013.

[4] 中华人民共和国卫生和计划生育委员会. 全国妇幼卫生调查制度（附件 5）（国卫规划函〔2015〕

392 号）．2015.

[5] 中华人民共和国国务院．女职工劳动保护特别规定（中华人民共和国国务院令［2012］619 号）．
2012.

[6] 熊庆，王临虹．妇女保健学．2 版．北京：人民卫生出版社，2014.

[7] 狄江丽．影响我国女职工生殖健康保护法律法规执行的因素分析．中国劳动卫生职业病杂志，2013，
31（2）：150-152.

第二节　青春期保健

学习目标：

1. 掌握青春期常见问题及防治要点。
2. 掌握青春期常见疾病及防治要点。
3. 熟悉青春期生理、心理及社会特点。

青春期是青少年生长发育的高峰期，也是心理发展的重大转折期，独立性和依赖性、成熟和幼稚并存，容易导致各种生理和心理问题的出现。因此，应当更加关注青春期的健康需求，在出现相应的健康问题之前，给予必要的卫生保健指导和帮助。青春期保健重点是为青春期青少年这一特殊人群提供以健康教育和咨询指导为主要形式的保健服务。咨询指导内容主要包括有关青春期发育和健康的基本知识、提高青春期心理社会适应能力、预防各种青春期常见问题和相关疾病等。

一、青春期生理、心理及社会特点

青春期又称青春发育期，是指第二性征开始发育至生殖器官逐渐发育成熟，获得生殖能力（性成熟）的一段生长发育期。世界卫生组织（WHO）规定，青春期的年龄范围为10～19 岁。

（一）青春期生理特点

1. 体格及功能发育

进入青春期后，身体生长加快，出现了继儿童期后人体生长发育的第二个突增阶段。女性从 10～12 岁开始，身高每年增长 5～7 cm，最多可达 9～10 cm，并在 17～19 岁身高停止生长。而男孩从 13～15 岁开始，身高每年增长 7～9 cm，最多可达 10～12 cm，最终男性的身高比女性高 10 cm 左右。体重在青春期有很大幅度增长，体重的突增时间比身高晚 1～2 年，但体重的突增高峰不如身高的明显。青春期肌肉发育也逐渐加快，肌肉发育的高峰紧随身高生长高峰之后出现。由于男孩和女孩体内睾酮水平差异，肌肉的发育从 12 岁左右就开始两性分化，至青春期结束时，男性肌肉重量比女性多 50％以上。

2. 内分泌的变化特点

女童期时下丘脑-垂体-卵巢轴一直处于受抑制的状态，性激素分泌很少。青春期后，

中枢神经系统的抑制作用随着下丘脑的发育成熟而逐渐减弱或消失。分泌的促性腺激素释放激素逐渐增多，作用于垂体，使垂体分泌的黄体生成素（luteinizing hormone，LH）及卵泡刺激素（follicle-stimulating hormone，FSH）逐步增多；同时，在体内脂肪含量增加、松果体以及肾上腺等多方面因素的作用下，少女的性腺开始发育，雌激素及孕激素的分泌迅速上升，青春期发育开始启动。随着卵巢的逐渐发育成熟，血中 FSH、LH 及雌激素、孕酮的浓度逐渐接近青年女子月经周期的典型变化。青春期男孩体内雌二醇也有少量的增加，但睾酮显著增加，并与生长突增相联系，在性成熟期其血浆睾酮水平可达成人水平（10.41～41.61 nmol/L）。

3. 性发育

性发育是青春期女孩和男孩的主要特征，具体反映在生殖器官发育、第二性征发育和月经初潮/精子生成 3 个方面。同伴关系是社会化发展中的重要元素，需要家长和教师、医务工作者加以关注。

（1）生殖器官发育：女孩在体内性激素的作用下，卵巢和子宫先开始发育，功能日趋完善。卵巢具有了周期性排卵和分泌性激素的功能。子宫增大，尤其是子宫体明显增大，阴阜隆起，阴毛出现，大阴唇变肥厚，小阴唇变大且有色素沉着。阴道的长度及宽度增加，阴道黏膜增厚，出现皱襞，阴道内环境由碱性变为酸性，并开始排出分泌物（白带）。男孩在睾酮作用下出现睾丸增大，同时附睾、精囊和前列腺增大，阴囊变薄且血管增多，阴囊处出现色素沉着，阴茎增长、增粗。

（2）第二性征发育：一般开始年龄为 8～13 岁，平均开始于 11 岁。女孩主要表现在乳房隆起、阴毛和腋毛出现、骨盆变宽及臀部变大等。乳房发育是女性进入青春期的第一信号。男孩肌肉结实，喉结突出，声音变得低沉、粗犷，长出胡须，汗毛加重，阴毛和腋毛开始生长，由于雄激素作用易发生痤疮。

（3）月经初潮/精子生成：少女出现第一次生理性子宫出血称为月经初潮，它是女孩性成熟过程中的一项重要标志。初潮年龄大致在 11～16 岁。初潮后第 1～3 年，月经周期常不规则，一般到 18 岁卵巢发育方达成熟。男孩在睾酮、FSH 和 LH 的作用下，睾丸的生精细胞逐渐发育成熟为精子，可发生射精，出现遗精。

（二）青春期心理及社会特点

青春期心理发展主要在自我意识、认知发展、性意识发展及社会适应性等方面表现出显著特点。

1. 自我意识的发展

青春期成人感和独立意向增强，自我意识的强度和深度不断增加，主观自我和客观自我由最初的混沌状态开始逐渐分化，自我评价逐渐趋于成熟。

2. 认知发展

青少年抽象逻辑思维能力不断增强，系统思考问题的逻辑关系的能力增强，而且思维的独立性、批判性、创造性都有显著的提高。青少年逐步开始用批判的眼光来看待周围事物，有独到见解，喜欢质疑和争论。

3. 社会化发展

青春期是个体社会化发展的重要阶段，家庭和学校在青少年社会化过程中起着十分重要的作用。

4. 性意识的萌发与发展

性意识是指青少年在性生理变化趋向成熟的过程中产生的，关注性别特征、两性交往、接近异性和产生性需要等一种特殊的心理变化。性生理发育促使青少年性意识的萌生和发展。

二、青春期常见问题及防治

（一）青春期的营养需要及膳食指导

青春期是体格和智力发育的关键时期，充足的营养摄入可以保证其体格和智力的正常发育，为成人时期乃至一生的健康奠定良好的基础。青春期若长期能量供给不足，发展下去可出现体重下降，生长速度变慢，学习能力低下等；若长期供过多，则容易引起肥胖症。所以应强调合理膳食、均衡营养，摄入充足的蛋白质、适量的脂肪和碳水化合物、维生素及矿物质，养成良好的饮食习惯，三餐定时定量，保证早餐的质和量，避免盲目节食，积极开展运动，保持适宜的体重增长。

防治要点：加强健康宣传教育，合理膳食、均衡营养，摄取足够的能量，培养良好的饮食习惯，加强青春期青少年的营养教育。

（二）贫血

WHO 对青少年贫血的诊断标准为：①5～11 岁儿童，Hb<115 g/L；②12～14 岁儿童，Hb<120 g/L；③>15 岁非妊娠妇女，Hb<120 g/L；④>15 岁男性，Hb<130 g/L。青春期男孩和女孩所患的贫血，大多属于缺铁性贫血。

防治要点：①加强宣传教育，提高公众对贫血的防治意识。②均衡膳食，选择含铁量高和铁吸收率高的食物，膳食中加醋或口服维生素 C 等可促进铁的吸收。③辅以铁强化食品，如强化饼干、面粉、酱油、盐、糖等。④中度以上贫血应给予铁剂治疗。⑤对于身体其他系统疾病如消化道疾病、肠道寄生虫感染及月经不调等引起的贫血，应积极治疗原发病。

（三）痛经

痛经是指月经期间发生的、明显的下腹部痉挛性疼痛，有时疼痛会放射到会阴部、腰骶部，伴有全身不适，严重者可伴发恶心、呕吐、腹泻、头晕、乏力，并影响生活和工作。痛经分为原发性痛经和继发性痛经。原发性痛经指生殖器官无器质性病变的痛经，占痛经的 90% 以上，继发性痛经指盆腔器质性病变引起的痛经。少女痛经多为原发性痛经。

防治要点：加强健康教育；加强营养和体质锻炼，经期保持有规律的生活，保证充足的睡眠；注意经期卫生，避免剧烈运动，防止过劳及受寒；对症治疗。

（四）青春期性行为和青春期妊娠

近几十年来，女性和男性初次发生性行为的平均年龄不断提前，越来越多的少女面临妊娠的危险。青春期妊娠也称少女妊娠。青春期妊娠对少女的身体和心理健康都有非常大的影响，孕产妇死亡率高，易发生宫颈裂伤、子宫出血、盆腔感染和自卑心理，严重者抑郁而有自杀现象。过早性生活也会增加男孩和女孩罹患性病的风险，容易导致社会和心理问题。

防治要点：开展青春期性生理、性心理知识教育以及性道德和法制教育，让青少年了解婚前性行为的危害，避免婚前性行为的发生，呼吁媒体、家庭、学校和健康中心注意开展性健康教育，普及性知识。同时，应进行正确的避孕教育，让青少年能选择适当的避孕措施。应该向他们提供足够的相关信息，包括了解各种避孕措施的避孕效果、正确使用方法和常见不良反应。

（五）青春期生育力保护

所谓的生育力保护，即保护自己孕育新生命的潜能。它既是身体健康的标志，也是今后生儿育女、获取人生幸福的前提条件。随着少女性行为平均年龄逐渐提前，必须从青春期就开始加强生殖健康和生育力保护科普宣教。

生育力的保护要点：养成良好的生活习惯，全面系统地学习避孕方法，正确看待两性关系，预防性传播疾病等。除了学校常规的性教育课程之外，还要宣传和支持生育力保护等课程。

（六）青春期抑郁症

青春期抑郁症是由社会心理因素引起的一种情绪障碍，好发于13～18岁阶段，以女孩多见。青春期抑郁症的表现常早晨较重、晚上较轻，有明显的昼夜节律性变化。

治疗原则：青春期抑郁症的治疗是基于对个人和家庭的综合评价后给予的治疗，包括心理咨询、心理治疗、家庭治疗，以及抗抑郁药物治疗。

预防措施：加强青少年心理健康教育，提高青少年自我心理素质；创造良好的家庭情感气氛，帮助青少年掌握必要的生活自理和独立处理问题的能力；加强校园文化建设，促进心理咨询工作的开展。

（七）青春期焦虑症

青春期焦虑症的表现可因人而异，会严重危害青少年的身心健康，长期处于焦虑状态还会诱发神经衰弱症，因此必须积极预防和及时予以合理治疗。

主要治疗措施：心理咨询和辅导，心理治疗如认知干预法、行为放松训练等，以及抗焦虑药物治疗。

预防措施：注重培养青少年对负面事件的正确态度；学校应改善教育方法，注重素质教育，适当地减轻学习压力，丰富学生生活，使青少年保持良好的情绪状态；应重视心理咨询工作的开展。

（八）意外伤害

青春期少年由于经历少而独立意向过快发展，容易过高估计自己的能力，易冲动和蛮干，因此青春期是车祸、溺水、斗殴和锻炼损伤等意外伤亡的高发时期。

预防措施：帮助青少年提高认识，明辨是非，加强游泳和体育锻炼安全、交通法规和法律教育，树立正确的人生观，既要有敢想敢做的精神，又要正确估计自己，把他们引导到正确的发展轨道上。

三、青春期常见疾病的防治

（一）异常子宫出血

青春期异常子宫出血大多数是由于月经周期、月经量及持续时间的异常。

　　防治要点：①加强营养和体育锻炼以增强体质，合理安排生活与学习，保持良好的作息制度；②青春期异常子宫出血的治疗原则是先止血，然后调整月经周期至排卵功能恢复，其目的是使少女的下丘脑-垂体-卵巢性腺轴的功能逐步成熟，建立正常的排卵性周期。

（二）闭经

　　青春期闭经可分为原发性和继发性闭经两类。女性年龄超过 16 岁，第二性征已发育，或年龄超过 13 岁，第二性征仍未发育，且无月经来潮者，称为原发性闭经。曾经建立正常月经，但以后因某些病理性原因月经停止 6 个月以上者，或按自身原来月经周期计算停经 3 个周期以上者，称为继发性闭经。

　　防治要点：①凡年满 15 岁仍无月经来潮者应引起高度重视。如果全身及第二性征发育接近正常，可观察等待半年至 1 年，同时，应注意营养和合理地安排生活、学习。如果发育显示迟缓或无第二性征发育，应及早就医，进行全身检查，明确闭经的原因。②继发性闭经超过 6 个月者，应积极查明病因，给予针对性的治疗。

（三）青春期性发育异常

　　青春期性发育异常包括性早熟和青春延迟。性早熟是指女童在 8 岁以前出现乳房增大、阴毛、腋毛等第二性征的 1 种或 1 种以上者，或月经初潮开始于 10 岁以前者。男孩的第二性征或性发育早于 9 岁被认为是性早熟。性早熟分为真性性早熟和假性性早熟。青春延迟是指超过正常青春期开始平均年龄 2.5 个标准差以上尚无性成熟表现者，又称性延迟。通常指女孩在 13 岁以后乳房尚未开始发育，或 15 岁时仍无月经初潮；男孩在 14 岁仍未开始青春期性发育，或睾丸开始增大 4.5～5 年后性发育仍不能按期完成者。常见病因有体质性青春延迟、低促性腺激素性性腺功能低下和高促性腺激素性性腺功能低下。

　　防治要点：

　　（1）性早熟的治疗原则：应尽早就医，明确病因。需针对病因治疗，同时应早期抑制第二性征的发育；延缓骨成熟的时间，防止骨骺线早期闭合所导致的身材矮小；防止患儿和家长出现心理和社会适应障碍；预防性伤害、性行为紊乱和妊娠。

　　（2）青春延迟的治疗原则：注意营养均衡。原则上体质性青春延迟不需要特殊处理，可等待观察，但后两者应给予积极纠正和调整，若合并中枢神经系统肿瘤，考虑手术切除。

（四）青春期盆腔炎性疾病和性传播疾病

　　盆腔炎性疾病一般发生在性活跃期、有性生活的女性，随着青春期女孩和男孩初次性生活平均年龄提前，青春期女孩发生盆腔炎性疾病和性传播疾病的风险也越来越高。青春期男孩性传播疾病的发病率也越来越高。

　　防治要点：加强青春期女孩和男孩性教育，尽可能延迟性生活起始时间，并且进行安全性教育。对于<26 岁、有活跃性生活史的女孩，建议每年进行沙眼衣原体筛查，筛查阳性者及时治疗，可以降低盆腔炎性疾病的发病率。对于有症状且有高危风险的人群，积极做出诊断及治疗可明显减少后遗症的出现。对于有相关病史的男孩和女孩，应加强管理，避免疾病的反复。

（五）青春期妇科肿瘤

　　青春期少女的妇科肿瘤并不多见，多发生于卵巢，约占 98.5%，且以良性肿瘤为主。但近年来少女的妇科恶性肿瘤发病情况呈上升趋势。

对于青春期良性肿瘤，尽可能行卵巢肿瘤剔除术。恶性肿瘤多以生殖细胞来源和性索间质肿瘤来源为主，尽可能行保留生育功能的分期手术，保留患者的内分泌和生育功能，术后根据情况辅以化疗或放化疗。

青春期肿瘤的防治要点是早期发现、早期诊断和早期治疗。

（六）生殖器官发育异常

常见的女性生殖器官发育异常有外生殖器发育异常（处女膜闭锁、尿道直肠隔发育障碍、孕期应用雄激素造成的外阴异常）、内生殖器发育异常（先天性无阴道、阴道隔、子宫发育异常、输卵管发育异常和卵巢发育不良）、性分化异常（即两性畸形）。常见的男性生殖器官发育异常有包皮过长、包茎、无睾和隐睾症等。诊断需要通过病史、专科检查、妇科和泌尿系超声确诊，必要时行染色体检查等。

防治要点：生殖器官发育异常目前被认为是多因素和多基因遗传引起的。因此，孕期女性应尽量避免各种病毒感染，接触有害物质如酒、烟和放射线物质等，以及滥用药物如己烯雌酚、秋水仙碱、氯霉素和苯妥英钠等，预防下一代发生生殖器官发育异常。

参考文献

[1] 杨冬梓，石一复. 小儿与青少年妇科学. 2版. 北京：人民卫生出版社，2008：93-109，105-106.

[2] 郎景和，向阳. 儿童及青少年妇科学. 北京：人民卫生出版社，2007：58，334.

[3] 中华医学会妇产科学分会妇科内分泌学组. 异常子宫出血诊断与治疗指南. 实用妇产科杂志，2014，49（11）：801-805.

[4] 朱铭强，傅君芬，梁黎. 中国儿童青少年性发育现状研究. 浙江大学学报（医学版），2013（42）：397-404.

[5] Dai YL，Fu JF，Liang L，Gong CX，et al. Association between obesity and sexual maturation in Chinese children：a muticenter study. Int J Obes，2014，38（10）：1312-1316.

[6] Skiadas VT，Koutoulidis V，Eleytheridaes M，et al. Ovarian masses in young adolescents：imaging findings with surgical confirmation. Eur J Gynaecol Oncol，2004，25（2）：201-206.

[7] Croak A，Gebhart JB. Congenital anomalies of the female urogenital tract. Pelvic Med Surg，2005，11：165-181.

[8] Workowski KA，Bolan GA. Sexually transmitted diseases treatment guidelines，2015. MMWR Recomm Rep，2015，64（3）：1-137.

[9] Gray-Swain MR，Peipert JF. Pelvic inflammatory disease in adolescents. Curr Opin Obstet Gynecol，2006，18（5）：503-510.

第三节　更年期保健

学习目标：

1. 掌握更年期相关概念。
2. 掌握更年期妇女常见问题的综合保健。
3. 熟悉更年期妇女的生理特点及心理特点。

更年期是妇女从有生殖能力到无生殖能力的过渡阶段，也是生命的重大转折阶段。对于每一位妇女来说，约 1/3 甚至 1/2 的时间是在更年期以后度过的。妇女进入更年期后，将逐渐面临着一系列与绝经相关的健康问题。大多数妇女通过适宜的保健服务能很好地适应这种变化，顺利地度过这一"多事之秋"。但也有不少妇女症状严重，如果得不到良好的保健服务及治疗，会极大地影响生活质量，甚至影响到老年的生活。因此，重视并做好更年期保健不仅是更年期的特殊需要，亦是预防老年退化性疾病和提高生命质量的关键和基础。

一、更年期相关概念

（一）围绝经期

围绝经期指从接近绝经时出现与绝经有关的内分泌学、生物学和临床特征性变化时起，至最终月经后 1 年内的一段时间。国内绝经学组专家经讨论达成共识，绝经过渡期的起始标志为：40 岁以上的女性，10 个月内≥2 次邻近月经周期与原有周期比较时间相差 7 天以上，即为绝经过渡期的开始，也就是围绝经期的起点。

（二）绝经

1. 自然绝经

自然绝经指由于卵巢内卵泡活动的丧失引起月经永久停止，无明显病理原因。连续 12 个月无月经后才认为是绝经。临床实践中常将 40 岁或以后自然绝经归为生理性，40 岁以前月经终止归为过早绝经或卵巢早衰。

2. 人工绝经

人工绝经指手术切除双卵巢或医疗性终止双卵巢功能。

（三）更年期

更年期是指卵巢功能开始衰退至停止的阶段。虽然 WHO 倡导应用"围绝经期""绝经过渡期"等术语来表达绝经过程，但是"更年期"一词形象生动、简炼、易于理解，方便医患交流，沿用已百余年，目前实践中仍在广泛使用。

二、生理特点

更年期的内分泌变化主要是伴随着卵巢的衰老和功能退化，卵巢分泌的雌激素和孕激素减少，进而会引起垂体分泌的 FSH、LH 等激素变化。卵巢功能衰退除了使生育功能下降甚至终止外，更主要的是没有了卵泡发育后，卵泡所产生的主要内分泌激素也逐渐减少，从而出现一系列因卵巢分泌的性激素减少而引起的症状。更年期性激素的变化除了主要体现为雌激素减少外，同时还存在孕激素、雄激素、抑制素和其他内分泌激素变化。

三、心理特点

更年期妇女常会出现一些精神和心理方面的变化，如容易激动、烦躁不安、焦虑或抑郁、悲观、失眠，甚至出现情绪低落、性格及行为改变等。这些变化的发生与她们的生理变化有关，也与她们的家庭、社会、工作环境及人格特征等有关，其轻重程度个体差异较大。

四、常见健康问题

绝经早期主要是月经改变及出现血管舒缩症状、精神神经系统症状和一些躯体症状，绝经多年后进入老年期会出现泌尿生殖道萎缩、代谢改变和心血管疾病、骨质疏松及认知功能下降等退行性疾病。

（一）月经紊乱

1. 临床表现

月经紊乱是绝经过渡期的常见症状，主要表现为月经稀发、月经频发、月经周期延长、月经周期过短、月经不规则、月经过多或过少。

2. 处理

更年期妇女月经周期紊乱、出血多或伴有贫血时，应给予积极治疗；月经稀发、出血量少或月经过少，虽然没有失血问题，但如伴有更年期其他症状，也应予以调整治疗。

（二）更年期综合征

更年期综合征是指以内分泌改变引起的自主神经系统功能紊乱为主，伴有神经心理症状的症候群，是更年期妇女最常见的一种健康问题。大约2/3的妇女可出现不同程度的症状。

1. 临床表现

（1）血管舒缩症状：此为围绝经期及绝经后妇女特有的症状，主要表现为潮热及出汗。典型表现为：突然发生上半身发热，由胸部冲向头部，或伴头痛、头胀、眩晕或无力，持续数秒至数十分钟不等。轻者数日发作一次，重者日夜发作几十次。

（2）泌尿生殖道症状：主要表现为泌尿生殖道萎缩症状，外阴瘙痒、阴道干燥疼痛，性交困难，性欲低下，子宫脱垂；膀胱、直肠膨出；尿频、尿急、压力性尿失禁，反复发作的尿路感染。

（3）代谢异常和心血管疾病：血压升高或波动，心悸、心律不齐。代谢改变导致体重增加明显、糖脂代谢异常增加、冠心病发生率及心肌梗死的死亡率明显增加。

（4）精神神经症状及心理障碍：围绝经期女性易发生不同程度的心理障碍，如焦虑、抑郁、烦躁、健忘、记忆及认知功能减退、失眠、行为情绪退化、怪癖、低落、易哭、紧张、多疑，遇到不顺心事易与家人及同事发生争执和冲突。

典型临床特点是焦虑和抑郁症状并存。患者常表现为情绪不稳定、悲观、忧郁、烦躁不安、思维迟钝、社交能力减退、情绪焦虑、失眠、乏力、食欲缺乏等。她们在工作、人际关系和家庭中处于一种焦虑、恐惧和抑郁中，常会出现心神不定，或无原因的惊恐不安，敏感、多疑甚至悲观、情绪沮丧。部分情绪障碍较重者，可诊断为抑郁症，属于情感性精神障碍。

2. Kupperman 评分

Kupperman 将常见的 12 种症状按其严重程度制定评分标准来衡量病情的严重程度。临床上常用改良式 Kupperman 评分标准，其中任何一项症状超过 2 分，即可定义为绝经期症状影响生命质量；总评分高于 30 分表示病情严重。

3. 处理

缓解近期症状，积极防病，保护健康，为健康的老年打下基础。

（1）非激素类药物：对于不愿接受激素补充治疗（menopause hormone therapy,

MHT）或存在 MHT 禁忌证的妇女，可选择植物药、植物雌激素、中医药、抗抑郁药物，以及选择性 5-羟色胺再摄取抑制剂、选择性 5-羟色胺和去甲肾上腺素双重再摄取抑制剂、可乐定、加巴喷丁等其他非激素制剂来治疗绝经症状。

（2）激素补充治疗（MHT）

1）药物应用原则：一般 60 岁以下、绝经 10 年以内为启动 MHT 的最佳时期。在此阶段开始 MHT 效益最高，各种雌孕激素治疗相关风险极低。

2）适应证：绝经相关症状、泌尿生殖道萎缩相关症状、低骨量及骨质疏松症。

3）禁忌证：已知或可疑妊娠、原因不明的阴道流血、乳腺癌、性激素依赖性恶性肿瘤等疾病，最近 6 个月内患有活动性静脉或动脉血栓栓塞性疾病、严重肝及肾功能障碍、血卟啉症、耳硬化症、脑膜瘤（禁用孕激素）等。

4）慎用情况：子宫肌瘤、子宫内膜异位症、子宫内膜增生史、尚未控制的糖尿病及严重高血压、有血栓形成倾向、胆囊疾病、癫痫、偏头痛、哮喘、高催乳素血症、系统性红斑狼疮、乳腺良性疾病、乳腺癌家族史。慎用情况指在应用前和应用过程中，应该咨询相关专业的医师，确定应用 MHT 的时机和方式，监测病情的进展。

5）HRT 的随访及管理：随访管理的目的是评估 MHT 的疗效和可能出现的不良反应，并再次评估适应证、禁忌证和慎用情况。初评应行盆腔 B 超，了解子宫内膜厚度及子宫、卵巢有无病变；乳腺 B 超或钼靶检查，了解乳腺情况。开始 MHT 后，可于 1～3 个月复诊，以后随诊间隔可为 3～6 个月，1 年后的随诊间隔可为 6～12 个月。若出现异常的阴道流血或其他不良反应，应随时复诊。推荐每年 1 次体格检查及每年 1 次辅助检查，如盆腔 B 超、血糖、血脂和肝肾功能检查，以及乳腺 B 超或钼靶检查，评估个人在 HRT 中的风险与获益。而后根据患者的具体情况，酌情调整用药，确定次年的 MHT 用药方案，同时鼓励患者长期坚持 MHT，获得长远生命获益；遇到合并其他专科的情况，应强调多学科的协作管理。

6）方案选择：MHT 治疗方案选择见表 8-3-1。

表 8-3-1　更年期综合征激素补充治疗方案

症状	方案	可选药物
月经紊乱，无症状或绝经相关症状尚未影响生命质量	可用单纯孕激素周期治疗，以恢复规律月经	建议每月服用孕激素 10～14 天，推荐应用天然孕激素如微粒化黄体酮或接近天然的孕激素地屈孕酮，也可短期应用醋酸甲羟孕酮（安宫黄体酮）
月经紊乱，同时伴随绝经相关症状并影响生命质量	推荐使用雌孕激素序贯治疗，既能恢复规律月经，又能有效缓解绝经相关症状	可选择雌孕激素序贯治疗复方制剂：戊酸雌二醇/环丙孕酮片（克龄蒙）、雌二醇片/地屈孕酮片（芬吗通）。也可选择雌孕激素单药配伍周期应用或经皮吸收雌激素，在月经后半期加用孕激素
绝经 1 年以上	当绝经相关症状影响生命质量时，子宫完整而不希望月经来潮者，给予雌孕激素连续联合治疗或替勃龙治疗。子宫已切除的患者，给予单纯雌激素治疗	雌孕激素的选择应以天然制剂为主。可给予雌激素如戊酸雌二醇片，同时口服孕激素，如地屈孕酮或醋酸甲羟孕酮（安宫黄体酮）。也可以选择服用方便的雌孕激素复方制剂，如雌二醇屈螺酮片（安今益）。替勃龙是组织选择性雌激素活性调节剂，也可用于绝经后不希望有月经样出血者。对于子宫已切除的患者，服用戊酸雌二醇时无需加用孕激素
仅有泌尿生殖道萎缩症状	推荐阴道局部用药	

（三）骨质疏松

骨质疏松症是指单位体积骨量减少，骨组织纤维结构异常，骨脆性增加，容易发生骨折的一种多病因疾病，是一种与妇女绝经相关的远期常见健康问题。

1. 临床表现

绝经早期可致腰背、四肢疼痛和关节痛。骨质疏松症出现在绝经后 5～13 年，约 1/4 的绝经后妇女患有骨质疏松，可出现驼背，严重者可致骨折。

2. 诊断标准

绝经后骨质疏松可以通过病史、体格检查大致诊断。双能 X 线检查（DXA）被认为是骨密度检查的"金标准"。骨密度值（BMD）与同性别的年轻人群骨峰值比较，得到的标准差进行对照，以 T 值为诊断参考。如果妇女的骨密度值低于年轻人群平均值，T 值＜－2.5，即可诊断骨质疏松症；T 值为－2.5～－1，可以诊断骨量减少。

3. 处理

性激素治疗是绝经后骨质疏松防治的首选方法，绝经早期开始进行性激素治疗预防作用更好。抑制骨吸收的常用药物有：降钙素（密盖息）、双膦酸盐类如阿仑膦酸钠、选择性雌激素受体调节剂（SERM）雷洛昔芬等。SERM 既有雌激素对骨、心血管的保护作用，又有在子宫内膜和乳腺处抗雌激素的作用，因此可防止骨丢失和骨折，改善血脂，不刺激乳腺和子宫内膜，但不治疗绝经的相关症状，如潮热，甚至可能加重。

（四）绝经后阴道出血

1. 临床表现

绝经后阴道出血是指绝经后因生殖系统、泌尿系统或内科等其他疾病和原因所引起的阴道流血。绝经后阴道出血主要以妇科原因为主。

2. 处理

查明病因、明确诊断后及时治疗。良性病变的治疗遵循保守、创伤性小的处理原则，恶性病变则多采用手术、放疗、化疗、激素辅助治疗等措施。

（五）压力性尿失禁

见本章第五节"妇科"相关内容。

五、保健指导

（一）健康教育

通过各种方式，利用大众传媒、社区更老年健康活动中心开设各种讲座，让更年期妇女以及她们的丈夫、子女了解更年期的生理变化、心理特点、常见症状及保健措施。

（二）心理卫生指导

坚持脑力劳动，正确处理人际关系，并加强心理疏导。

（三）营养指导

适当限制热能的摄入、合理搭配各种食物和营养成分、食物多样、同时应重视钙的摄入及补充钙剂。

（四）个人卫生指导

保持良好的生活习惯，规律生活，睡眠充足；坚持适度的体育锻炼，应保持理想体重或减重；应避免吸烟和大量饮酒；同时应注意阴部卫生，勤换内裤，预防生殖器发生感染。

（五）避孕指导

妇女进入围绝经期，仍有受孕的可能，未绝经的妇女必须采取避孕措施。若月经规律，可继续使用宫内节育器。不宜采用安全期避孕和体外射精。可选择避孕套加阴道隔膜的方法。

（六）定期体检

更老年期妇女进行定期体检对于防治常见疾病是十分重要的，可以达到早期发现、诊断和治疗的目的。检查频率最好为每年 1 次，至少两年 1 次，有症状随时检查。

（七）安全规范地应用性激素治疗

性激素治疗对改善、治疗、预防更年期妇女与绝经相关的各种健康问题是有效的。但应当在医生的指导下，经过系统的体格检查，排除禁忌证后，选择适合个体的方案，并要定期随诊。

参考文献

[1] 熊庆，吴康敏. 妇女保健学. 北京：人民卫生出版社，2014.

[2] 黄醒华，王临虹. 实用妇女保健学. 北京：中国协和医科大学出版社，2006：348-402.

[3] 中华医学会妇产科学分会绝经学组. 绝经管理与绝经激素治疗中国指南（2018）. 中华妇产科杂志，2018，53（11）：729-739.

[4] 中华医学会妇产科学分会妇科盆底学组. 女性压力性尿失禁诊断和治疗指南（试行）. 中华妇产科杂志，2011，46（10）：796-798.

[5] Li L，Wu J，Pua D，et al. Factors associated with the age of natural menopause and menopausal symptoms in Chinese women. Maturitas，2012（73）：354- 360.

[6] Rees M. Alternative treatments for the menopause. Best Pract Res Clin Obstet Gynaecol，2009，23（1）：151-161.

[7] 丁倩，刘峰华，刘岩，等. 国外植物药质量控制战略及对我国中药发展的启示. 中国中医药信息杂志，2011，18（3）：1-4.

[8] 丰有吉，沈铿. 妇产科学. 2 版. 北京：人民卫生出版社，2010：63-267.

[9] 俞黎. 营养、运动对围绝经期妇女骨量减少的影响. 中国骨质疏松杂志，2009，15（8）：622-624.

[10] 林守清. 女性生殖内分泌性激素补充疗法. 北京：中国协和医科大学出版社，2001：36-37.

[11] 郁琦，阴春霞. 盐酸氟西汀联合激素与单纯激素补充治疗绝经期抑郁症的疗效比较. 中华妇产科杂志，2004，39（7）：461-464.

[12] Zanardi R，Rossini D，Magri L，et al. Response to SSRIs and role of the hormonal therapy in post-menopausal depression. Eur Neuropsychopharmacol，2007，17（6-7）：400-405.

第四节　乳腺保健

学习目标：

1. 掌握乳腺常见问题诊疗要点。
2. 掌握乳腺癌筛查基本方法。
3. 熟悉不同生理时期乳腺保健要点。
4. 了解乳腺癌的危险因素。

乳腺疾病目前已成为妇女常见病及多发病之一，乳腺保健工作显得尤为重要。不同生理时期的乳腺保健重点不同，主要是针对乳腺疾病的致病因素或危险因素，采取有效的干预措施，达到降低疾病发病率的目的。做好疾病的"三级"预防，开展健康教育、疾病筛查，做到早发现、早治疗，提高治愈率。

一、不同生理时期乳腺保健要点

不同生理时期的乳腺保健内容和侧重点不同。

儿童期乳腺尚未生长发育，保健的重点是保证儿童的身心健康发展。

青春期乳腺在激素作用下逐渐发育，因此需要向青少年女性进行相关的健康教育，消除其对乳腺发育的紧张感或恐慌，并给予相关的饮食和胸部锻炼指导，促进乳腺健康发育。

性成熟期乳腺在月经周期中的增生及退行紊乱可能导致乳腺增生症、乳痛症，甚至乳腺纤维腺瘤等症状。应对这些乳腺常见的良性疾病给予规范的诊断和治疗。

妊娠哺乳期在激素作用下，乳腺小叶导管和腺泡扩张更明显，乳汁潴留可继发感染，导致乳腺炎症的发生。保健重点为采取有效措施，减少乳管堵塞所导致的乳腺炎症。

中老年期女性腺体萎缩退化，大部分腺泡和导管逐渐消失，结缔组织和胶原组织也明显减少，脂肪组织几乎完全替代腺体。此期女性乳腺疾病发病率高，尤其警惕乳腺癌的发生。保健重点是做好乳腺癌筛查，早发现、早治疗，提高治愈率。

二、乳腺常见良性疾病的临床诊治

（一）乳腺纤维腺瘤

1. 临床表现

乳腺纤维腺瘤是一种青年女性常见的乳腺上皮成分纤维化的良性肿瘤，属于间质与上皮的混合性瘤。乳腺纤维腺瘤常见的发病年龄为18～35岁。临床上多表现为乳房无痛性肿块，多呈圆或椭圆形，质韧实，边界清楚，为可活动的肿块，以乳房外上象限为多见。

2. 诊断与鉴别诊断

确诊的主要依据是病理学检查，临床上常需要与以下疾病相鉴别：

（1）乳腺囊肿：可行肿块超声检查和细针穿刺予以鉴别。纤维腺瘤超声表现多为低回声占位，而乳腺囊肿多为无回声占位；细针穿刺纤维腺瘤为实性肿块、无液体，而囊肿则可抽出乳汁样或浆液性液体。

（2）乳腺癌：两者均表现为无痛性乳房肿块，但乳腺癌的肿块呈不规则形，质地较硬，表面欠光滑，活动度差，可迅速生长，同侧腋窝淋巴结常有肿大。乳腺超声和乳腺 X线检查征象不同，行穿刺组织学活检进行鉴别。

3. 治疗原则

以手术切除为主。对于肿瘤直径<2 cm、年龄在 25 岁以下者可选择临床观察；如果肿瘤≥2 cm，患者有手术意愿，可行手术切除。乳腺纤维腺瘤临床预后良好，癌变率极低，完整切除后很少复发。

（二）乳腺叶状肿瘤

1. 临床表现

乳腺叶状肿瘤是由乳腺纤维结缔组织和上皮组成的纤维上皮性肿瘤，根据其组织学特点分为良性、交界性和恶性 3 类。叶状肿瘤好发于 35～55 岁。临床上多表现为无痛性单发肿块，肿块多位于外上象限，肿瘤多呈分叶状，质韧实，边界清楚，为可活动的肿块。腋窝淋巴结肿大者很少见。

2. 诊断与鉴别诊断

乳腺叶状肿瘤临床表现与纤维腺瘤相似，但如果乳腺肿块较大，或原有肿块忽然长大，或行乳腺纤维腺瘤切除术后多次复发，则要考虑该病的可能。临床上常需要将良性叶状肿瘤与交界性和恶性叶状肿瘤相鉴别，确诊需要病理学检查。

3. 治疗原则

乳腺良性叶状肿瘤是潜在恶性肿瘤，以手术治疗为主。局部广泛切除为乳腺叶状肿瘤的首选手术方式。乳腺叶状肿瘤的局部复发率可达 10％～40％；另外，良、恶性叶状肿瘤患者均有潜在的转移能力，所以对于术后的患者要密切随访。

（三）乳头溢液

1. 临床表现

乳头溢液是继乳腺肿块和乳腺疼痛之后乳腺疾病的第三大临床症状，占乳腺疾病临床症状的 3％～8％。乳头溢液包括：生理性乳头溢液、药物相关性乳头溢液、继发性乳头溢液（内分泌系统疾病引起）和病理性乳头溢液。

2. 诊断与鉴别诊断

对乳头溢液患者进行病因诊断时，除详细了解病史及体格检查外，还需仔细观察溢液性质以及是单孔还是多孔溢液，考虑继发性乳头溢液者，需要进行内分泌检查〔如血清催乳素（prolactin，PRL）和 TSH 等〕，排除内分泌疾病。对于黄色浆液性或血性溢液，首选乳管镜检查，其能直视乳管病变，是诊断病理性乳头溢液的有效检查方法。另外，还可以进行溢液细胞学涂片检查、选择性乳管造影等，但其诊断率相对较低。

3. 治疗原则

继发性乳头溢液主要针对相关的内分泌疾病进行治疗。病理性乳头溢液主要以手术治疗为主。手术时首先根据乳管镜检查时的定位，切除乳管病变范围，再根据病理检查结果，选择进一步手术的方式。

（四）乳腺增生症

乳腺增生症是临床工作中最常见的症候群，其实质是腺体的增生过度或复旧不全。

1. 临床表现

乳腺增生症通常表现为乳房疼痛，可伴有腺体的团块状或局限性增厚，临床可分为周期性乳房疼痛和非周期性乳房疼痛两类。

周期性乳房疼痛是乳痛症最常见的类型，为与月经周期相关的乳房疼痛，其特点包括：病史较长，多发生在月经前，常为双侧疼痛，可放射至腋下及上臂，外上象限有触痛和结节。

非周期性乳房疼痛与月经周期没有明显的关系，其特点是：在乳房内定位较好，更多发生在乳晕后或外上象限；双侧疼痛不常见；乳房结节较少见。这一型中又有一种特殊类型的乳房疼痛，称为"扳机点"，其特点是当触摸疼痛部位时会触发患者的疼痛。

2. 诊断与鉴别诊断

乳腺增生症的临床诊断包括完整的病史采集、体格检查、影像学检查以及必要时的病理学检查。对患者进行适宜的影像学检查，如乳腺超声、乳腺 X 线检查等，排除可疑的亚临床癌灶是临床处理的关键。

3. 治疗原则

乳腺增生症的治疗主要是对症治疗。首先，对于任何类型的乳房疼痛，心理治疗都是最行之有效并且应放在首位的措施，打消患者的恐惧和顾虑。另外，疼痛明显者可给予中成药或西药他莫昔芬（三苯氧胺）等药物治疗。

（五）哺乳期乳腺炎

1. 临床表现

哺乳期乳腺炎是一种哺乳期女性常见的乳腺炎性疾病。当产妇因各种原因发生乳汁淤积时，容易导致哺乳期乳腺炎。临床表现为乳房出现红、肿、热、痛，并且可伴有体温升高、寒战、流感样症状，以及全身的不适感。

2. 诊断与鉴别诊断

哺乳期乳腺炎应与炎性乳腺癌进行甄别，以下情况需要警惕炎性乳腺癌的可能：抗感染治疗效果不理想；红肿乳房内常常能触及较大肿块，性质为弥漫性、质硬，同侧腋窝可触摸到肿大的质硬淋巴结。若临床与哺乳期乳腺炎鉴别困难，应行空心针穿刺活检。

3. 治疗原则

哺乳期乳腺炎重在预防，需要教导母亲正确的哺乳技巧，避免乳头皮肤破损。给予良好的哺乳管理，做到勤吸吮，按需哺乳，减少乳汁淤积。哺乳期乳腺炎治疗原则为保证充分休息，不中断母乳喂养，有效排空乳汁，适当补液，合理使用抗生素、止痛药物，以及进行心理辅导。乳汁淤积型乳腺炎以局部治疗为主，局部乳腺按摩理疗，解除淤积，缓解疼痛，疏通乳管，通畅排乳。急性炎症型乳腺炎治疗包括局部及全身抗生素治疗。急性乳腺炎发展成乳腺脓肿者，需要穿刺或切口引流脓液。

三、乳腺癌危险因素及乳腺癌风险的评估

（一）乳腺癌危险因素

乳腺癌病因尚不明确，但与雌激素有明显关系，故称之为激素依赖性肿瘤。40 岁以上年龄段的妇女乳腺癌发病风险增加。乳腺癌人群中，家族性乳腺癌占 20%～25%，具有明确遗传基因（BRCA1 和 BRCA2）的遗传性乳腺癌占 5%～10%。女性月经初潮早（< 12 岁）、绝经晚（>50 岁）是公认的乳腺癌发病危险因素。未生育或者第一次足月生育年龄大于 30 岁者，发生乳腺癌的风险明显升高。人工流产可能会增加患乳腺癌的危险性。肥胖、体重增加、吸烟、酗酒都是乳腺癌患病的重要危险因素。

哺乳是乳腺癌的重要保护因素，哺乳次数越多，时间越长，乳腺癌发病的危险性越小。良好的生活方式是预防乳腺癌的重要措施。合理膳食、均衡营养，增加食用新鲜瓜果蔬菜、鱼、豆类制品，可减少乳腺癌发病风险。而积极参加社交活动，保持良好心态，避免和减少精神紧张因素，是预防乳腺癌的重要内容。

（二）乳腺癌风险的评估

乳腺癌发病风险评估可以筛选出高危人群，进行有针对性的筛查监控。另外，对特定高危患者进行干预性治疗，有可能降低乳腺癌发病率。乳腺癌是多个基因及环境因素共同参与的结果，建立结合流行病学危险因素及遗传生物因素的乳腺癌发病风险模型将是未来的发展方向。

四、乳腺癌筛查

进行乳腺癌的定期筛查，早期发现、及时治疗乳腺癌是降低死亡率、提高生存质量的有效方法。

（一）乳腺癌筛查的基本方法

1. 乳腺自我检查和临床乳腺检查

乳腺自我检查（BSE）是妇女定期自行进行乳腺触诊，以期促进乳腺癌的早期发现。应鼓励妇女掌握正确的 BSE 方法，自查发现异常时到乳腺专科做进一步检查，从而有利于早期发现乳腺癌。临床乳腺检查（CBE）是由已接受专业培训的医生对无症状妇女进行乳腺触诊的检查手段。目前，临床指南推荐 CBE 作为 40 岁以上无症状妇女的乳腺癌早期诊断措施。

2. 乳腺 X 线检查（MG）

MG 是乳腺癌早期诊断最常用的方法。目前，一般建议 35 岁以上妇女每 1～2 年接受一次 MG 筛查。

3. 乳腺超声检查（BUS）

乳腺超声检查具有操作简便、无创、经济等优点，能较好鉴别肿块的囊实性。目前，超声检查已成为乳腺癌早期诊断中一种重要的检查方法，特别是对腺体致密的妇女而言。

4. 乳腺磁共振检查（MRI）

MRI 对软组织有较高的空间分辨率和时间分辨率，且不受乳腺腺体致密程度的影响，

更能清晰显示乳腺病灶，但检查费较高。

（二）乳腺影像报告数据系统

乳腺影像报告数据系统（BI-RADS）是美国放射学会制定的乳腺影像诊断规范，目前在临床上得到广泛应用。BI-RADS 分级（类）评估是对影像检查综合评估后给出的乳腺恶性肿瘤危险性概率的诊断，有助于规范影像学诊断专业术语的应用和临床对乳腺病灶的处理。

BI-RADS 分级总体评估：

1. 评估是不完全的

BI-RADS 0 级：需要其他影像学检查进一步评估。

2. 评估是完全的

BI-RADS 1 级：阴性，无异常发现。

BI-RADS 2 级：良性发现，总体来说无恶性病灶征象。

BI-RADS 3 级：可能是良性发现，这一级的恶性概率<2%，建议 3～6 个月短期随访。

BI-RADS 4 级：可疑异常，临床建议手术活检。此类病变恶性概率为 2%～95%。

BI-RADS 5 级：高度怀疑恶性，临床要采取适当措施。此类病变恶性概率≥95%。

BI-RADS 6 级：病理活检已确诊为恶性，但尚未进行治疗的影像学评价。

（三）乳腺癌筛查模式

目前，乳腺癌的筛查主要包括以下 3 种模式：基于 MG 的筛查模式、MG 和 BUS 联合或交替的筛查模式以及基于 BUS 的乳腺癌筛查模式。基于 MG 的筛查模式是目前唯一被证实能有效降低乳腺癌死亡率的临床筛查模式，欧美国家普遍采用此筛查模式。我国妇女乳腺癌发病年龄较小、乳腺腺体较西方女性致密，MG 检查容易漏诊。因此，西方国家建立的基于 MG 的筛查模式是否适用于我国，仍需要进一步的研究。目前，我国重大妇幼公共卫生服务项目"农村妇女乳腺癌筛查"采用基于 BUS、适当补充 MG 的筛查方案。

参考文献

[1] Mavaddat N，Peock S，Frost D，et al. Cancer risks for BRCA1 and BRCA2 mutation carriers：results from prospective analysis of EMBRACE. J Natl Cancer Inst，2013，105（11）：812-822.

[2] 史斌浩，任敏. 乳腺癌危险因素研究进展. 中国肿瘤外科杂志，2014，6（2）：109-111.

[3] 李欣，杨学习，李明. 乳腺癌风险评估模型研究进展及临床运用. 肿瘤防治研究，2011，38（5）：604-606.

[4] 王颀，连臻强. 中国乳腺癌筛查与早期诊断的现状及挑战. 肿瘤学杂志，2011，17（5）：321-324.

[5] 王颀，连臻强. 乳腺癌早期诊断的临床思路. 中华乳腺病杂志（电子版），2010，4（4）：357-360.

[6] American College of Radiology. Breast imaging reporting and data system（BI-RADS）. 4th ed. VA，Reston：American College of Radiology，2003：77-79.

[7] 王颀，吴久玲. 农村妇女乳腺癌筛查培训教材. 北京：人民卫生出版社，2015.

[8] 左文述. 现代乳腺肿瘤学. 济南：山东科学技术出版社，2006.

[9] Ferlay J，Soerjomataram I，Dikshit R，et al. Cancer incidence and mortality worldwide：sources，methods and major patterns in GLOBOCAN 2012. Int J Cancer，2015，136（5）：E359-E386.

[10] 王颀. 乳腺癌筛查与诊断技术手册. 广州：广东科技出版社，2009.

第五节 妇 科

妇科学是研究女性在非妊娠期生殖系统的生理和病理变化，并对病理改变进行预防、诊断和处理的临床医学学科。妇幼保健服务强调从加强女性健康保健入手，预防为主，突出保健与临床，预防与诊治，筛查与干预、管理相结合的特点，主要包括妇女常规健康体检，妇女盆底功能障碍筛查和干预，生殖道感染/性传播疾病综合防治，妇科肿瘤筛查及综合性防治，不孕症筛查、干预和管理，以及生殖内分泌疾病筛查、干预和管理等内容。

一、妇女常规健康体检

妇女常规健康检查是保护妇女生殖健康的重要措施。2009 年始农村妇女"宫颈癌""乳腺癌"检查项目被纳入国家妇幼重大公共卫生项目。《中国妇女发展纲要（2011—2020年）》提出明确要求："妇女常见病筛查率达到 80% 以上，提高宫颈癌和乳腺癌的早诊早治率，降低死亡率。"健康体检的内容和方法如下：

（一）妇女常见病筛查

妇女常见病筛查主要对象为 20～65 岁妇女。

1. 筛查时间及间隔

适龄妇女应当至少每 3 年进行 1 次生殖器官和乳腺常见病专项检查。40 岁以上妇女应当每年进行 1 次乳腺癌筛查，高危人群及 45 岁以上妇女应当每年进行 1 次乳腺 X 线检查。

2. 筛查疾病

子宫颈疾病，乳腺疾病，常见生殖道感染性疾病，其他妇科常见病如盆腔包块（子宫肌瘤、卵巢包块）、子宫脱垂/阴道前后壁膨出等。

3. 筛查内容和方法

采集病史，建立妇女常见病筛查个案登记；临床检查，包括妇科检查、乳腺检查；基本辅助检查，如宫颈细胞学检查、人乳头瘤病毒（HPV）检测（有条件地区）、阴道分泌物检查、乳腺超声检查和（或）乳腺 X 线检查；其他辅助检查，可增加盆腔超声检查、阴道镜检查和宫颈分泌物常规检验等。

(二) 女性不同时期的健康体检

1. 青春期

重点了解青少年的营养、运动、心理及性与生殖健康的知识和态度，是否有不良习惯等，重视全身体格检查。建议青春期至少接受 3 次全面体格检查。

2. 育龄期

除妇科常见病筛查，还应定期进行全身体格检查，根据个人需求进行选择，无特殊性。

3. 更老年期

重视健康问卷，评估更年期综合征、焦虑抑郁、骨质疏松症风险等，全身体检项目同育龄期妇女，有条件者建议将双能 X 线骨密度检测、2 型糖尿病筛查、心脑血管疾病风险筛查、肿瘤筛查中的影像学检查及内镜检查作为基本项目。

二、盆底功能障碍的防治

盆底功能障碍性疾病主要包括盆腔器官脱垂和压力性尿失禁，是由各种病因导致的盆底支持薄弱，进而盆腔脏器移位，引发其他盆腔器官的位置和功能异常。

(一) 盆腔器官脱垂

1. 诊断标准

(1) 临床表现：不同类型的盆腔器官脱垂的症状和体征见表 8-5-1。

表 8-5-1　盆腔器官脱垂的临床表现

分类	症状	体征
阴道前壁膨出	轻者无症状 重者阴道内有肿物脱出，伴腰酸、下坠感、排尿困难、活动后漏尿、尿不净感等症状	阴道口松弛，阴道前壁呈球状膨出，如反复摩擦，可发生溃疡
阴道后壁膨出	轻者无症状 重者有外阴摩擦异物感、下坠感、腰酸痛、便秘、排便困难	阴道松弛，多伴陈旧性会阴裂伤。阴道后壁黏膜呈球状膨出，肛门检查手指向前方可触及向阴道凸出的直肠，呈盲袋样
子宫脱垂	轻者无症状 重者常伴有腰骶部酸痛或下坠感、排便和排尿困难、便秘、压力性尿失禁	常伴有阴道前后壁膨出、阴道黏膜增厚角化、宫颈肥大并延长；反复摩擦，可发生溃疡、出血和继发感染

(2) 辅助检查

1) 泌尿系感染的筛查和残余尿的测定：对所有盆腔器官脱垂的妇女都应进行。

2) 尿动力学检查：对有尿失禁症状的妇女有必要进行。

3) 超声尿动力学检查：更直观地显示膀胱颈和尿道外括约肌的状态及后尿道和膀胱底的解剖位置，还能对尿动力学检查不能进行合理解释的尿失禁进一步观察。

2. 治疗原则

治疗以安全、简单和有效为原则。常用的方法有随诊观察、非手术治疗及手术治疗。

(1) 随诊观察：对无症状盆腔器官脱垂的患者，不主张积极治疗，可以选择期待治疗。

（2）非手术治疗

1）行为疗法：加强营养，适当安排休息和工作，避免重体力劳动，保持大便通畅，积极治疗慢性腹压增加的疾病。

2）中药补中益气汤（丸）：有促进盆底肌张力恢复、缓解局部症状的作用。

3）盆底肌肉锻炼（Kegel 运动）：可增加盆底肌肉群的张力。注意，要使盆底肌达到相当的训练量才可能有效：持续收缩盆底肌不少于 3 秒，松弛休息 2～6 秒，连续 15～30分钟，每天 3 次；或每天做 150～200 次。持续 8 周或更长时间。

4）放置子宫托：是唯一特异的治疗盆腔器官脱垂的非手术治疗方法，是治疗脱垂的一线疗法。

（3）手术治疗：手术治疗是治疗盆腔器官脱垂最有效的方法，尤其是对于严重脱垂并伴有临床症状的患者，手术往往是唯一有效且最后的治疗手段。包括传统的术式和盆底重建手术。

（二）女性压力性尿失禁

女性压力性尿失禁指在打喷嚏、咳嗽、大笑或运动等腹压突然增加时出现不自主的尿道内溢尿，不是由逼尿肌收缩或膀胱壁对尿液的压力引起的。其特点是正常状态下无漏尿，而腹压突然增加时尿液自动流出，由此影响妇女的健康和生活质量。

1. 诊断标准

（1）症状：表现为咳嗽、大笑、打喷嚏、持重物或运动时尿液不自主流出，无明显尿频、尿急。

（2）体征

1）妇科检查：注意有无子宫脱垂、膀胱和尿道膨出。将示指、中指放入阴道内 3～4 cm处，并嘱患者收紧阴道，如果肛提肌、耻骨肌张力正常，可感觉阴道壁紧压检查的两指。

2）神经系统检查：以排除神经系统疾病。

（3）辅助检查

1）压力试验：检查前嘱患者不要排尿并使膀胱充盈，取膀胱截石位或站立位，反复咳嗽或用力 10 次，观察是否溢尿，如有溢尿为阳性。

2）指压试验：压力试验阳性时需做此试验。

3）棉签试验：用于测量尿道轴与水平面的关系，估计尿道移位的程度。

4）残余尿测定：测定残余尿可评价膀胱的收缩能力及有无膀胱出口梗阻，正常残余尿量应小于 50 ml。

5）尿常规及尿培养：排除泌尿系统感染。

6）尿流率测定：大体估计膀胱储尿及排空功能，排除尿道梗阻。正常应大于 20 ml/s，如果小于 15 ml/s 和排尿量少于 150 ml 为异常。

7）尿动力学检查：复杂性压力性尿失禁需行此检查以明确诊断、指导治疗。

8）影像学 B 超检查：了解尿道膀胱颈关系、尿道与耻骨联合距离。

9）膀胱镜检查：了解尿道长度和张力，确定有无尿道及膀胱腔内病变和结石。

2. 治疗原则

（1）非手术治疗：①盆底肌肉锻炼；②生物反馈治疗、盆底电磁刺激；③子宫托及阴道抗尿失禁装置；④药物治疗。

（2）手术治疗：适用于中重度压力性尿失禁，主要有三大类手术，即阴道前壁修补术和尿道折叠术、耻骨后固定术（以 Burch 术为主要方法）以及尿道中下段悬吊带术。

（三）预防及保健要点

1. 利用多媒体、新媒体等手段以及孕妇学校、妇女节讲堂等群体保健场所，做好月经期、孕前期、孕产期、产褥期和更老年期等"五期"预防盆底功能障碍性疾病保健要点的宣传和指导。

（1）月经期：注意经期卫生，避免剧烈运动和劳累，防止尿路感染。

（2）孕前期：做好生育前咨询和检测评估，对患有慢性咳嗽及习惯性便秘的妇女，应给予饮食营养指导，并积极治疗。

（3）孕产期：定期产检，管理体重，避免尿路感染。产时在医护人员的指导下用力，不要过早或过度用力。

（4）产褥期：此期为生殖器官及盆底组织恢复时期，应充分休息和合理营养，避免过早或过度操持家务与体力劳动；积极进行恢复运动，锻炼盆底肌肉及腹壁肌肉，如产后瑜伽、产后康复操及盆底康复操、Kegel 运动等。同时做好避孕宣传和指导，避免产褥期再次妊娠和过频妊娠。

（5）更老年期：加强体育锻炼，合理营养，防止便秘。积极治疗可能导致腹压升高的慢性疾病，每天坚持有意识地进行盆底肌群锻炼，如 Kegel 运动。做好体重管理，避免超重和肥胖。防止尿道感染，保持有规律的性生活。定期进行妇科检查和更年期症状评估，必要时行激素替代治疗，改善更年期低雌激素水平引起的盆底功能障碍。

2. 提高产科质量，尤其是加强基层助产人员的培训。孕期及时发现高危妊娠，做好高危妊娠的监测和管理。分娩时密切观察产程，避免滞产和第二产程延长。若有泌尿生殖器官损伤可能，术后应放置一段时间导尿管，保持膀胱空虚，促进局部组织血液循环，利于损伤恢复，以防尿瘘形成。产科和妇科手术严格按照操作规程。发现产道和盆底组织裂伤时，及时正确缝合，注意无菌操作，避免发生感染。

三、生殖道感染/性传播疾病的防治

（一）生殖道感染

不同类型生殖道感染疾病诊疗情况见表 8-5-2。

表 8-5-2　生殖道感染疾病的诊疗

分类	定义	诊断要点	治疗原则
外阴阴道假丝酵母菌病（VVC）	1. 是由假丝酵母菌引起的常见外阴阴道炎症 2. 可分为单纯性 VVC 和复杂性 VVC 3. 1 年内有症状性 VVC 发作 4 次或以上为复发性 VVC	1. 症状与体征：外阴瘙痒、灼痛，伴尿痛、性交痛等。体格检查见外阴潮红、水肿，分泌物呈白色豆渣样或凝乳状 2. 辅助检查 悬滴法：10％ KOH 镜检，菌丝阳性率 70％～80％ 涂片法：革兰氏染色法镜检，菌丝阳性率 70％～80％。 培养法：VVC 或有症状但多次显微镜检查阴性者，应采用培养法诊断，同时进行药物敏感试验	去除诱因，规范应用抗真菌药物。包括阴道用药和口服用药两种，疗程 7～14 天，具体方案见"外阴阴道假丝酵母菌病（VVC）诊治规范"

续表

分类	定义	诊断要点	治疗原则
滴虫性阴道炎	由阴道毛滴虫引起的阴道炎症,是常见的性传播疾病	1. 症状与体征:阴道分泌物增多、外阴瘙痒,间或有灼热、疼痛、性交痛等。分泌物呈稀薄脓性、黄绿色、泡沫状,有臭味;体格检查可见阴道黏膜充血、"草莓样"宫颈 2. 辅助检查 阴道分泌物:pH 6.5,阴道清洁度Ⅲ度 悬滴法:在阴道分泌物中找到阴道毛滴虫 培养法:最为敏感及特异的诊断方法,准确率达98%。对于临床可疑而悬滴法结果阴性的女性,可做滴虫培养	全身用药,性伴侣同时治疗。首选单次、大剂量甲硝唑或替硝唑方案治疗,大剂量顿服优于局部用药,具体见"滴虫性阴道炎诊治指南"
细菌性阴道病(BV)	为阴道内正常菌群失调所致的一种混合感染,其特点是缺乏产生过氧化氢的乳酸杆菌以及兼性厌氧微生物过度生长	1. 症状与体征:约1/2的患者无临床症状,有症状者可表现为阴道分泌物增多伴腥臭味,体格检查无明显炎性反应,阴道分泌物均质、稀薄 2. 下列4项临床特征中至少3项阳性即可诊断BV:①线索细胞阳性;②氨试验阳性;③阴道pH>4.5;④阴道分泌物均质、稀薄。其中①为必备	有症状的患者、妇科和产科手术前患者、无症状孕妇均应治疗。无需常规治疗性伴侣。具体用药参考"细菌性阴道病诊治指南"
急性子宫颈炎	包括子宫颈阴道部炎症及子宫颈管黏膜炎症	1. 两个特征性体征,具备1个或两个同时具备:宫颈管见脓性或黏脓性分泌物,用棉拭子擦拭宫颈管易诱发出血 2. 白细胞检测:宫颈管分泌物或阴道分泌物中白细胞增多,排除引起白细胞增多的阴道炎症 3. 实验室检查:需检测是否有沙眼衣原体和淋病奈瑟球菌感染。同时也应进行细菌性阴道病及阴道毛滴虫病的检查	主要为抗生素药物治疗。根据不同情况采用经验性治疗及针对病原体的治疗
盆腔炎症性疾病(PID)	女性上生殖道感染引起的一组疾病,包括子宫内膜炎、输卵管炎、输卵管-卵巢脓肿、盆腔结缔组织炎及盆腔腹膜炎等	1. 轻症可无明显症状或出现下腹痛、阴道分泌物增多,重症因感染累及的部位不同而表现各异 2. 淋病奈瑟球菌、沙眼衣原体是主要致病微生物 3. 根据病史、症状、体征及实验室检查综合决定,可参考"盆腔炎症性疾病诊治规范"中的PID最低诊断标准、附加诊断标准、特异诊断标准	以抗菌药物治疗为主,必要时可行手术治疗。抗菌药物选择应对淋病奈瑟球菌和沙眼衣原体有效,合理治疗可减少PID后遗症导致的不孕和异位妊娠。治疗方案参考相关诊治规范

（二）性传播疾病

1. 淋病

淋病是由淋病奈瑟球菌（NG）感染人体泌尿生殖系统，以化脓性炎症为临床表现的性传播疾病。

（1）诊断要点

1）有不洁性接触史、配偶感染史，或与淋病患者共用物品史，感染后3～5天发病。

2）症状与体征：急性期可出现白带增多、外阴瘙痒、灼热等症状，检查可见宫颈充血、糜烂样外观，宫颈口有脓性分泌物。无并发症淋病患者中，约50％女性感染者无明显症状。

3）辅助检查：核酸扩增试验（NAATs）；女性患者涂片检查检出率低，培养法可明确诊断，并行药敏试验。

（2）治疗原则：及时、足量、规则用药，根据不同的病情采用不同的治疗方案，治疗后应进行随访，性伴侣应同时进行检查和治疗。注意多重病原体感染，如沙眼衣原体、梅毒螺旋体、HIV等。具体治疗方案参考"梅毒、淋病、生殖器疱疹、生殖道沙眼衣原体感染诊疗指南（2014）"。

2. 梅毒

梅毒是由梅毒螺旋体引起的慢性系统性的性传播疾病。

（1）诊断要点：

1）症状与体征：

一期梅毒：硬下疳，腹股沟或患部附近淋巴结肿大。

二期梅毒：病期2年内，可出现皮肤、黏膜损害等。

三期梅毒：可有一期或二期梅毒史，病程2年以上，临床表现多样。

隐性梅毒（潜伏梅毒）：无临床症状与体征。

2）辅助检查：

螺旋体检查：病损分泌物做抹片，在暗视野显微镜下见到可活动的梅毒螺旋体即可确诊。

血清学检查：最常用。包括非螺旋体试验和螺旋体试验，互为初筛及确诊试验。非螺旋体试验抗体滴度与梅毒活动期相关，可以用于评价疗效。

（2）治疗原则：及早发现，及时正规治疗，越早治疗效果越好；剂量足够，疗程规则。以青霉素为主，具体见诊治指南；梅毒感染孕产妇及所生婴儿的治疗、干预及随访参考2015年原国家卫生计生委下发的《预防艾滋病、梅毒和乙肝母婴传播工作实施方案》。

3. 沙眼衣原体感染

沙眼衣原体感染可引起男性尿道炎、附睾炎，女性宫颈炎、输卵管炎等。

（1）诊断要点：

1）有不洁性接触史或配偶感染史。有轻度尿急、尿痛等尿道炎症状，但主要为宫颈炎表现。部分患者症状轻微或无症状。

2）辅助检查：用免疫酶标方法和免疫荧光方法等测定衣原体抗原呈阳性，涂片、培养检查淋球菌阴性。

（2）治疗原则：针对衣原体感染导致的不同疾病病情采用相应的治疗方案。性伴侣应同时接受治疗。

4. 生殖器疱疹

生殖器疱疹是由人类单纯疱疹病毒（HSV）感染泌尿生殖器及肛门周围皮肤、黏膜而引起。临床表现为生殖器部位的红斑、丘疹或丘疱疹，可分为初发感染及复发感染，部分亚临床型感染可无临床症状和体征，但有传染性。无症状或亚临床型生殖器 HSV 感染通常无需药物治疗。有症状者治疗包括全身治疗和局部处理两方面。

（三）预防及保健要点

生殖道感染（RTI）/性传播疾病（STD）对女性往往造成比男性更严重的后果，如与 HPV 感染相关的生殖道肿瘤风险增加，不孕症和异位妊娠增加，自然流产、死产、绒毛膜羊膜炎、早产和低出生体重儿增加等。预防及保健要点是开展多种途径健康教育及健康指导，推广使用避孕套；通过健康体检、妇科检查、围产保健和计划生育技术服务等途径进行 RTI/STD 筛查，及早发现，正规治疗；经阴道、宫颈的医疗操作应严格遵循技术规范及无菌技术要求，避免医源性感染。

四、妇科常见肿瘤的防治

妇科常见肿瘤包括子宫平滑肌瘤、卵巢肿瘤、宫颈癌、子宫内膜癌。

（一）子宫平滑肌瘤

子宫平滑肌瘤是女性生殖器最常见的良性肿瘤，多见于 30～50 岁妇女。常见高危因素包括月经初潮年龄过早，未分娩或分娩次数少，膳食中动物类食物比例较高，以及绝经后使用激素替代治疗。

1. 诊断标准

（1）症状和体征：多数患者无症状，仅于盆腔检查时偶被发现。月经改变为最常见症状，占 50%。另外，部分患者可有触及腹部包块、白带增多、腹痛、腰酸、下坠感、压迫症状、不孕、继发性贫血等症状。体检时可及子宫增大，表面不规则，有单个或多个结节状突起，质坚硬。

（2）辅助检查

1）超声检查：为目前常用的辅助诊断方法。B 型超声显像显示子宫体积增大，形态不规则，肌瘤常为低回声、等回声或中强回声，同时可对肌瘤位置进行较精确定位。

2）宫腔镜检查：观察宫腔形态，有无异常突起，有助于黏膜下肌瘤的诊断。

3）腹腔镜检查：当肌瘤需与卵巢实性肿瘤或其他盆腔肿块鉴别时，可在腹腔镜直视下观察子宫大小、形态和肿瘤生长部位等。

2. 治疗原则

（1）随访观察：对于无症状的肌瘤，尤其是近绝经期妇女，一般无需特殊治疗，但要注意定期随访（3～6 个月）。

（2）手术治疗适应证：①月经过多致继发贫血，药物治疗无效；②严重腹痛、性交痛或慢性腹痛，有蒂肌瘤扭转引起的急性腹痛；③有膀胱、直肠压迫症状，出现尿频、排尿困难、腹胀、大便困难等；④短期内肌瘤增长迅速，疑有恶变可能；⑤绝经后妇女的肌瘤不但无萎缩趋势，反有增大者；⑥确诊因子宫肌瘤导致不孕者。

3. 预防及保健要点

（1）避免过度疲劳，经期尤其需要注意休息。

（2）确诊为子宫肌瘤后，应定期到医院检查。如肌瘤增大缓慢或未增大，可半年复查一次；如增大明显，则应考虑手术治疗。

（3）如果月经量过多，要多吃富含铁的食物，以防缺铁性贫血。

（4）不要额外摄取雌激素，绝经后尤应注意，以免子宫肌瘤长大。

（5）需要保留生育能力而必须手术治疗的，可采用肌瘤挖除术。

（二）卵巢肿瘤

卵巢肿瘤是常见的妇科肿瘤，可发生于任何年龄。卵巢恶性肿瘤是女性生殖器常见的三大恶性肿瘤之一，致死率居妇科恶性肿瘤首位。卵巢肿瘤的病因尚不明确，可能的高危因素包括遗传因素（20%～25%的卵巢恶性肿瘤患者有家族史）、种族差异和基因调控因素等。

1. 诊断标准

（1）症状与体征

1）卵巢良性肿瘤：早期肿瘤较小，多无症状，腹部无法扪及，往往在妇科检查时发现。肿瘤增至中等大时，常感觉腹胀或腹部扪及包块。妇科检查在子宫一侧或双侧触及球形肿块，囊性或实性，表面光滑，与子宫无粘连，蒂长者活动良好。

2）卵巢恶性肿瘤：早期常无症状。一旦出现症状，常表现出腹胀、腹部肿块及腹水等。若肿瘤向周围组织浸润或压迫神经，可引起腹痛、腰痛或下肢痛。三合诊检查在阴道后穹窿触及盆腔内散在质硬结节，肿块多为双侧，实性或半实性，表面高低不平，固定不动，常伴腹水。一旦恶性肿瘤出现明显症状，多已转移扩散，严重影响预后。

（2）辅助检查

1）B超检查：了解肿块的来源、性质、大小，肿瘤壁是否光滑，囊肿内有无乳头或实质性部分，有无腹水。当考虑卵巢瘤样病变可能性大时，可于下一次月经后复查B超，或2～3个月后复查了解囊肿的变化。

2）细胞学检查：胸腔、腹腔穿刺抽取胸腔积液、腹水找肿瘤细胞，有助于诊断。

3）腹腔镜检查：用于肿块的鉴别，在直视下行盆、腹腔包块活体组织检查，以明确诊断；还可正确估计病变范围，明确期别。

4）影像学检查：盆腔 CT、MRI 检查以协助诊断。钡灌肠检查、胃肠道钡餐造影、静脉肾盂造影可了解肿瘤与胃肠道、泌尿道的关系。

5）肿瘤标志物检测：当盆腔包块不能除外卵巢恶性肿瘤时，可进一步行 CA125、CEA、CA199、胎盘碱性磷酸酶、半乳糖转移酶测定，有助于诊断。

6）病理组织学检查：手术标本的病理检查可明确诊断。

2. 治疗原则

卵巢癌的治疗根据肿瘤恶性程度、患者的年龄以及生育状况采取不同的措施。

（1）手术治疗：原则上，卵巢肿物一经确诊或直径 5 cm 以上、疑为卵巢肿瘤者，均需手术治疗。手术治疗是卵巢上皮性肿瘤主要的治疗手段。

（2）保守性手术：年轻患者要求保留生育功能时，仅切除患侧卵巢，保留子宫和健侧卵巢，但受到肿瘤恶性程度的限制。

（3）化疗：化疗在卵巢癌治疗中占有重要的位置，术后化疗是仅次于手术的第二重要的治疗手段。手术后应根据卵巢癌的类别制订化疗方案。

3. 预防及保健要点

卵巢肿瘤病因尚不清楚，目前没有明确的预防措施。定期进行妇女常见病筛查对及早诊断和干预有一定作用。

（三）宫颈癌

宫颈癌有较长的癌前病变阶段。宫颈上皮内瘤变（CIN）是宫颈癌的癌前病变，包括宫颈低度病变、高度病变及原位癌。定期宫颈细胞学检查可使宫颈癌得到早期诊断与早期治疗。

1. 诊断标准

（1）症状

1）阴道流血：早期常无症状或有少量接触性出血，绝经后有不规则阴道出血。晚期出现较严重的阴道出血。

2）阴道排液：白带增多，晚期排米汤样恶臭物。

3）继发症状：下肢及腰骶部疼痛，排尿困难、尿频，大便困难、里急后重。肿瘤穿破膀胱或直肠时，可引起相应的瘘孔症状。

（2）体征

1）早期宫颈癌视诊多无异常，或可见表浅溃疡或乳头状突起，易出血。

2）晚期视诊可见菜花型、溃疡型或结节型病变，易出血。

3）宫颈触诊质硬、脆，晚期宫旁组织增厚或呈结节状，如转移至盆壁，可形成所谓的"冰冻骨盆"。

（3）辅助检查

1）宫颈初次筛查方法：目前主要包括宫颈细胞学检查、裸眼醋酸染色检查（VIA）及裸眼复方碘染色检查（VILI）和HPV检测。

2）阴道镜检查：宫颈初次筛查结果异常者均须经阴道镜检查，确诊有无宫颈癌及癌前病变。

阴道镜检查适应证包括：宫颈细胞学检查结果异常，醋酸染色或复方碘染色后肉眼观察结果异常，肉眼直观为宫颈溃疡、肿块或可疑宫颈浸润癌。

3）宫颈管内膜刮取术（ECC）检查

4）宫颈锥切术

5）组织病理检查

2. 治疗原则

宫颈上皮内瘤变和宫颈癌的治疗和随访原则：首先应进行临床分期，然后有针对性地拟订处理方案。宫颈浸润癌的治疗方法主要是手术及放射治疗或两者联合应用。

3. 预防及保健要点

宫颈癌的预防主要包括三级预防。

一级预防：开展健康教育，提倡安全性行为和接种HPV疫苗。

二级预防：对所有适龄妇女定期开展宫颈癌筛查。对确诊的宫颈癌前病变患者及早进行治疗。

三级预防：根据宫颈癌临床分期开展适宜的手术、放疗、化疗以及姑息治疗。

（四）子宫内膜癌

子宫内膜癌是发生于子宫内膜的上皮恶性肿瘤，绝大多数为腺癌。它为女性生殖器三大恶性肿瘤之一，高发年龄为 50～69 岁。

1. 诊断标准

（1）病史：注意本病的高危因素如肥胖、绝经延迟、少孕或不孕、雌激素替代治疗等病史，并需询问家族肿瘤史。

（2）症状：早期可无症状；未绝经者经量增多、经期延长或月经间期出血；绝经后流血；阴道排液，早期为浆液性和浆液血性排液，晚期合并感染则有脓血性排液，并有恶臭；晚期可有下腹或腰骶部疼痛、贫血、消瘦、恶病质等。

（3）体征：早期无异常，病情发展时，妇科检查见子宫增大、稍软；晚期偶见癌组织自宫口脱出。若合并积脓，子宫明显增大、极软。癌细胞浸润周围组织时，子宫固定或宫旁扪及包块。

（4）辅助检查

1）B超检查：子宫大小、外形、内膜改变及其他盆腔异常。可见宫腔线紊乱、消失，宫腔内或肌层实质不均匀回声区。

2）分段刮宫：是确诊子宫内膜癌的可靠方法。分别于宫颈、宫腔各壁取标本送病理检查，并测量宫腔深度。

3）宫腔镜：观察宫颈管、子宫内膜的变化，并直视下取标本活检。

4）宫腔吸液涂片找癌细胞。

5）CA125、CT、MRI、淋巴造影检查。

2. 治疗原则

应根据子宫大小、肌层是否被癌细胞浸润、宫颈管是否累及、癌细胞分化程度及患者全身情况等而定。主要治疗为手术、放疗及药物治疗，单用或综合应用。

3. 预防及保健要点

正确掌握雌激素应用指征及方法。对有高危因素的人群，如肥胖、绝经期延长、不孕及长期应用雌激素和他莫昔芬等药物者，应密切随访或监测。重视绝经后妇女阴道流血和绝经过渡期妇女月经紊乱的诊治。加强对有遗传性非息肉结直肠癌妇女的监测，有学者建议有性生活后（或 30～35 岁后）每年进行一次妇科检查、经阴道超声检查和内膜活检，必要时可预防性切除子宫和双侧附件。

五、不孕症的防治

不孕症是一组由多种病因导致的生育障碍状态。女性无避孕，性生活正常，至少 12 个月而未孕，称为不孕症。我国不孕症发病率为 7%～10%。

（一）诊断标准

1. 询问病史

包括不孕时间，月经情况，性生活史、婚育史、既往史，以前曾做的有关不孕的检查及其结果。

2. 症状

夫妻同居，性生活正常，1 年及以上不孕，可伴有月经不调、痛经、慢性腹痛等。

3. 体征

（1）全身检查：生长发育，甲状腺、心脏、腹部检查，特别注意检查第二性征、发育情况和溢乳情况。

（2）妇科检查：外阴发育情况，阴毛分布，阴蒂大小，阴道情况，宫颈和子宫的位置、大小、活动情况，双附件情况。

4. 辅助检查

（1）白带检查、B 超。

（2）丈夫精液常规。

（3）基础体温测定 2～3 个月，阴道脱落细胞涂片检查，宫颈黏液检查。

（4）血清内抗精子抗体（AsAb）、血清内抗心磷脂抗体（ACA）。

（5）输卵管通液术和子宫输卵管碘油造影，宫腔镜、腹腔镜与输卵管通液联合检查。

（6）必要时行染色体检查、内分泌检查、X 线检查、宫腔镜检查、腹腔镜检查等。

（二）治疗原则

对不孕症的治疗应根据诊断的病因进行。如不孕症患者各项检查结果正常，可指导受孕知识；如有肿瘤、生殖道畸形、生殖道炎症等，予以相应治疗；此外，还可通过药物促排卵、手术诱发排卵（包括卵巢楔形切除、腹腔镜打孔术）、手术复通输卵管、人工授精，以及试管婴儿等方法来解决不孕症问题。年龄是不孕症最重要的因素之一，选择治疗方案时应充分估计到女性卵巢的生理年龄，以及治疗方案的合理性和有效性。对于先天无卵巢或卵巢功能过早衰竭的妇女，促排卵药物无效。

（三）预防及保健要点

生殖道感染引起的输卵管堵塞是不孕症的主要原因，预防生殖道感染是预防不孕症的重要措施。主要包括：

1. 加强预防生殖道感染的宣教和指导，尤其是对青少年人群。宣教要点包括：①性传播疾病的预防，坚持正确使用安全套，减少性伴侣数量，学会识别性传播疾病的症状，及早就医。②养成良好的卫生习惯，避免经常使用清洁剂、消毒剂冲洗阴道，破坏阴道正常菌群，每天可用清水清洗外阴；特别注意在性生活前后，男女双方都要清洗外生殖器。③在医师的指导下使用抗生素，不要滥用抗生素，尽量避免长期服用。④在月经期、产褥期、生殖道手术恢复期以及生殖器官感染时，均要注意避免性生活。

2. 避免医源性的感染。要点包括医务工作者都要严格按照操作常规进行医疗检查，特别是在进行经阴道和宫颈的手术时，常规消毒，无菌操作，术后处理污物和使用过的器械。

六、生殖内分泌疾病的防治

（一）异常子宫出血

异常子宫出血（abnormal uterine bleeding，AUB）是妇科常见的症状和体征，是指与正常月经的周期频率、规律性、经期长度、经期出血量任何 1 项不符的、源自子宫腔的异常出血。通常根据病因分类为：①器质性子宫出血（包括子宫内膜息肉、子宫腺肌症、子宫平滑肌瘤、子宫内膜恶变和不典型增生、全身凝血相关疾病、子宫内膜局部异常以及生殖道创伤、肝病等引起的出血）；②功能失调性子宫出血（由生殖内分泌轴功能紊乱造成）；③医源性子宫出血。

1. 诊断标准

（1）病史：了解年龄、婚育史、月经改变的历史以及既往疾病史，确认特异的出血模式，包括月经频发、月经过多、经期延长、不规律月经、月经过少、月经稀发和经间期出血（intermenstrual bleeding，IMB）。

（2）全身检查：检查有无贫血、甲状腺疾病、多囊卵巢综合征及出血性疾病的阳性体征。

（3）妇科检查：检查有无阴道、子宫颈及子宫的病变。

（4）辅助检查：根据异常子宫出血可能的原因，行逐一排除性检查。包括影像学检查，如超声、CT、MR等，了解子宫器质性病变；相关的生化检测，包括全血细胞计数、凝血功能检查、内分泌相关血清学检测、与妊娠相关检测、生殖系统炎症相关检测等，了解异常子宫出血的原因；此外，宫腔镜检查及诊断性刮宫等检查也是明确出血原因的常用方法。

2. 治疗原则

（1）一般治疗：加强营养、纠正贫血和改善全身情况。

（2）止血治疗：出血期及时止血，一般要求 24～48 小时内止血。

（3）非手术治疗：血止后根据出血原因，结合生育要求和年龄进行相应的治疗，包括调整月经周期、有生育要求者促排卵治疗，以及上带药避孕环（曼月乐）减少内膜增生和月经量。

（4）手术治疗：结合年龄、病因、严重程度及对生活质量的影响程度，选择不同的手术治疗。一般包括子宫内膜刮除、子宫肌瘤剔除术、子宫内膜去除术、子宫动脉栓塞以及全子宫切除术等。

3. 预防及保健要点

（1）合理营养，适当锻炼，增强体质，保持情绪稳定，减少出血诱因。

（2）定期体检，及早发现异常。

（3）无论年龄，只要出现月经异常，应及早就诊、及时干预，减少严重并发症的发生。

（二）闭经

原发性闭经：年龄＞13 岁，第二性征未发育；或者年龄＞15 岁，第二性征已发育，月经还未来潮。继发性闭经：正常月经周期建立后，月经停止 6 个月以上，或按自身原有月经周期计算停止 3 个周期以上。

1. 诊断标准

原发性闭经：①临床病史：包括乳房发育、月经初潮、生长突增、阴毛生长等情况。②体格检查：发育和生长曲线评估、乳房发育评估（参照 Tanner 分期）、生殖道检查、皮肤检查等。③辅助检查：超声波、MRI、性激素、染色体检查等。

继发性闭经：①排除妊娠：测定血清 β-hCG 水平。②病史：有无应激、体重、饮食或运动的改变，药物使用、头痛、视野缺损、泌乳及内膜损伤史等。③体格检查：身高、体重，乳头有无溢液，有无多毛、痤疮、黑棘皮病等。④辅助检查：性激素（孕激素试验、雌孕激素试验）、甲状腺功能、MRI 等。

2. 治疗原则

（1）病因治疗；

（2）雌激素和（或）孕激素治疗；

（3）针对疾病病理、生理紊乱的内分泌治疗；

（4）诱发排卵；

（5）辅助生育治疗。

3. 预防及保健要点

（1）调整心态，积极面对压力，寻求有效的心理疏导；

（2）避免低体质量或因过度节食而消瘦，调整饮食、加强营养；

（3）适量运动，出现闭经时减少运动量及训练强度；

（4）尽量减少盆腹腔操作，注意保护卵巢和子宫内膜。

（三）多囊卵巢综合征

多囊卵巢综合征（polycystic ovarian syndrome，PCOS）是常见的内分泌代谢疾病。其临床表现为月经异常、不孕、高雄激素血症、卵巢多囊性表现等，可伴有肥胖、胰岛素抵抗、血脂异常等代谢异常，是 2 型糖尿病、心脑血管病和子宫内膜癌发病的高危因素，严重影响患者生活质量。

1. 诊断标准

目前较多采纳的诊断标准是欧洲生殖和胚胎医学会与美国生殖医学会 2003 年提出的鹿特丹标准：

（1）稀发排卵或无排卵。

（2）雄激素水平升高的临床表现和（或）高雄激素血症。

（3）卵巢多囊性改变。

（4）上述 3 条中符合 2 条，并排除其他致雄激素水平升高的病因，包括先天性肾上腺皮质增生、Cushing 综合征、分泌雄激素的肿瘤等，以及其他引起排卵障碍的疾病，如高催乳素血症、卵巢早衰和垂体或下丘脑性闭经，以及甲状腺功能异常。

2. 治疗原则

（1）调整生活方式，戒烟、戒酒；

（2）调整月经周期；

（3）治疗高雄激素血症；

（4）治疗胰岛素抵抗；

（5）促排卵治疗。

3. 预防及保健要点

（1）由于 PCOS 患者常有持续的、无周期性的、相对偏高的雌激素水平，子宫内膜癌发生率增加。要注意防范，应定期孕激素撤退。

（2）PCOS 患者常有脂代谢紊乱，易引起肥胖，导致冠心病、高血压、糖尿病风险增加。应注意饮食，适当锻炼，保持适宜体重。

（四）高催乳素血症

各种原因引起外周血清 PRL 水平持续高于正常值的状态称为高 PRL 血症。高 PRL 血症是年轻女性常见的下丘脑-垂体轴内分泌紊乱。

1. 诊断标准

（1）详细询问月经紊乱的出血模式、泌乳量、婚育分娩哺乳史，发病前手术、放疗、应激、服药史，有无肥胖、头痛、视力改变等，既往甲状腺、肝、肾、胸壁、乳房疾病、脑炎、脑外伤史，采血时有无应激等。查体时注意生殖器官萎缩程度、泌乳量，有无面貌异常、肥胖、高血压、多毛等。

（2）辅助检查：血 PRL＜100 ng/ml（即 4.55 nmol/L），应先排除诸多生理性或药理性因素，甲状腺及肝、肾病变等引起的高 PRL 血症。若血 PRL 水平持续高于 100 ng/ml，有临床症状者应行鞍区 MRI 平扫加增强检查，明确有无占位性病变。

2. 治疗原则

生理性高 PRL 血症仅需消除该因素后复查。药理性高 PRL 血症需请相关学科会诊，权衡利弊后处理。下丘脑垂体的其他疾病引起高 PRL 血症者转相关学科处理。空泡蝶鞍症无须特殊处理。血 PRL＜100 ng/ml（即 4.55 nmol/L）、泌乳量少、有规律排卵月经、无生育要求者，可定期随诊观察。血 PRL 水平持续高于 100 ng/ml、影像学可见微腺瘤者，常用治疗方法包括药物治疗、手术及放射治疗。

3. 预防及保健要点

高 PRL 血症不能预防，但在多巴胺受体激动剂治疗的长期用药过程中随诊十分重要，可以预防复发和病情加重。

（五）经前期综合征

经前期综合征（premenstrual syndrome，PMS）是指在经前反复发生的精神、躯体两方面的症候群，多见于 30～40 岁的育龄期妇女。

1. 诊断标准

主要依靠了解患者症状与月经的关系、症状特点来诊断。

2. 治疗原则

目前缺乏特异的、规范的治疗方法，主要是对症治疗。

（1）调整心态，正确认识疾病，建立勇气及自信心。

（2）抗抑郁及焦虑治疗。

（3）纠正水潴留。

（4）缓解乳腺胀痛。

3. 预防及保健要点

（1）给予患者感情支持，消除其对本病的顾虑和不必要的精神负担，使其在症状出现前有心理上的准备，并采取生活、营养等方面的预防措施。

（2）对于患者家庭成员应进行 PMS 的相关教育，使其了解该病的周期性发作规律和预期发病的时间，理解和宽容患者经前期的行为过失，并协调家务活动，减少环境刺激，使患者的失控过失减少到最低限度。

（3）对于轻、中度的 PMS 患者，调整生活方式和简单的药物治疗就可以缓解症状。严重的 PMS 患者，首选选择性 5-羟色胺再摄取抑制药（selective serotonin reuptake inhibitor，SSRIs），其次为三环类抗抑郁药、抗焦虑药和促性腺激素释放激素（gonadotropin-releasing hormone，GnRH）增效剂。大多数患者均能改善症状和提高生活质量。

（六）痛经

痛经（dysmenorrhea）为伴随月经的疼痛，表现为在月经期或行经前后出现下腹疼痛、坠胀，其他症状包括头痛、头晕、乏力、恶心、呕吐、腹泻、腰腿痛等不适，分原发性和继发性两种。原发性痛经病因不明，多发生于月经初潮的几年内，不伴盆腔器质性疾病；继发性痛经多由盆腔器质性疾病导致。

1. 诊断标准

原发性痛经：多发生在年轻女性，多在月经初潮后 6～12 个月内发生，或者规律性排卵后出现，持续时间较短，一般为 1～3 天。疼痛呈痉挛性，有时很重，需卧床休息。诊断时应采集完整的病史，进行详细的体格检查，必要时需进行超声波、腹腔镜等辅助检查。采用非甾体抗炎药或联合避孕药有效。盆腔检查和辅助检查常未发现异常。

继发性痛经：首次痛经常发生在初潮后数年，生育年龄阶段多见。盆腔检查及辅助检查常有阳性发现，包括子宫内膜异位症、子宫腺肌症、盆腔炎、子宫内膜息肉、黏膜下肌瘤等。

2. 治疗原则

（1）一般治疗：卧床休息，热敷下腹部。注意经期卫生，可以服用一般的非特异性止痛药，如水杨酸盐类，有退热止痛之功效。

（2）药物治疗：中西药结合，以缓解症状为主。

3. 预防及保健要点

（1）对原发性痛经患者进行必要的解释，讲解月经生理，帮助患者打消顾虑，树立信心。

（2）注意经期卫生，避免剧烈运动及过冷刺激。

（3）增强体质，避免不洁性生活，注意避孕，尽量避免宫腔操作。

（4）定期行妇科筛查，早期发现疾病，早期治疗。

（七）子宫内膜异位症

子宫内膜异位症（简称内异症）是指子宫内膜组织（腺体和间质）在子宫腔被覆内膜及子宫以外的部位出现、生长、浸润，反复出血，继而引发疼痛、不孕及结节或包块等。多发生在 25～45 岁生育少、生育晚的妇女。

1. 诊断标准

（1）临床症状和体征：临床症状具有多样性。最典型的临床症状是盆腔疼痛，包括痛经、慢性盆腔痛（chronic pelvic pain，CPP）、性交痛、肛门坠痛等。痛经常为继发性，进行性加重。临床表现中也可有月经异常。妇科检查典型的体征是宫骶韧带痛性结节以及附件粘连、包块。侵犯特殊器官的内异症常伴有其他症状。40％～50％的患者合并不孕。

（2）影像学检查：典型的卵巢子宫内膜异位囊肿的超声影像为无回声区内有密集光点。经阴道或直肠超声、CT 及 MRI 检查对浸润直肠或阴道直肠隔的深部病变的诊断和评估有一定意义。

（3）腹腔镜检查：是诊断内异症常用的手段。组织病理学是确诊内异症的基本证据。

（4）血清 CA125 水平检测：CA125 水平检测对早期内异症的诊断意义不大。CA125 水平升高更多见于重度内异症、盆腔有明显炎症反应、合并子宫内膜异位囊肿破裂或子宫腺肌病者。

2. 治疗原则

（1）期待疗法：用于无症状、无生育要求者。

（2）手术治疗：切除病灶，恢复解剖结构。

（3）药物治疗：抑制病灶继续发展和缓解疼痛。

（4）积极治疗不孕。

3. 预防及保健要点

（1）防止经血倒流：及时发现和治疗引起经血滞留的疾病，如先天性生殖道畸形、闭锁、狭窄和继发性的宫腔粘连、阴道狭窄等。

（2）口服短效避孕药：降低内异症的发病风险。

（3）防止医源性内膜异位种植。

参考文献

［1］中华医学会健康管理学分会. 健康体检基本项目专家共识. 中华健康管理学杂志，2014，8（2）：81-90.

［2］中华预防医学会妇女保健分会. 更年期妇女保健指南（2015 年）. 实用妇科内分泌电子杂志，2016，3（2）：21-32.

［3］陈起燕，张荣莲，黄欣欣，等. 青春期保健一级预防措施的探讨. 中国妇幼保健，2013，28（9）：1381-1383.

［4］卫生部. 卫生部关于印发《健康体检管理暂行规定》的通知（卫医政发〔2009〕77 号）. 2009.

［5］朱兰，郎景和. 女性盆底学. 北京：人民卫生出版社，2008：6-32.

［6］王建六，曹冬，张晓红. 北京郊区女性尿失禁及盆腔脏器脱垂发病情况及其对生活质量影响的抽样调查. 中国妇产科临床杂志，2007，8（1）：5-9.

［7］丰有吉，沈铿. 妇产科学. 2 版. 北京：人民卫生出版社，2010：387-395.

［8］Yazbeck C，Dhainaut C，Batallan A，et al. Update on medical treatment of female stress urinary incontinence. Gynecol Obstet Fertil，2004，32：556-561.

［9］卫生部妇幼保健与社区卫生司. 生殖道感染防治技术指南. 2 版. 北京：北京大学医学出版社，2011.

［10］刘朝晖，廖秦平. 外阴阴道假丝酵母菌病（VVC）诊治规范修订稿. 中国实用妇科与产科杂志，2012，28（6）：401-402.

［11］中华医学会妇产科学分会感染性疾病协作组. 滴虫阴道炎诊治指南（草案）. 中华妇产科杂志，2011，46（4）：318-318.

［12］樊尚荣，周小芳. 2015 年美国疾病控制中心性传播疾病的诊断和治疗指南（续）——淋病的诊断和治疗指南. 中国全科医学，2015，18（26）：3129-3131.

［13］中华医学会妇产科学分会感染性疾病协作组. 细菌性阴道病诊治指南（草案）. 中华妇产科杂志，2011，46（4）：317-317.

［14］中国疾病预防控制中心性病控制中心，中华医学会皮肤性病学分会性病学组，中国医师协会皮肤科

医师分会性病亚专业委员会. 梅毒、淋病、生殖器疱疹、生殖道沙眼衣原体感染诊疗指南（2014）. 中华皮肤科杂志，2014，47（5）：365-372.

[15] 樊尚荣，梁丽芬. 2015 年美国疾病控制中心性传播疾病诊断和治疗指南（续）——梅毒的诊断和治疗指南. 中国全科医学，2015，18（27）：3260-3264.

[16] 樊尚荣，郭雪冬. 2015 年美国疾病控制中心性传播疾病诊断和治疗指南（续）——生殖器疱疹的诊断和治疗指南. 中国全科医学，2015，18（27）：3257-3259.

[17] 熊庆，王临虹. 妇女保健学. 2 版. 北京：人民卫生出版社，2015：283-316.

[18] 谢幸，苟文丽. 妇产科学. 8 版. 北京：人民卫生出版社，2012：301-310，344.

[19] 王临虹，魏丽惠. 妇女常见病筛查指南. 北京：人民卫生出版社，2013：41-68，86-95.

[20] 魏丽惠，吴久玲. 子宫颈癌检查质量保障及质量控制指南. 北京：人民卫生出版社，2015：1-67.

[21] 李继俊. 临床妇科内分泌学与不孕. 7 版. 山东：山东科学技术出版社，2006：793-1019.

[22] 赵兴波. 门诊妇科学. 6 版. 北京：人民卫生出版社，2007：364-394.

[23] 邵敬於. 人类诱发排卵. 上海：复旦大学出版社，2006：95-489.

[24] 曹泽毅. 中华妇产科学. 3 版. 北京：人民卫生出版社，2014：2556.

[25] 中华医学会妇产科分会感染协作组，刘朝晖，廖秦平. 外阴阴道假丝酵母菌（VCC）诊治规范修订稿. 中国实用妇科与产科杂志，2012，28（6）：401-402.

第六节　中医妇科

学习目标：

1. 掌握妇女常见病中医诊治方法。
2. 了解中医妇科常用治疗方法及适应证。

中医妇科学是运用中医学基础理论和方法，即运用中医阴阳五行学说、脏腑经络学说、气血津液学说、病因病机、四诊八纲、辨证施治等基本理论，以整体观念为主导思想，系统地研究女性生殖器官解剖结构、生理病理特点、病因病机、诊治规律，以防治妇女特有疾病的一门临床学科。中医妇科学作为中医学的重要组成部分，有悠久的历史、深厚的理论基础和丰富的临证积累，对妇女疾病的诊治及预防具有深远的意义。

一、中医妇科常用治疗方法及适应证

（一）内治法

妇科疾病的内治法主要着重于脏腑、气血、冲任的整体调摄，使阴阳平衡、气血和畅，脏腑功能恢复正常。

（二）外治法

1. 针灸法

包括针法与灸法，两者各有其适应证，但很多疾病采用两者配合治疗而提高临床疗效。针法是用各种不同的针具刺入腧穴，可达到疏通经络、调和阴阳气血的作用；灸法是点燃用艾叶等药物做成的艾柱熏烤患处或穴位，以达到祛寒活血、通络拔毒的作用。适应证：针法用于月经不调、痛经、排卵功能障碍、卵巢早衰、乳腺炎等；灸法用于月经不调、盆腔炎，特别是寒邪凝滞所致的痛经及宫寒不孕。

2. 穴位埋线

在针灸经络理论的指导下，将人体可吸收的生物蛋白羊肠线埋入穴位，可产生长效刺激，达到治病目的，尤其是对各种慢性顽固性疾病。适应证同针刺法。

3. 中药外敷

运用活络、解毒或散寒的中药，直接或加热敷于患处，是一些慢性的局部妇科疾病的治疗方法。适应证：盆腔炎、痛经及宫寒不孕、宫腔粘连、乳腺炎、回乳及术后的血肿。

4. 中药熏洗

此法是将煎好的中药趁热用蒸汽向患处熏蒸或外洗，使气血流畅而达到治疗目的。适应证：熏法用于恶露不绝、产后身痛、痛经及宫寒不孕，洗法用于妊娠皮炎、阴道炎等。

5. 中药灌肠

目前多用灌肠管将中药直接滴注入直肠而达到全身或局部的治疗作用。适应证：盆腔炎、盆腔包块、痛经、宫寒不孕、宫腔粘连。

6. 刮痧与刺络放血

刮痧是用牛角、玉石等工具在皮肤相关部位刮拭经络穴位，起到疏通经络、活血化瘀的作用。刺络放血是指用"三棱针"在特定部位的皮肤或黏膜上浅刺，放出少量血液，使热毒随血外泄的一种治疗方法，有疏通经络、活血化瘀、排毒泄热、扶正祛邪的作用。

适应证：刮痧适用于月经不调、痤疮；刺络放血适用于多种热性病症，如血热引起的月经过多、崩漏等。

7. 穴位敷贴

穴位敷贴是将特定药物研末，与液体调成糊状，敷贴于特定穴位的方法。适应证：凡是妇科疾病，不论经、带、孕、产、乳者，均可使用本法。

8. 耳针

耳针是用针刺或其他方法刺激耳廓穴位以防治疾病的方法。适应证：月经不调、痤疮、失眠等。

9. 穴位注射

穴位注射又称"水针"，是选用中西药物注入有关穴位以治疗疾病的一种方法。它可将针刺和药物的性能及对穴位的渗透作用相结合，发挥其综合效应。适应证同针刺法。

10. 脐疗

脐疗是将药物直接敷贴或用艾灸、热敷等方法施治于患者脐部，以激发经络之气，疏通气血，调理脏腑，使得药物极易穿透、弥散而通达全身。适应证：月经不调、痛经、盆腔炎、宫寒不孕等。

11. 拔火罐及闪罐法

拔火罐是一种以杯罐作工具，借热力排去其中的空气产生负压，使其吸着于皮肤，造成淤血现象的一种疗法。闪罐则是将罐子拔上后立即取下，如此反复吸拔多次，达到通经活络、行气活血、止痛散寒的目的。适应证：月经不调、排卵障碍、痤疮等。

12. 推拿按摩

推拿按摩是用手法作用于人体体表的特定部位以调节机体生理、病理状况，达到治病理疗的目的。适应证：月经不调、排卵障碍、乳腺炎。

二、妇科常见疾病的中医诊治

（一）月经不调

1. 概述

月经不调包括月经先期、月经后期、月经先后不定期、经间期出血及闭经等，均因外感及内伤等引起脏腑功能失常、气血失调、冲任督带损伤所致。

2. 治疗方法

（1）内治：月经不调内治方法可见表 8-6-1。

表 8-6-1 月经不调内治方法

分类		证候	治法	方药
辨证论治	气血虚弱证	月经延迟，量少，色淡质稀，渐至经闭；面黄乏力，气短纳呆；舌淡，苔白，脉沉缓	益气养血调经	人参养荣汤加减
	肾阳亏虚证	月经延后，量少渐至经闭；伴腰腿酸软，头晕耳鸣，面黯乏力，肢冷畏寒；舌淡黯，苔薄白，脉沉细	补肾益气，调理冲任	桂附肾气丸加减
	阳盛血热证	月经先期，量多，色红质稠，伴经间期出血；身热面赤，口渴喜冷，尿赤便秘；舌红，苔少，脉细数	清热凉血调经	清经散加减
	气滞血瘀证	月经后期，经量少或多，偶经间期出血，伴胸胁、乳房胀痛，精神抑郁，少腹胀痛拒按，烦躁易怒；舌紫黯，有瘀点，脉沉弦而涩	理气活血，祛瘀通经	血府逐瘀汤
	痰湿阻滞证	月经后期，经量少，色淡质黏腻，渐至经闭；伴形体肥胖，胸闷泛恶，神疲倦怠，纳少痰多，色白；苔腻，脉滑	健脾燥湿化痰，活血调经	苍附导痰丸
中成药	八珍益母丸、益母草冲剂等			

（2）外治：包括针灸、电针、穴位埋线治疗，脐疗、穴位敷贴，耳针等。

（二）崩漏

1. 概述

崩漏即西医中的"功能性子宫出血"，它是指经血非时暴下不止或淋漓不尽。

2. 治疗方法

（1）内治：崩漏内治方法见表 8-6-2。

表 8-6-2　崩漏内治方法

分类		证候	治法	方药
辨证论治	脾虚证	经血非时暴下不止，或淋漓不尽，色淡质稀；面色苍白，神疲气短，或面浮肢肿，纳呆便溏；舌淡胖，边齿印，苔白，脉沉弱	补气摄血，固冲止崩	固本止崩汤
	肾虚证	青春期或经断前后出现经乱无期，出血量多如崩或淋漓不尽，由崩而淋、由淋而崩间断发作，色淡红或淡黯，质清稀；面色晦暗，小腹空坠，腰膝酸软；舌淡黯，苔白润，脉沉弱	补肾益气，固冲止血	归肾丸
	血热证：虚热证	经来无期，量少淋漓不尽或量多势急，色鲜红；面色潮红，烦热口干，便结；舌红，少苔，脉细数	养阴清热，固冲止血	两地汤
	血热证：实热证	经来无期，经血突然暴崩如注或淋漓日久难止，色深红，质稠，口渴烦热，便秘；舌红，苔黄，脉滑数	清热凉血，固冲止血	清热固经汤
	血瘀证	经血非时而下，量时多时少，或淋漓不断，或停闭数月又突然崩中，继之漏下，经色暗有块；小腹疼痛或胀痛；舌质紫黯或尖边有瘀点，脉弦细或涩	活血化瘀，固冲止血	逐瘀止血汤
中成药	①十灰丸，适用于血热者 ②固经丸，适用于阴虚血热者等			

（2）外治：包括刺络放血、灸法、脐疗、针刺等。

（三）痛经

1. 概述

痛经指妇女经期或行经前后出现小腹或腰骶疼痛，甚则剧痛晕厥。

2. 治疗方法

（1）内治：痛经内治方法见表 8-6-3。

表 8-6-3　痛经内治方法

分类		证候	治法	方药
辨证论治	气滞血瘀证	经前或经期腹痛拒按，量少不畅，紫黯有块，块下痛减；乳胀胸闷；舌紫黯或有瘀点，脉弦	理气行滞，化瘀止痛	膈下逐瘀汤
	寒凝血瘀证	经前或经期小腹冷痛，喜温按；月经推后，量少，色黯有块；面色苍白，肢冷畏寒；舌黯苔白，脉沉紧	温经散寒，化瘀止痛	少腹逐瘀汤
	气血虚弱证	经期或经后腹痛喜按或小腹空坠不适；经量少，色淡质稀；面色无华，心悸乏力；舌质淡，脉细无力	益气养血，调经止痛	圣愈汤
	肾气亏损证	经期或经后腹痛，伴腰骶酸痛；经色黯淡，量少质稀薄；头晕耳鸣，面色晦暗，健忘失眠；舌质淡红，苔薄，脉沉细	补肾益精，养血止痛	调肝汤加减
中成药	田七痛经胶囊、月月舒等			

（2）外治：包括脐疗、穴位敷贴，针灸，中药熏蒸、中药外敷等。

（四）胎漏

1. 概述

妊娠期间，阴道不时有少量出血，时出时止或淋漓不断，而无腰酸、腹痛、小腹下坠者，称为"胎漏"。

2. 治疗方法

（1）内治：胎漏内治方法见表 8-6-4。

表 8-6-4 胎漏内治方法

分类		证候	治法	方药
辨证论治	肾虚证	孕后阴道少量出血，色淡黯；腰酸、腹痛、下坠，或曾屡孕屡堕，头晕耳鸣，夜尿多，面部暗斑；舌质黯，苔白，脉沉细滑，尺脉弱	补肾健脾，益气安胎	寿胎丸
	血热证	孕后阴道少量下血，色红质稠；或腰酸，心烦口苦咽干，便结溺黄；舌质红，苔黄，脉滑数	清热凉血，养血安胎	保阴煎
	气血虚弱证	孕后少量阴道出血，色淡质稀；或小腹空坠而痛，腰酸，面色㿠白，气短神疲；舌质淡，苔薄白，脉细弱略滑	补气养血，固肾安胎	胎元饮
	血瘀证	孕期跌扑闪挫，或宿有症积，孕后腰酸、腹痛下坠，阴道不时下血；舌暗红，或有瘀斑，脉弦滑或沉弦	活血消症，补肾安胎	桂枝茯苓丸
中成药	滋肾育胎丸、保胎丸等			

（2）外治：包括穴位敷贴、灸法等。

（五）滑胎

1. 概述

凡堕胎或小产连续发生 3 次或 3 次以上者，称为"滑胎"。

2. 治疗方法

滑胎内治方法见表 8-6-5。

表 8-6-5 滑胎内治方法

分类		证候	治法	方药
辨证论治	脾肾亏虚证	屡孕屡堕；腰酸膝软，头晕耳鸣，夜尿多，面晦暗，肢软；舌质淡，苔薄白，脉细滑，尺脉沉弱	补肾健脾，益精养血	补肾固冲丸
	气血虚弱证	屡孕屡堕；头晕乏力，面色萎黄，心悸气短；舌质淡，苔薄白，脉细弱	益气养血，固冲安胎	泰山磐石散
中成药	保胎灵片；滋肾育胎丸，用于脾肾不足、气血两亏等			

（六）产后恶露不绝

1. 概述

产后血性恶露持续 10 天以上仍淋漓不尽者，称为"产后恶露不绝"。

2. 治疗方法

（1）内治：产后恶露不绝内治方法见表 8-6-6。

表 8-6-6　产后恶露不绝内治方法

分类		证候	治法	方药
辨证论治	气虚证	恶露不尽，量多，色淡，质稀；面色㿠白，神疲乏力，小腹空坠；舌淡，苔薄白，脉细弱	补气摄血固冲	补中益气汤
	血瘀证	恶露不尽，量或多或少，色黯有块；腹痛拒按；舌紫黯或有瘀点，脉沉涩	活血化瘀止血	生化汤
中成药	新生化颗粒、益母草膏等			

（2）外治：包括中药熏蒸、穴位敷贴、灸法等。

（七）产后身痛

1. 概述

产妇在产褥期内出现肢体或关节酸痛、麻木者，称为"产后身痛"。

2. 治疗方法

（1）内治：产后身痛内治方法见表 8-6-7。

表 8-6-7　产后身痛内治方法

分类		证候	治法	方药
辨证论治	气血虚弱证	产后遍身关节酸痛，肢体麻木；面色萎黄，头晕心悸；舌淡，苔薄，脉细弱	养血益气，温经通络	黄芪桂枝五物汤
	寒凝血瘀证	产后肢体关节疼痛，或肿胀麻木，或冷痛剧烈，得热则舒，小腹疼痛拒按；舌黯，苔白，脉弦涩	养血祛风，散寒除湿	独活寄生汤
中成药	大活络丸等			

（2）外治：包括脐疗，针灸、雷火灸，中药熏蒸、中药外敷、穴位敷贴等。

（八）不孕症

1. 概述

不孕症是指婚后夫妇同居，性生活正常，配偶生殖功能正常，未避孕而未孕 1 年者；或曾孕育过，未避孕有 1 年以上未再受孕者。前者称为"原发性不孕症"，后者称为"继发性不孕症"。

2. 治疗方法

（1）内治：不孕症内治方法见表 8-6-8。

表 8-6-8　不孕症内治方法

分类		证候	治法	方药
辨证论治	肾虚证	婚久不孕，月经不调，色黯；耳鸣腰酸，神疲腹冷，小便清长；舌淡，苔薄，脉沉细，两尺尤甚	补肾益气，温养冲任	毓麟珠
	肝气郁结证	婚久不孕，月经或先或后，或痛经；或烦躁易怒，胸胁乳房胀痛，抑郁善太息；舌质红或有暗斑，脉弦细	疏肝解郁，理血调经	疏肝种玉汤
	瘀滞胞宫证	婚久不孕，月经推后或正常，经来腹痛，色紫黯，块下痛减；或肛门坠胀，性交痛；舌质紫黯或有瘀点，苔薄白，脉弦	逐瘀荡胞，调经助孕	少腹逐瘀汤
	痰湿内阻证	婚久不孕，体胖，月经稀发，甚闭经，带下量多，色白质黏；头晕心悸，胸闷泛恶；舌质淡胖，苔白腻，脉滑	燥湿化痰，行滞调经	苍附导痰丸
中成药	①六味地黄丸，用于肾阴虚不孕 ②逍遥丸，用于肝郁不孕 ③桂枝茯苓胶囊，用于血瘀不孕等			

（2）外治：包括针灸、穴位埋线、耳针，脐疗、穴位敷贴、穴位注射，中药外敷及灌肠、中药熏洗、拔罐等。

（九）盆腔炎

1. 概述

盆腔炎可分为急性盆腔炎和慢性盆腔炎。在中医临床治疗过程中以慢性盆腔炎为多见。女性盆腔生殖器官及其周围结缔组织和盆腔腹膜的慢性炎症，称为"慢性盆腔炎"。

2. 治疗方法

（1）内治：慢性盆腔炎内治方法见表 8-6-9。

表 8-6-9　慢性盆腔炎内治方法

分类		证候	治法	方药
辨证论治	湿热瘀结证	少腹隐痛或拒按，痛连腰骶，低热起伏，经行或劳累时加重，带下量多，黄稠；胸闷纳呆，便溏，或尿赤；舌体胖大、色红，苔黄腻，脉弦数或滑数	清热利湿，化瘀止痛	银甲丸或当归芍药散加减
	气滞血瘀证	少腹胀痛或刺痛，经行腰膝疼痛加剧，经血量多，块下痛减，婚久不孕；经前乳房胀痛；舌体紫黯，有瘀斑、瘀点，苔薄，脉弦涩	活血化瘀，理气止痛	膈下逐瘀汤
	寒湿凝滞证	小腹冷痛或坠胀痛，经行腹痛加重，喜热恶寒，得热痛缓，经行错后，经血量少，色黯；腰骶冷痛，尿频，婚久不孕；舌黯红，苔白腻，脉沉迟	祛寒除湿，活血化瘀	少腹逐瘀汤

续表

分类	证候	治法	方药
气虚血瘀证	下腹疼痛结块，缠绵日久，痛连腰骶，经行加重，经血量多有块，带下量多，精神不振，食少纳呆；舌体黯红，有瘀斑，苔白，脉弦涩无力	益气健脾，化瘀散结	理冲汤加减
中成药	①抗炎灵，用于湿热内结型 ②桂枝茯苓胶囊，用于寒湿凝结型等		

（2）外治：包括针灸，脐疗、穴位敷贴，中药熏洗、中药外敷、中药灌肠等。

（十）乳腺炎

1. 概述

乳腺炎是由热毒入侵乳房而引起的乳腺疾病。在中医临床治疗中以乳腺炎初期阶段为主。

2. 治疗方法

（1）内治：乳腺炎内治方法见表8-6-10。

表8-6-10　乳腺炎内治方法

分类	证候	治法	方药
辨证论治　气滞热壅证	乳房皮色不变或者微红，肿胀疼痛，伴有恶寒发热，周身酸痛，口渴，便秘，苔薄，脉数	疏肝清胃，清热消肿	瓜蒌牛蒡汤加减

（2）外治：在乳房胀痛初期乳房结块，可用中药外敷加乳房按摩及针刺，以疏通乳络。

参考文献

［1］欧阳惠卿. 中医妇科学. 北京：人民卫生出版社，2006.

［2］张迎春. 不孕不育诊断与治疗医案选粹. 武汉：湖北科学技术出版社，2013.

第九章　计划生育技术服务

第一节　计划生育技术服务管理

学习目标：

1. 掌握高危手术管理的主要内容。
2. 掌握节育手术并发症管理的主要内容。
3. 熟悉辖区计划生育技术服务管理的内容。
4. 熟悉避孕药械质量管理的主要内容。

计划生育技术服务管理是围绕提供安全的技术服务、保障育龄夫妇生殖健康的宗旨，强调避孕为主、推进计划生育优质服务的理念所进行的一系列对服务机构、人员队伍、服务内容等的管理措施。目标是规范计划生育技术服务，提高计划生育技术服务质量，提升计划生育技术服务管理水平，保障服务对象的生殖健康与生命安全。

一、辖区计划生育技术服务管理主要内容

各级妇幼健康服务机构在卫生健康主管部门领导下，建立健全计划生育技术服务管理网络，依法对辖区计划生育技术服务实施管理与监督。

（一）机构与人员管理

对人员开展专业技术培训、考核，内容包括法律法规、政策、职业道德、规章制度、技术质量标准、操作规范及其他专业知识和技能等。在行政审批基础上，制定统一的管理与督导标准，定期进行质控检查，严格落实执行。

（二）各类节育手术及其相关服务管理

建立健全各类节育手术的技术服务规范和操作常规，明确与节育手术相关的环境、流程、人员等的规范，加强高危手术管理，保证手术安全和质量。坚持避孕为主，强调通过健康教育、咨询指导、知情选择等方式，提高育龄群众的避孕节育知识知晓率和意识，从而主动落实避孕措施，避免非意愿妊娠。

（三）节育手术质量与并发症防治管理

通过规范服务、日常督导和信息管理管理节育手术及其并发症，重视落实高危手术管

理，开展各级节育手术并发症评审与鉴定。

（四）信息管理

完善医疗文书，明确档案管理要求和数据收集、整理、上报要求。

（五）避孕节育技术科研与推广应用

积极开展避孕节育技术科研，推进具有循证医学依据的新技术在临床保健领域的应用。

二、对服务机构实施管理

开展计划生育技术服务的医疗保健机构应当按照批准的业务范围提供计划生育技术服务，并严格遵守计划生育有关法律法规、技术规范、制度及职业道德。

1. 建立计划生育技术的目标监测、手术环节的质量监测、质量控制目标监测，掌握各种并发症发生率、高危因素等，定期对监测资料进行汇总、分析、上报、评估及反馈。

2. 建立计划生育技术服务信息的逐级统计报告制度，对技术情况定期汇总、分析研究。计划生育技术服务的有关信息、资料必须按照《计划生育工作中国家秘密及密级具体范围的规定》及其他有关保密规定进行报送。定期开展技术质量自查，重视落实高危病例的管理，制定、落实有效的管理措施。

3. 高度重视计划生育手术并发症的防治，对已发生并发症的病例经调查、核实、评审后将有关情况上报区县卫生行政部门。

三、对人员实施管理

医疗保健机构和人员须取得执业许可，并严格遵守计划生育有关法律法规、技术规范、制度及职业道德。从事计划生育手术的医务人员必须严格执行各项技术操作规程，严格掌握各项手术及其他技术服务的适应证、禁忌证，做好术后观察和定期随访，严禁采用技术手段对胎儿进行非医学需要的性别鉴定及选择性别的终止妊娠手术。

四、对避孕药械实施质量管理

1. 统一制定节育手术药械质量标准及规格。
2. 统一明确手术室备用药械种类及数量。
3. 统一各类手术包规格及内容。

五、高危手术管理

加强高危手术管理，正确识别高危因素，及时发现并采取应对措施，是降低临床风险，确保手术安全，防范节育手术并发症发生的重要环节之一。

（一）高危手术范围

1. 有内外科疾患，尤其是合并功能异常或≥50岁及绝经1年以上。
2. 代谢异常，严重过敏体质。
3. 生殖道畸形或子宫极度倾屈，宫颈发育不良；剖宫产术后1年内、哺乳期或长期服用甾体避孕药及带节育器妊娠。

4. 疾病或手术导致严重粘连，影响子宫的活动度、宫颈的暴露。

5. 严重骨盆畸形或下肢活动受限。

6. 合并盆腔肿物，子宫肌瘤或子宫肌腺症导致宫腔变形；有子宫穿孔史或阴道宫颈段裂伤史。

7. 瘢痕子宫，例如有子宫损伤史、壁间或黏膜下肌瘤剔除史、宫颈手术及治疗史、剖宫产史。

8. 年龄＜20岁。

9. 人工流产病例≥40岁，宫内节育器取出病例≥50岁，或半年内曾终止妊娠或分娩，或1年内有2次人工流产史。

10. 绝经后超过1年。

11. 阴道分娩后3个月或剖宫产术后6个月内，产后哺乳期。

12. 多次人工流产史，或既往人工流产术时、术后伴有并发症史，或宫腔镜手术史，尤其是多次宫腔镜操作史。

13. 带器妊娠，宫内节育器异位、断裂、残留等。

14. 手术失败史。

15. 长期服用类固醇激素。

16. 异常妊娠，如稽留流产、不全流产、胚胎着床异常（宫角妊娠、宫颈妊娠、子宫下部妊娠、剖宫产瘢痕部位妊娠、输卵管间质部妊娠切除史等），或既往伴有产科胎盘附着异常和并发症、可疑滋养细胞疾病。

（二）高危手术管理要点

1. 注意甄别高危因素是否存在，进行高危筛查，病历有高危标志的填写高危因素。

2. 术前向受术者和有关陪同人员（例如家属等）说明手术难度及可能的风险，术者和相关人员签署知情同意书。

3. 作为重点手术予以重视，安排充足手术时间。

4. 必须由有经验的医师承担手术。

5. 疑难高危手术需在二级及以上医疗机构住院手术。

6. 充分考虑手术的困难，必要时进行术前会诊讨论，采取预防措施。

7. 术后观察2小时以上，患者检查无异常方可离院，术后做好随访。

8. 术后指导落实节育措施。

六、节育手术并发症评审

为有效地控制、减少"可避免"或"创造条件可避免"的节育手术并发症，降低发生率，应建立节育手术并发症评审制度，并通过评审吸取经验教训，以提高节育手术质量，确保受术者的安全。

（一）节育手术并发症定义

节育手术并发症指受术者接受节育手术而引起的病症，不是受术者原有的或者虽然是计划生育手术后发生、但与计划生育手术无关的病症。并发症诊断参照中华医学会编著的

《临床诊疗指南与技术操作规范计划生育分册（2017 修订版）》。

（二）评审目的

明确并发症发生原因，分析导致并发症发生的相关因素；及时吸取经验教训，不断完善和落实技术服务规范；提出干预措施，为政府决策提供依据。

（三）评审组织

明确各级卫生健康主管部门和妇幼保健院、其他医疗保健机构在评审中的职责，成立各级节育手术并发症评审专家组。规范评审流程，逐级开展，评审分别由院级、区县级、地市级组织进行。评审应遵循保密原则、少数服从多数原则、相关学科参评原则、回避原则。

（四）评审内容

1. 了解并讨论病例具体情况及手术过程。
2. 了解并讨论医疗机构、科室管理及施术人员状况。
3. 针对并发症发生原因进行讨论、论证。
4. 对病例进行诊断并得出评审结论。

（五）评审方法与程序

1. 收集整理评审所需资料。
2. 发生并发症的机构负责提供原始病历，进行病例报告，阐述手术过程。
3. 医疗保健机构/区县妇幼保健院（所）报告评审结论，阐明理由。
4. 专家组通过查阅评审资料、现场询问、讨论等进行论证。
5. 由评审组长综合意见，提出评审结论并释析依据。
6. 汇总分析上报资料，并将其结果逐级呈报妇幼保健机构和卫生健康主管部门。
7. 组织开展并发症评审反馈。

参考文献

[1] 全国人民代表大会常务委员会. 中华人民共和国母婴保健法. 1994-10-27.

[2] 中华人民共和国国务院. 中华人民共和国母婴保健法实施办法. 2001-06-20.

[3] 北京市十三届人大常委员会. 北京市实施《中华人民共和国母婴保健法》办法. 2001-06-20.

[4] 卫生部，国家计生委. 常用计划生育技术常规（卫基妇发［2003］32 号）. 2003.

[5] 中华人民共和国国务院. 计划生育技术服务管理条例. 2001-06-30.

[6] 中华人民共和国国务院. 国务院关于修改《计划生育技术服务管理条例》的决定. 2004-12-10.

[7] 全国人民代表大会常务委员会. 中华人民共和国人口与计划生育法. 2015-12-27.

[8] 北京市卫生局. 临床医疗护理常规妇产科与计划生育诊疗常规. 北京：中国协和医科大学出版社，2003.

[9] 中华医学会. 临床诊疗指南——计划生育分册. 北京：人民卫生出版社，2005.

[10] 中华医学会. 临床诊疗指南与技术操作规范——计划生育分册（2017 修订版）. 北京：人民卫生出版社，2017.

[11] 程利南，车焱. 现代计划生育学. 上海：复旦大学出版社，2014.

第二节 避孕节育服务

> **学习目标：**
> 1. 掌握避孕节育咨询的步骤和技巧。
> 2. 熟悉常用避孕技术。
> 3. 熟悉常用人工终止妊娠方法。
> 4. 熟悉整合的计划生育服务的理念和途径。

避孕节育服务是计划生育技术服务的重要内容。各级妇幼健康服务人员除了熟悉常用避孕节育技术（包括随访要求）、效果、并发症及不良反应的防治，还应掌握避孕节育技术知情选择服务的咨询步骤和技巧，并理解将避孕节育技术整合到生殖健康其他服务中的意义和重要性。应熟悉不同人工终止妊娠技术的选择、技术要求及并发症的防治，从而更好地为广大群众提供计划生育服务，保护育龄人群的生殖健康。

一、避孕节育技术

（一）宫内节育器

使用宫内节育器（intrauterine device，IUD）为长效可逆避孕方法，目前使用的均为活性 IUD，包括带铜 IUD、含铜含药 IUD，以及释放孕激素的 IUD。含铜含药 IUD 所含的前列腺素合成酶抑制剂吲哚美辛，能够控制放置 IUD 后月经血量增加；释放孕激素的 IUD 则可以有效减少月经血量和减少痛经。

1. IUD 的效果

IUD 属于高效避孕方法（使用 1 年的妊娠率低于 1%）。除带器妊娠外，IUD 的常见失败原因还包括脱落（包括完全脱落、部分脱落、下移取器）和因症取出。影响 IUD 效果的因素，除其本身性能（材料、形状和规格）外，还与妇女自身的情况（年龄小、孕次少、未育等是带器妊娠和脱落的危险因素）和放置技术有关。

2. 宫内节育器的不良反应和并发症

（1）常见不良反应：放置 IUD 后常见的不良反应包括出血（月经异常）、疼痛和白带异常。

1）异常出血：表现为月经量增多，经期时间延长，点滴或不规则出血。前列腺素合成酶抑制剂可有效治疗月经血量增多。月经量增多持续较长时间或治疗效果不好，并导致使用者血红蛋白降低时，可考虑取出 IUD，更换含药含铜 IUD 或释放孕激素的 IUD。

2）疼痛：包括下腹与腰骶部疼痛、性交痛，可使用前列腺素合成酶抑制剂对症治疗。

3）白带异常：放置 IUD 后短时间内，阴道分泌物可能会有所增加，在排除感染后无须特殊处理。

（2）使用宫内节育器的并发症：使用 IUD 的并发症除与放置和取出手术操作相关的出血、子宫穿孔、感染、心脑综合征外，还包括宫内节育器变形、异位（嵌顿、子宫外异位）等。对并发症的及时诊断和妥善处理可减少并发症的伤害。

3. 放置宫内节育器后的注意事项及随访

应告知服务对象，如出现出血多、不规则出血或停经、腹痛、发热、白带异常等情况，应随时就诊，以排除妊娠（包括异位妊娠）、盆腔感染等情况，争取及时诊断、及时治疗。

常规随访时间为放置后 3 个月内、6 个月、12 个月及以后每年一次，直到停用。需通过问诊、妇科检查和必要的超声检查，了解 IUD 的使用情况。

（二）甾体激素避孕方法

1. 甾体激素避孕方法的类型

甾体激素避孕方法按照使用的途径可分为口服、注射、皮下埋植、阴道置入和皮肤贴敷等类型，按照使用期限可分为长效和短效两类，按照产品的成分可分为复方雌孕激素和单纯孕激素两类。与复方雌孕激素类产品相比，单纯孕激素避孕方法更安全，并可在哺乳期使用，缺点是周期控制较差，不规则出血和闭经的发生率较高。

2. 常用的甾体激素避孕方法

（1）短效复方口服避孕药

1）特点：短效复方口服避孕药（COC）是使用最广泛的甾体激素避孕方法，在我国多为非处方药，可由妇女自行使用。需强调，只有在坚持和正确使用的情况下才能达到高效的避孕效果。COC 可长期连续使用，停用后即可妊娠，不会导致出生缺陷。除有效避孕外，COC 还具有改善月经相关症状（痛经、月经过多、经前期紧张症）、治疗痤疮、预防卵巢癌和子宫内膜癌等非避孕益处，COC 还可通过高效避孕预防人工流产，降低盆腔感染和宫外孕的风险，保护妇女的生育能力。COC 的常见不良反应是服药初期的类早孕反应（恶心、头晕、乏力）和不规则出血，一般不需要治疗，且随使用时间延长而缓解。

2）口服避孕药随访：使用口服避孕药者不需要常规随访，但服用 COC 短期内会增加静脉血栓的风险，应告知妇女若出现严重或持续的疼痛（头痛、胸痛、腹痛、腿痛）、视觉障碍、明显的气短，应停药并尽快去医院做进一步检查。

（2）避孕针

1）复方避孕针：为 1 个月注射一次的针剂。因无肝的首过效应而更安全，只要能够按要求定期注射，避孕效果优于 COC，且月经周期控制良好。

2）单纯孕激素避孕针：较常使用的为醋酸甲羟孕酮（DMPA），3 个月注射一次，失败率极低，而且对哺乳没有影响，但停用后生育力的恢复会有所延迟。

（3）皮下埋植

1）特点：皮下埋植为单纯孕激素的长效可逆避孕方法，分娩 6 周后的哺乳妇女即可放置。皮下埋植的放置和取出手术都需要在医疗机构进行。皮下埋植属于高效的避孕方法，但体重超过 70 kg 妇女的妊娠率稍高于一般妇女。主要的副作用为月经出血模式的改变，表现为经期延长但出血量不多或闭经，对妇女的健康无不利影响。

2）随访：告知妇女术后有发热、切口血肿、感染等异常情况随时返诊。使用期间如无异常，一般不需要定期随访。

（4）其他甾体激素避孕方法：阴道避孕环和透皮避孕贴剂都属于中长效避孕方法，这些避孕方法使所含的激素经黏膜或皮肤吸收进入体内，生物利用度更高，而且无肝的首过效应，更加安全。阴道避孕环和透皮避孕贴剂的效果与能否坚持和正确使用有关。

（三）避孕套和外用避孕药

1. 避孕套

避孕套包括男用和女用两类，是唯一具有避孕和防止性传播感染双重保护作用的避孕方法。避孕套由于不能坚持每次使用和正确使用，导致其使用失败率较高，因此不属于高效的避孕方法。

男用避孕套又称为阴茎套或安全套，主要为乳胶产品，也有少数新产品以聚氨酯材料制成。女用避孕套主要由聚氨酯制成，也可由乳胶制成。极少数人可能会对乳胶或聚氨酯材料过敏，表现为局部丘疹、红肿、瘙痒等，可给予对症治疗。部分人认为避孕套影响性生活的快感。

2. 外用避孕药

外用避孕药由以表面活性剂为主的杀精剂（壬苯醇醚）与不同的基质混合制成泡腾片、栓剂、膜或胶冻（膏）等各种剂型，在性生活前置于阴道深部。外用避孕药的使用失败率较高，建议与避孕套配合使用。少数人对外用避孕药有过敏反应。外用避孕药对性传播感染无防护作用。

（四）绝育技术

女性或男性绝育术都属于长效、永久且不可逆的避孕方法，有再生育需求时需行复通手术，因此在绝育术前要使服务对象充分知情，做到自主决策。

1. 女性绝育术

女性绝育术是通过手术或手术配合药物等方法切断、结扎、电凝、环夹和药物堵塞输卵管，达到永久避孕的目的。经腹部切口将双侧输卵管切断后行抽芯近端包埋是最常使用的术式，失败率最低。经腹腔镜使用输卵管环、夹阻断输卵管或经腹式切口直视下放置输卵管夹的手术操作简单、安全，且由于组织损伤少，增加复通手术的成功率。女性绝育术的并发症包括损伤（输卵管系膜撕裂出血、膀胱或肠管损伤等）、出血、感染，远期可发生盆腔疼痛或心身疾病（神经官能症）等，在术前做好咨询有助于减少远期并发症的发生或减轻其程度。

2. 男性绝育技术

男性绝育是通过手术或非手术途径，阻断或堵塞输精管以阻止精子的排出，达到永久避孕的目的。直视钳穿法输精管结扎术是最普遍使用的术式，具有简便、安全的特点。由于精子在精囊和尿道的残留，绝育术后的 3 个月内要加用其他避孕方法，以避免配偶非意愿妊娠。男性绝育术的并发症包括出血和血肿（出血一般都发生在术后 24 小时内）、感染、痛性结节和附睾淤积症，对于后两种情况应酌情给予对症治疗。

3. 绝育术后的随访

应告知服务对象术后如有发热、疼痛、切口感染等异常情况应随时返诊。男性绝育术后 3 个月随访，经精液检查证实无精子后再停用其他避孕方法。除此之外，男、女性绝育术后如无异常情况，无需定期随访。女性绝育术后仍有妊娠和宫外孕的风险，应告知妇女注意月经情况，如有闭经、异常出血或严重的下腹疼痛，应去医院检查。

（五）自然和传统避孕方法

1. 易受孕期知晓法

易受孕期知晓法根据妇女月经周期中身体的生理变化来判断排卵的时间，在易受孕期禁欲，达到避孕的目的。常用的判断排卵的方法包括基础体温测定、宫颈黏液观察、尿液黄体生成素（LH）测定、日期计算法等，但因排卵本身可能受到多种因素干扰，而预测排卵的方法也不完全可靠，因此这种方法的避孕效果较差，不推荐常规应用。

2. 哺乳闭经避孕法

哺乳闭经避孕法属于自然的避孕方法，如能满足①在产后 6 个月内、②完全或接近完全哺乳和③月经仍未恢复，避孕有效率可达 98%。这种方法在有效避免产后短时间内非意愿妊娠的同时，也促进了母乳喂养，有益于母婴健康。

3. 体外排精

体外排精是指在射精前立即将阴茎抽出，使精液排在阴道外，从而达到避孕目的的一种方法，属于传统避孕方法。因避孕效果差，且可能影响性功能，不推荐常规使用。

（六）紧急避孕

在未采取避孕措施下同房或避孕措施失败（避孕套破损、滑脱、体外排精失去控制、安全期误算）后 72 小时或 120 小时内服用药物或 5 天内放置带铜 IUD 以避免妊娠的方法，称为紧急避孕法。

1. 紧急避孕药物

根据药物的成分可将紧急避孕药分为三类：①单纯孕激素：左炔诺孕酮紧急避孕药。②抗孕激素：米非司酮。③孕激素受体调节剂：醋酸优力司特，是新上市的紧急避孕药，可将服用的时间延长到未保护同房的 120 小时内。

紧急避孕药的不良反应包括恶心、呕吐、头痛、乳房胀痛、乏力等，一般程度轻微，无需处理。紧急避孕药的避孕效果差于 COC，对服药后再次发生的未保护性生活无保护作用，且可能使下次月经提前或后延，因此不宜重复或多次使用。

2. IUD 紧急避孕

与紧急避孕药相比，IUD 用于紧急避孕有更多的优势：①避孕效果更好；②对于多次未保护的性生活同样有效；③同时具有高效、长效可逆避孕措施的优势。因此，特别适用于近期无生育计划的要求紧急避孕的妇女。

（七）人工终止妊娠

人工终止妊娠是避孕失败的补救措施，不是避孕方法。根据妊娠时间的长短，可分为早孕人工流产和中孕引产；根据终止妊娠的方法，可分为手术和药物两类方式。

1. 手术终止妊娠

（1）负压吸宫术：适用于 10 周以内的妊娠，使用金属或塑料制成的吸管进入宫腔，利用负压将胚囊/胚胎和蜕膜组织吸出，达到终止妊娠的目的。为保证手术的安全性，对于有生殖道炎症的妇女，在治疗后方可施术。手术可在静脉麻醉下完成，也可在超声监测下完成。

（2）钳刮术：钳刮术适用于 10～14 周的妊娠，需要在充分扩张宫颈的情况下将胎儿及胎盘组织取出，手术的难度和风险均有所增加。

（3）依沙吖啶羊膜腔内注射中期妊娠引产术：注入羊膜腔内的依沙吖啶能引起子宫肌肉的收缩，促使胎儿和胎盘排出，达到终止妊娠的目的，适用于 14～27 周内的妊娠。

无论采用何种手术，均需告知服务对象于术后第一次月经干净后返诊；若此前出现阴道出血增多、腹痛、发热等症状，应随时就诊。

2. 药物终止妊娠

目前国内最普遍采用的药物流产方案是米非司酮配伍米索前列醇，适用于终止 16 周以内、18～40 岁的宫内妊娠。

3. 终止妊娠的并发症

无论采用何种方法终止妊娠，都有可能发生并发症。近期并发症包括人工流产综合征、出血、子宫穿孔、感染等。远期并发症包括宫腔粘连、月经失调、子宫内膜异位症等，并由此导致继发不孕或有可能增加其后怀孕时的孕期和产时并发症，如宫外孕、自然流产、前置胎盘、早产、胎盘粘连等，对妇女身心健康造成不利影响。妊娠时间越长，人工流产次数越多，发生并发症的风险越大且程度越严重。应教育服务对象高效避孕，避免非意愿妊娠；一旦发生非意愿妊娠，应尽早终止，并做好流产后避孕，预防重复流产。

二、避孕节育方法的知情选择

避孕节育方法知情选择在维护服务对象生殖健康权利方面有着非常重要的作用。

（一）双向知情

在为服务对象提供避孕节育服务时，应做到双向知情。服务提供者应充分了解服务对象的基本情况、既往避孕节育情况及本次的选择意向。服务对象的基本情况包括婚育、健康状况，对既往避孕方法的使用情况，除终止使用的原因外，对使用过口服避孕药、避孕套、杀精剂等避孕方法的服务对象还应了解是否能做到坚持和正确使用。应该将服务对象近期的生育计划作为重点进行讨论，对于近期（1 年内）无生育计划的服务对象，无论其是否已有子女，均可首先推荐长效可逆（LARC）的避孕方法。

服务提供者应帮助服务对象对其可能选择的相关的几种避孕方法有全面的了解，包括作用机制、使用方法、效果、常见的不良反应、随访要求等。

（二）咨询服务是知情选择的必要方式

避孕节育的咨询服务则主要是对服务对象所提出的问题给予解答，提供有针对性的技术信息，并帮助她们对避孕节育方法做出明智的决定。在咨询服务中，服务提供者不是代替服务对象进行选择，而是根据服务对象自身的情况，结合各种避孕节育方法的特点权衡利弊，帮助服务对象自主决策。

目前避孕节育咨询主要采用国际上通用的 GATHER 框架。这个框架是对咨询步骤的指导，包括 6 个步骤，分别是：问候（G）、提问（A）、讲述（T）、帮助（H）、解释（E）、随访（R）。"问候"的目的是与服务对象建立良好的关系；"提问"对于了解服务对象的现状与需求至关重要；"讲述"是对服务对象有可能选择的一些避孕方法进行介绍；"帮助"的环节非常重要，是服务提供者根据服务对象的情况，结合可能选择的主要避孕方法权衡利弊，帮助她们做出自主决策,而不是代替她们选择;"解释"则是针对服务对象已决定采用的避孕节育方法的具体情况给予进一步的讲解;"随访"则是对持续服务的落实。

为做好咨询服务,服务提供者需要娴熟地掌握咨询技巧,包括语言技巧、非语言技巧和辅助材料的使用。语言技巧包括问、听、说。其中认真倾听不仅表示对服务对象的关注,对于尽快掌握服务对象的需求、提高咨询的效率也非常重要。避孕节育知识的专业性很强,服务提供者应该尽量使用生动、通俗的语言,使服务对象能够理解并记住重要的知识。为加深服务对象对生理知识、避孕节育方法或产品的理解,除图片、模型、视频外,还可以使用避孕药具的实物,让服务对象观看、触摸,可以起到很好的效果。

三、提供整合的计划生育服务

世界卫生组织提出的生殖保健服务范围包括计划生育、妇幼保健和性传播感染防治,这三方面的服务内容虽各有专业特点,但在以人为本的前提下,还应强调相互的整合。以目前普遍开展的流产后避孕为例,体现了人工终止妊娠与避孕服务的整合,还体现了信息服务与医疗服务的整合。产后避孕服务则需要更大范围的整合,为使孕产妇在妊娠、分娩和产后的不同阶段均能得到避孕服务,需要有参与产前保健、分娩、产后 7 天内随访、产后 42 天随访及儿童保健工作的相关部门和服务提供者协同工作。计划生育的信息服务或技术服务还可以与妇女生殖道感染的筛查、治疗相结合,与两癌筛查相结合,与妇科疾病的治疗相结合。整合的计划生育服务可以更大程度地满足群众的需求,提高服务质量,不仅使服务对象受益,而且也有助于加强服务提供者的能力。

参考文献

[1] 中华医学会. 临床诊疗指南与技术操作规范——计划生育学分册. 北京:人民卫生出版社,2017.
[2] 曹泽毅. 中华妇产科学. 3 版. 北京:人民卫生出版社,2014.
[3] 世界卫生组织生殖健康与研究部,国家人口计生委科学技术研究所. 世界卫生组织计划生育服务提供者手册. 北京:中国人口出版社,2009.
[4] 世界卫生组织生殖健康与研究部,国家人口计生委科学技术研究所. 避孕方法选用的医学标准. 4 版. 北京:中国人口出版社,2011.
[5] 谢幸. 妇产科学. 8 版. 北京:人民卫生出版社,2013.

第三节　男性生殖健康

学习目标:

1. 掌握男性生育力评估。
2. 掌握男性不育症的诊治。
3. 熟悉男性性功能障碍的诊治。
4. 熟悉生殖系统常见疾病的诊治。
5. 了解男性生殖生理特点。

生殖健康指人类生殖生理、心理（或精神）和社会文化方面适应能力的完好状态。男性参与生殖健康至关重要，主要包括安全、有计划的性和生育行为以及在家庭中应承担的管理、教育等责任。男性生殖健康不仅关系到本人和家庭的稳定，还关系到子孙后代的幸福和人类文明。

一、男性生殖发育和生理特点

（一）男性生长发育过程

男性11～12岁时下丘脑分泌的促性腺激素释放激素（GnRH）增加，促使睾丸发育、第二性征出现以及骨骼和体格生长。13岁以后出现第二性征，长出胡须，喉结，声音低沉。15岁时60％～80％的男性出现遗精。青春期男性已具有性行为能力，男性性行为过程按照性反应周期分为兴奋期、持续期、高潮期和消退期等四期。

男性10岁前出现青春期发育和第二性征称为青春期早熟，真性性早熟约40％病因不明。男性14岁睾丸仍未发育，16岁未出现骨骼生长，应考虑青春期发育延迟。

（二）男性生殖生理特点

男性生殖生理过程是在中枢神经系统和下丘脑-垂体-睾丸性腺轴内分泌激素调节控制下，完成精子的发生、运输、成熟、获能和受精等过程。

男性生殖功能受下丘脑-垂体-睾丸性腺轴的内分泌激素调控。睾丸间质细胞分泌的睾酮能负反馈抑制 LH 和 FSH 的分泌。睾酮对下丘脑和垂体也有抑制作用，表现为抑制垂体对 GnRH 的反应性及抑制垂体促性腺激素的分泌。如睾酮浓度降低，下丘脑脉冲式释放 GnRH，刺激垂体合成并分泌 LH 和 FSH，影响精子的生成。

（三）精子的生成

精子生成时间为74～76天。精子呈蝌蚪状，长60 μm，分头、体、尾三部分。睾丸内精子未成熟，未熟精子需在附睾内停留2周后成熟，成熟的精子获得运动能力、受精能力和固定在透明带的能力。精囊是储存精子的主要场所，精囊内含有果糖，是精子运动的能源。

附睾分泌的去能因子附着在精子表面，抑制精子的受精能力。精子通过性交射入阴道，在宫颈口、子宫和输卵管中依靠 β-淀粉酶、胰蛋白酶、β-葡糖苷酶和唾液酸酶去除精子表面的去能因子，获得受精能力，即为获能过程。

二、男性生殖健康常见问题

随着生活节奏加快、社会竞争加剧和环境污染加重，男性生殖健康问题日趋严重。常见以下问题：

1. 生殖器先天性畸形：青少年包皮过长、包茎，先天性尿道下裂、隐睾、小阴茎和隐匿阴茎等疾病均影响男性生殖健康。

2. 男性不育症：我国患病率约12.6％。环境污染、性病蔓延、吸毒、酗酒、吸烟等因素是导致男性不育的常见原因。滥用激素类、神经系统和心血管系统药物均可损害睾丸生精功能。

3. 性功能障碍：主要包括阴茎勃起功能障碍（erectile dysfunction，ED）、早泄和不射精症等。成年男性 ED 患病率达 25％，40 岁以上达到 50％，病因多为躯体疾病、心理障碍、高龄、吸烟、酗酒以及某些药物等。

4. 前列腺疾病：估计我国已有 1.5 亿前列腺疾病患者。前列腺疾病包括急、慢性前列腺炎和前列腺增生症。随着人口老龄化，前列腺增生症患者倍增。

5. 性传播疾病：全球性传播疾病发病率呈增长趋势，严重威胁着男性生殖健康。

6. 生殖系统肿瘤：前三位分别是前列腺癌、睾丸肿瘤和阴茎癌。

7. 男性更年期综合征：表现为心境和情绪变化，如出现忧愁、易疲劳、神经过敏、孤独和失眠、性能力下降等，可发展为抑郁性精神病。雄激素缺乏是其主因。男性更年期在 50～60 岁出现。

三、男性生育力评估

现今男性不育症呈逐年增加趋势，特别是开放二胎政策后，对男性生育力进行评估显得至关重要。

（一）男性性功能评估

男性生育力取决于男性性功能和精子质量。

1. 正常的生育力必须有正常的阴茎勃起功能。ED 包括：①无法充分勃起，不能插入阴道；②无法维持勃起，未插入阴道或未射精即疲软，不能在阴道内射精；③"排卵期 ED"，平时勃起功能正常，仅在女方排卵期出现 ED。主要是心理紧张、生育压力过大所致，与男方年龄、性格也有关。

2. 正常的生育力必须有正常的射精。射精障碍包括：①阴茎未插入阴道就射精或者逆行射精；②性生活中不能射精，即不射精症；③"排卵期不射精"；④尿道下裂者性交时阴道外射精或射精位置过浅，无法使女方受孕。

3. 正常的生育力还依赖于合适的性交频率和性交时机。

（二）男性精液质量评估

1. 精液分析是评估生育力最常用的方法。按照《世界卫生组织人类精液检查与处理实验室手册》（第 5 版，2010 年）标准化程序进行精液分析和质量控制。

2. 体格检查是评估生育力的重要内容，包括全身体格检查和生殖器检查。超声检测不能完全替代生殖器体格检查，如检查是否有尿道下裂等。

3. 精子功能试验，主要包括：①低渗肿胀试验；②顶体酶/顶体反应检测；③精子-去透明带仓鼠卵穿透试验；④精子凋亡。

（三）生育力评估的其他检测

1. 内分泌激素检测，包括血清卵泡刺激素（FSH）、黄体生成素（LH）、睾酮（T）、雌二醇（E_2）、垂体催乳素（PRL）。

2. 抑制素 B 检测。

3. 染色体检查，包括染色体核型分析、Y 染色体微缺失检测。

4. 男性生殖系统超声检查。

评估男性生育力的最终目标是女方分娩出健康新生儿，不能仅关注精液参数，还应综合评估夫妇性生活情况和女方生育力等。

四、男性不育症的诊治

WHO对男性不育症的诊断标准为，夫妇同居1年以上，未采取任何避孕措施，由于男方因素造成女方不孕者。

（一）病史的采集

男科医师需重视病史采集，有助于诊断、治疗和预防。

1. 既往史

儿童期患腮腺炎性睾丸炎可造成生精功能永久性损害。生殖系统手术包括隐睾下拉固定术、精索静脉高位结扎术、疝修补术等，均影响男性生育能力。

2. 家族史

了解父母是否近亲结婚，有无遗传病史，母亲是否有不良生育史，兄弟姐妹身体和生育情况。

3. 个人史

包括生长发育史，有无先天性疾病、内分泌疾病和创伤性疾病，生活习惯以及从事职业等。

4. 婚姻史

了解是初婚还是再婚，了解初婚生育史、人工流产、自然流产等。询问婚后是否采用避孕措施、具体避孕方法和时限，性交是否集中在排卵期。

5. 性生活史

了解性交频率、性欲、阴茎勃起以及射精情况等。

（二）体格检查

1. 全身检查

注意体毛、腋毛和胡须分布情况，皮肤和体态有无男性女性化表现等。

2. 男科专科检查

站立位，检查有无生殖器发育畸形，睾丸的位置、形状、弹性、体积，附睾和输精管是否存在、有无结节，有无精索静脉曲张和临床分度，有无睾丸鞘膜积液等。睾丸大小可采用睾丸体积测量模型比对法测量，睾丸质地可采用大鱼际肌比对法触诊。

（三）实验室检测

所有患者应当进行至少2次精液检查。按照《世界卫生组织人类精液检查与处理实验室手册》第5版要求，规范进行精液检查。包括：标本采集、精液理化性质检测、传统光学显微镜目测估计法检测、计算机辅助精液分析（CASA）、抗精子抗体检测、精子-宫颈黏液相互作用检测、精子顶体反应（AR）、精子存活率检测。

（四）影像学检查

1. 生殖道造影

多采用切开阴囊皮肤、分离输精管，输精管内注入造影剂造影。造影剂以50%泛影葡胺较好，也可用12.5%碘化钠。

2. 超声检查

（1）阴囊超声：可检查双侧睾丸、附睾、精索静脉、近端输精管等。

（2）经直肠超声（TRUS）：检查前一天应清洁灌肠，检查时膀胱处于半充盈状态。相较于输精管精囊造影，TRUS具无创性，可对输精管末端、精囊、射精管和前列腺进行横断面和矢状面双径测量。

（五）遗传学检查

与生精功能障碍有关的遗传性疾病包括染色体核型异常、Y染色体微缺失和囊性纤维化跨膜传导调节（CFTR）基因突变等。单精子卵泡浆内注射术（ICSI）前应检查外周血染色体核型和Y染色体微缺失。

（六）睾丸活检与微量取精

1. 睾丸活检

根据精子生成情况分为正常、生精成熟阻滞、生精功能低下和唯支持细胞综合征共4个等级。男性不育症常见异常是睾丸生精功能低下和精子成熟障碍。

2. 睾丸和附睾微量取精及冷冻保存

睾丸活检损伤大，无法获取活精子。近年来，睾丸微量取精技术广泛应用，包括经皮细针抽吸术、活检枪睾丸穿刺和显微外科睾丸取精等。

（七）男性不育症的诊断

首先应确定男方是原发性不育症还是继发性不育症，然后基于精液检查结果做出具体诊断。

1. 无精液症与少精液症

无精液症指精液完全缺失，常见于逆行射精以及不射精症。少精液症指一次射精量少于1.5 ml，常见原因有精囊缺失、射精管阻塞或发育不良、雄激素缺乏等。

2. 少精子症

少精子症指精子浓度≤15×10^6/ml和（或）一次射精精子总数≤39×10^6。精索静脉曲张、隐睾、内分泌疾病、免疫因素和不良生活习惯等可引起少精子症。

3. 弱精子症

弱精子症指快速前向运动精子的比例≤32%。禁欲时间过长、精液液化不良、生殖道感染、有抗精子抗体、精索静脉曲张等均导致精子活力下降。

4. 畸形精子症

畸形精子症指精子正常形态率≤4%。畸形精子症往往同时伴有少精子症和弱精子症，即少弱畸形精子症。

5. 无精子症

无精子症指3次及以上精液分析离心沉淀镜检均未找到精子者。它分为梗阻性和非梗阻性无精子症。

6. 隐匿精子症

WHO对隐匿精子症的诊断标准为，精液分析未找到精子，但离心沉淀可找到极少量精子。此类患者睾丸生精功能严重受损。

（八）男性不育症的治疗

夫妇双方需同诊同治，女方务必要详细检查并评估生育力，不能只单独治疗男方。男性不育症的治疗可分为预防性治疗、药物治疗和辅助生殖技术治疗。

1. 预防性治疗

（1）感染性不育的预防原则：①避免婚外性行为；②有泌尿生殖系感染症状者、前列腺按摩液检查白细胞≥10/HP 者应行支原体和衣原体检查；③夫妇双方有一方有衣原体、支原体感染者，双方同诊同治并采用避孕套性交。

（2）预防因使用肿瘤化疗药物导致睾丸生精功能障碍。对于患有某些肿瘤需化疗但又想生育的患者，可行的预防方法是化疗前将精液冷冻保存于精子库，日后可用其冷冻精液行宫腔内人工授精（IUI）。

2. 药物治疗

（1）非特异性治疗：常采用经验性治疗，如氯米芬、他莫昔芬等治疗特发性不育症具有一定疗效。治疗时间应不少于 3～6 个月。

1）睾酮：以前采用睾酮反跳治疗方案，目前已很少采用。

2）促性腺激素释放激素：费用较高且疗效欠佳，对特发性不育症一般不推荐使用 GnRH 治疗。

3）促性腺激素：FSH 和 LH 可刺激精子的生成和类固醇的合成，可肌内注射人绝经期促性腺激素（HMG）和人绒毛膜促性腺激素（HCG）或重组促性腺激素。

4）抗雌激素药物。

（2）半特异性治疗

1）男性附属性腺感染的治疗：病因明确的生殖道感染如淋病，可针对性应用抗生素治疗。怀疑有亚临床型生殖道感染的不育症患者，可试用四环素治疗。

2）抗精子抗体的治疗：①抗生素治疗；②精子洗涤及丈夫精液人工授精；③应用类固醇激素及免疫抑制剂：包括大剂量短疗程、小剂量长疗程、大剂量递减疗法等。

（3）特异性治疗：如采用促性腺激素释放激素治疗低促性腺激素性腺功能低下症所致不育。治疗目的包括治疗第二性征发育不良和不育，目前主要使用绒毛膜促性腺激素（HCG）和尿促性腺激素（HMG）。

3. 辅助生殖技术

包括宫腔内人工授精、体外受精-胚胎移植（IVF-ET）及其衍生技术、植入前遗传学诊断技术（PGD）。

五、男性性功能障碍的诊治

（一）阴茎勃起功能障碍

阴茎勃起功能障碍（ED）是指男性不能持续获得和维持足够的阴茎勃起以完成满意的性生活，且出现以上情况超过 3 个月。

1. 诊断要点

根据患者在性生活时出现勃起硬度不够或者持续时间不足以完成性生活，且超过 3 个月，即可诊断 ED。可通过病史询问、实验室检查和国际勃起功能指数问卷调查表（IIEF）

诊断 ED 类型。IIEF 有助于诊断 ED 及其程度，并能进行疗效评估。

（1）症状和体征：除详细询问病史外，体格检查是诊断 ED 所必需的。重点检查与 ED 有关的神经、内分泌、心血管系统缺陷及异常，尤其是要着重检查生殖器官，包括：①阴茎有无畸形，仔细触摸阴茎海绵体有无纤维斑块。②睾丸大小、质地，有无鞘膜积液、附睾囊肿和精索静脉曲张等。③肛门指检前列腺大小、质地、有无结节和触痛，肛门括约肌张力等。

（2）辅助检查

1）实验室检查：血常规、尿常规、血生化及肝肾功能检查，测定性激素。

2）特殊检查

A. 夜间阴茎勃起试验（NPT）：可区分心理性还是器质性 ED。可采用邮票试验、纽扣式测量器、张力性测量器、夜间阴茎勃起和硬度测量仪（NPTR）、睡眠室 NPTR 和 NPT 电生物学阻抗检查（NEVA）等。

B. 阴茎海绵体注射血管活性药物试验（ICI）：阴茎海绵体注射血管活性药物能诱导精神性、神经性、激素性及轻度血管性 ED，特别是神经性 ED。

C. 彩色双功能超声检查（CDU）：无创伤，可在门诊进行。

D. 阴茎海绵体测压（CM）：是诊断静脉性 ED 的有效方法。

E. 阴茎海绵体造影：为静脉性 ED 的治疗提供依据。

F. 选择性阴茎动脉造影：仍是定位和定性评估阴茎血供异常的主要方法。

G. 神经系统试验：包括躯体感觉诱发电位测定和球海绵体反射潜伏时间测定。

H. 海绵体活检：可以直接评价海绵体功能。

2. 治疗原则

（1）性心理治疗：最好夫妻共同参与性心理治疗。性感集中训练是目前心理性 ED 的主要治疗方法，且适用于几乎所有 ED，其改善率在 $20\% \sim 81\%$。

（2）药物治疗：口服药物是最易接受的 ED 一线治疗方法。

非激素类药物：①作用于中枢系统的药物，如肾上腺素受体拮抗剂、多巴胺类药物、5-羟色胺受体拮抗剂。②作用于外周的药物磷酸二酯酶 V 型（phosphodiesterase type5，PDE5）抑制剂（如西地那非、他达拉非、伐地那非等）是治疗 ED 的首选药物，总有效率超过 70%。③外用霜剂和膏剂是治疗 ED 最古老的方法，但效果不确切。

激素类药物：雄激素替代疗法主要治疗内分泌性 ED，包括原发性和继发性性腺功能低下引起的 ED。

（3）真空缩窄装置（VCD）：是治疗 ED 的二线方法，可用于各种 ED。

（4）海绵体注射疗法（ICI）：将血管扩张药物注射入阴茎海绵体内，使海绵体充血，阴茎勃起。现最常用的药物有罂粟碱、酚妥拉明和前列腺素 E1 等。该法疗效明显、起效快，但有创伤性，临床应用减少。

（5）外科治疗：包括阴茎假体植入、血管重建及静脉结扎。随着新药的问世，外科手术治疗逐渐减少。

（二）射精功能障碍

射精功能障碍包括早泄、不射精症和逆行射精三种类型。

1. 早泄

早泄是男性射精障碍最常见的类型，其诊断尚无统一标准。通常以男性的射精潜伏期过短或女性在性交中不能或很少达到性高潮来诊断，也有人将阴茎在阴道内抽动 15 次以下或停留时间在初次性交 1 分钟或经常性交 3 分钟以内射精作为早泄的诊断标准。阴茎插入阴道前、正在插入或刚进入阴道即射精均可确诊为早泄。

治疗原则：治疗原发疾病、行为心理治疗、药物治疗、外科手术治疗和中医治疗。行为治疗方法为挤压法和停-动法。药物治疗主要为选择性 5-羟色胺再摄取抑制剂（SSRIs），包括按需服用 SSRIs 和规律服用 SSRIs。

2. 不射精症

不射精症是指性交时阴茎能坚挺勃起且可以插入阴道抽动，但男方不能达到性高潮和射精。根据病因可分为功能性不射精症和器质性不射精症。其治疗包括心理治疗、性行为治疗、药物治疗、振动刺激诱发射精、电刺激诱发射精以及中医治疗等。

3. 逆行射精

逆行射精是指性交时男方可以达到性高潮，也有射精感，但尿道口无精液射出。性交后检查患者尿液，可发现大量精子。临床上，尿道膜部阻力过大、膀胱颈部不能完全关闭或者先天性膀胱颈部过宽均可引起逆行射精。治疗可采用膀胱颈部缩窄重建术，促使顺行射精；性交前 1 小时服用地昔帕明可治疗糖尿病性逆行射精。

六、性传播疾病

性传播疾病（sexually transmitted disease，STD）是以不洁性交或性接触为主要传播方式的疾病。性传播疾病分成两大类：一类是只通过性接触传播的疾病，即传统的性病，包括梅毒、淋病、软下疳、性病性淋巴肉芽肿及腹股沟肉芽肿等 5 种；另一类是指同时可以通过性接触传播或其他途径传播的疾病，例如艾滋病（AIDS）、尖锐湿疣、生殖器疱疹、生殖器念珠菌病、阴道毛滴虫病、细菌性阴道炎和阴虱病等。

男性与女性感染性传播疾病有以下区别：①男性急性发病多见，出现尿频、尿急、尿痛，尿道口流分泌物或长出不同的赘生物；女性常表现为慢性感染，且带菌者多见。②男性容易发现自己的生殖器官改变，常主动就医；女性难以发现，多在妇科体检时由医生发现。③男性临床表现明显，有明确的治游史，易诊断；女性往往症状不典型，易误诊和漏诊。④与性病患者进行无保护的性接触，女性被传染的概率大于男性，出现并发症风险大。⑤女性可以通过胎盘、产道和母乳把性病传染给下一代，这是女性特有的性传染途径。相关内容详见第七章第五节"妇科"。

参考文献

[1] 谷翊群. 世界卫生组织人类精液检查与处理实验室手册（第 5 版）. 北京：人民卫生出版社，2011：1-247.

[2] 吴阶平. 吴阶平泌尿外科学. 山东：山东科学技术出版社，2012.

[3] 罗丽兰. 不孕与不育. 北京：人民卫生出版社，2009：713-949.